Wilhelmi de Toledo / Hohler

Buchinger-Heilfasten

Die Original-Methode

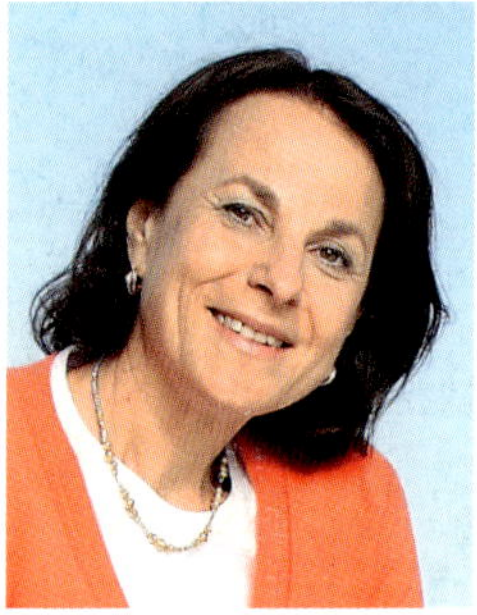

Über die Autoren

Dr. med. Françoise Wilhelmi de Toledo, geboren in Genf, hat mit 17 Jahren zum ersten Mal gefastet und fastet seitdem jährlich – aus Überzeugung und Leidenschaft. Sie ist Ärztin. Mit ihrem Mann Raimund Wilhelmi ist sie in der Leitung der Kliniken Buchinger in Überlingen und Marbella/Spanien verantwortlich für das medizinische Konzept. Sie hat zwei Söhne. Die Autorin setzt sich für die wissenschaftliche Dokumentation der Fastentherapie ein und hat mit einer Expertengruppe die »Leitlinien zur Fastentherapie« im Jahr 2002 veröffentlicht. Regelmäßig begleitet sie Exerzitien mit Fasten in verschiedenen Institutionen. Die Autorin veröffentlichte zahlreiche wissenschaftliche Publikationen zum Thema Fasten.

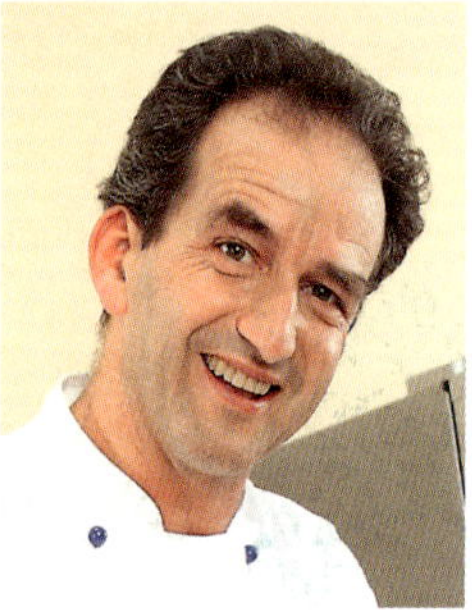

Hubert Hohler ist seit über 10 Jahren Chefkoch an der Buchinger-Klinik in Überlingen. Nicht nur das Thema Kostaufbau nach dem Fasten gehört dort zu seinen Arbeitsgebieten. Ihm gelingt es auch immer wieder, ein köstliches 4-Gänge-Menü aus nur wenigen hundert Kalorien zu zaubern. Die Themen Vollwerternährung, hochwertige und regionale Produkte sowie die Slow-Food-Bewegung liegen ihm ganz besonders am Herzen.

Widmung

Ich widme dieses Buch meinem Mann Raimund Wilhelmi – Enkel Dr. Otto Buchingers – und seiner Familie, die dem Heilfasten seit drei Generationen dient.

Danksagung

Ich bedanke mich bei den Mitarbeitenden der Kliniken Buchinger in Überlingen und Marbella dafür, dass sie seit 1953 bzw. 1973 Fastende aus der ganzen Welt mit Hingabe und therapeutischer Kompetenz begleiten. Für ihre kostbare Unterstützung bin ich Marc Cziczek, Anne Bleick, Dr. Heinz Fahrner, Helmut Klepzig, Christianne Méroz und Dr. Myriam Lejeune sehr dankbar.

Dr. med. Françoise Wilhelmi de Toledo
Hubert Hohler

Buchinger-Heilfasten

Die Original-Methode
Das Fastenprogramm für zu Hause
Essen nach dem Fasten

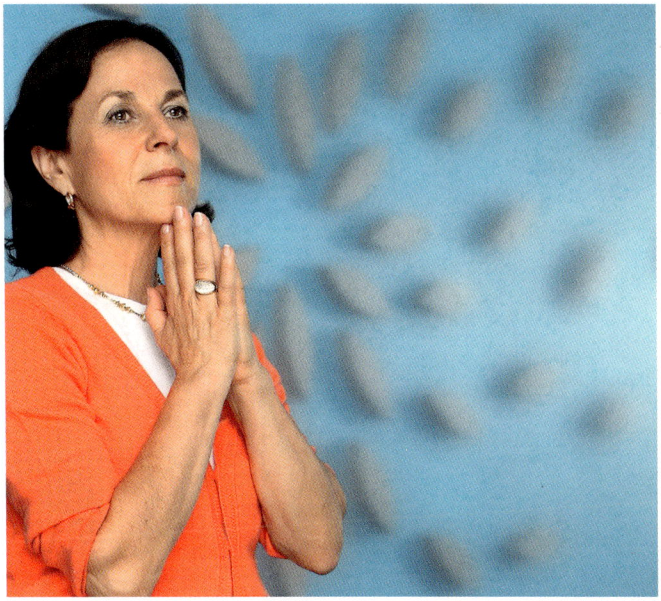

TRIAS

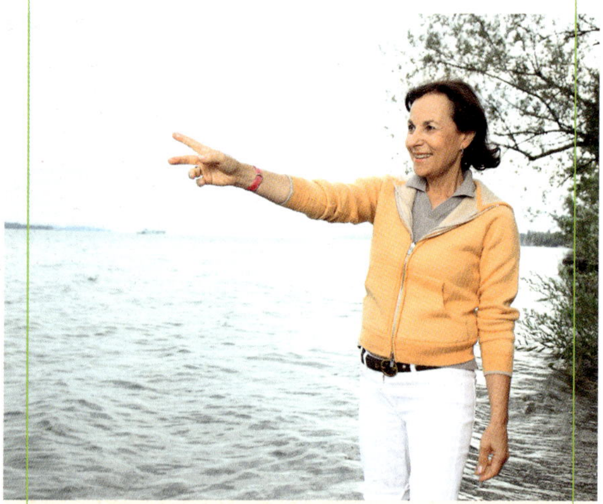

Überflüssiges Loslassen
Fasten ist eine natürliche Fähigkeit, bei der der Körper automatisch auf die körperlichen Reserven umschaltet. – Vertrauen Sie und lassen los, dann entledigt sich Ihr Körper von selbst überflüssiger Fette und Schlacken:

Fasten aus Überzeugung und Leidenschaft
Wie sich das Fasten als roter Faden durch ihr Leben zieht, schildert die Autorin in sehr persönlichen Geschichten:

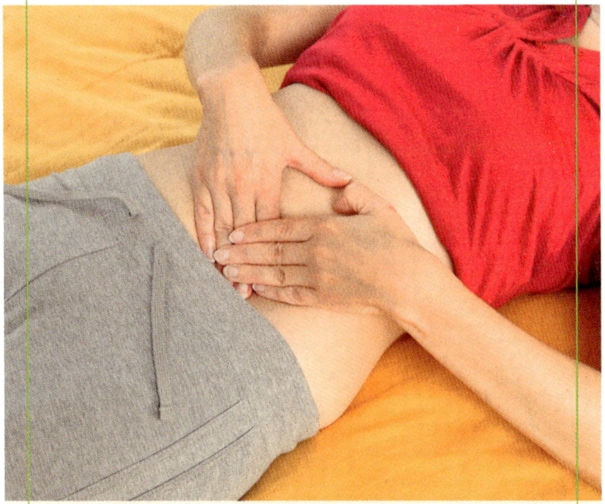

Intensiv entgiften
Während des Fastens kann sich nicht nur der Magen-Darm-Trakt regenerieren, sondern alle Zellen des Körpers werden entschlackt. So können Sie die Ausscheidung fördern:

Fastenbrechen
Kehren Sie behutsam und bewusst zum Essen zurück:

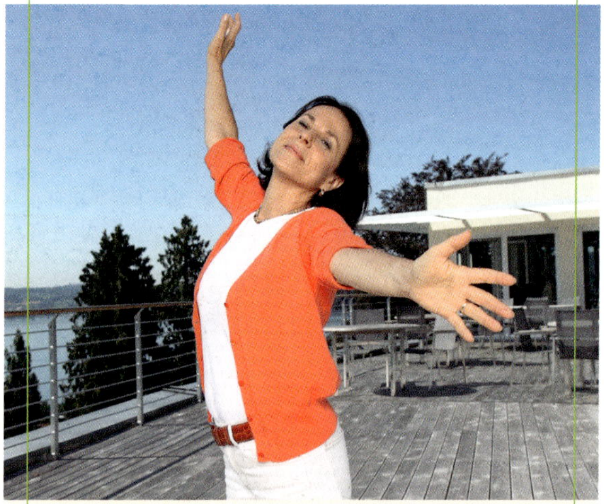

Abheben – die spirituelle Dimension

Viele kommen zunächst aus körperlichen Gründen zum Fasten, doch mit zunehmender Fastenerfahrung nehmen auch Bewusstheit und Präsenz zu. Mit dem vorübergehenden Verzicht aufs Essen fällt die irdische Schwere von einem ab und der Horizont wird weit:

Wohlfühlen und entspannen mit Yoga

Auf den Seiten 75–79 lernen Sie einige einfache Yogaübungen kennen, die während der Fastenzeit besonders hilfreich sind.

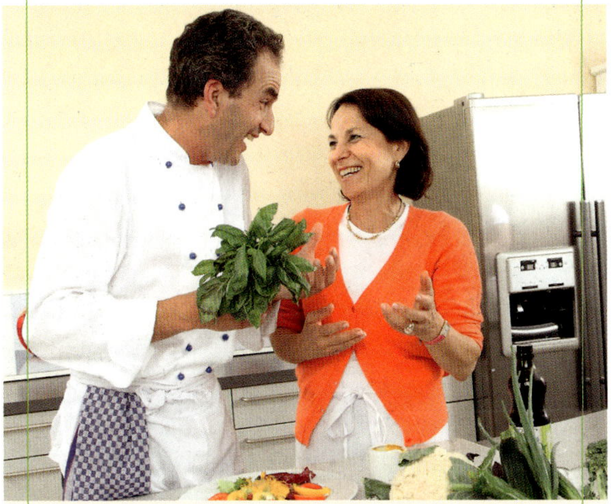

Der Genuss steht an erster Stelle
Bei der Ernährungsumstellung nach dem Fasten geht es nicht um Verzicht, sondern im Gegenteil um reichere und intensivere Erfahrungen. Die beiden Autoren geben Ihnen auf S. 116–119 und S. 136–139 wertvolle Anregungen für eine gesunde und vielfältige Ernährung.

Köstlich und kalorienarm kochen
Wie das gelingt, verrät Ihnen der Chefkoch der Buchinger Klinik in Überlingen – seine Rezepte sind raffiniert und reich an Vitalstoffen:

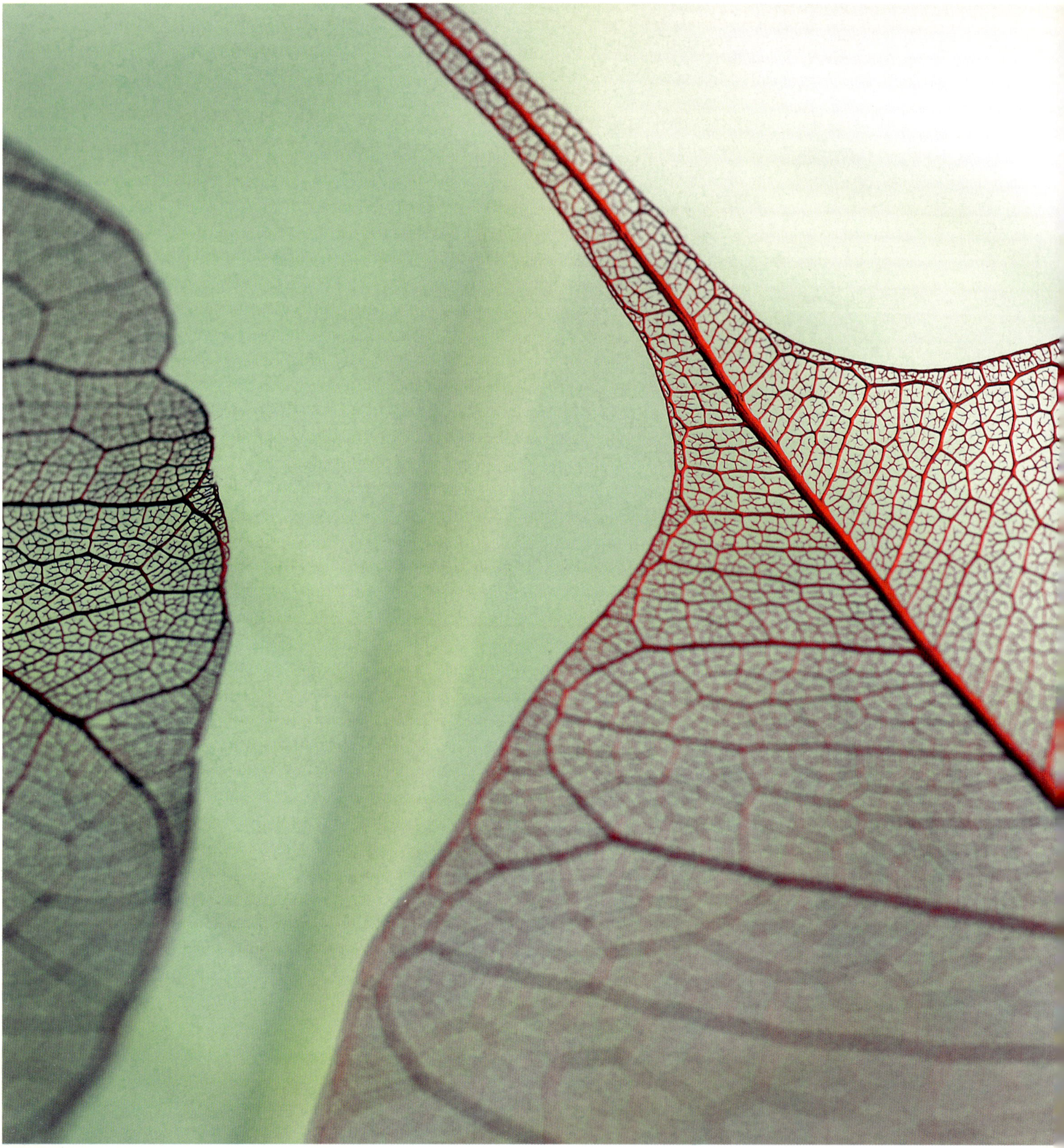

Zu diesem Buch

Dieses Buch lädt Sie ein, Ihre natürliche Fähigkeit zu fasten, wiederzuentdecken: Das Fasten-Programm schlummert nämlich in Ihren Genen und setzt sich in Gang, wenn Sie freiwillig für eine begrenzte Zeit keine Nahrung mehr zu sich nehmen und von Ihren Fettreserven leben. Sie können es! Und werden staunen, wie einfach es ist, wenn man es richtig macht.

Fasten ist ein Erlebnis. Es schenkt Raum und Zeit. Es führt zur Entwicklung der Bewusstheit. Es macht einfache und tiefe Freude zugänglich, in der Natur, im Dialog, in der Stille – in der Präsenz. Es reinigt Körper und Geist und lässt ungeahnte Energien entstehen. Anschließend spüren Fastende wieder echten Genuss am Essen. Die Sinne sind wacher und sensibler. Man betrachtet die eigene Existenz mit einem neuen Blick.

Aber – wie macht man es richtig? Ob Sie in einer Klinik oder zu Hause fasten, es gelten Regeln und Rituale, die hier vermittelt werden. Fasten ist eine Kunst. Ich möchte Sie bei dieser faszinierenden Entdeckungsreise begleiten, damit Sie sich ohne Furcht, aber mit Ehrfurcht, Ihre Fähigkeit zu fasten, Schritt für Schritt wieder aneignen.

Die ganzheitliche Methode, um die es hier geht, ist das Buchinger-Heilfasten. Der Arzt Dr. Otto Buchinger (1878–1966) hat diese Fastenmethode entwickelt, zu der nicht nur eine körperlich-medizinische Basis gehört, sondern auch eine spirituelle und eine mitmenschliche Dimension. In seiner Nachfolge haben wir in einem Expertenkonsens die Leitlinien der Fastentherapie veröffentlicht, an die dieses Buch anknüpft. Möchten Sie die Kunst des Fastens wiederentdecken? Erleben, was freiwilliger Verzicht schenkt? Dann blättern Sie weiter und lassen Sie sich dabei von mir begleiten.

Überlingen, Dezember 2009
Dr. med. Françoise Wilhelmi de Toledo

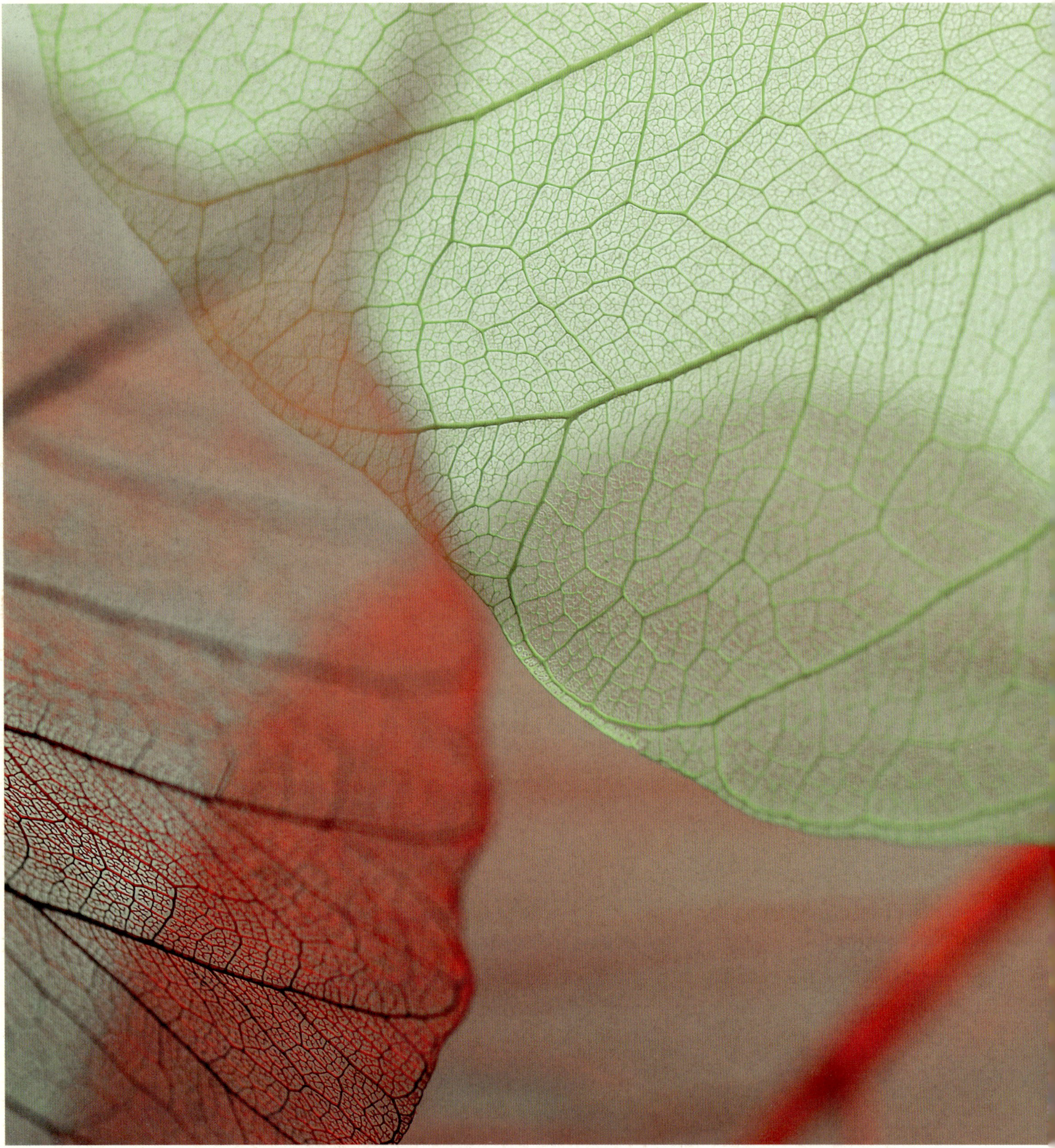

Fasten – die Basics

Fasten ist ein natürlicher Vorgang. Tiere leben bei Nahrungsknappheit von ihren Fettreserven und Menschen können das ebenfalls. Freiwillig für eine begrenzte Zeit auf die Nahrungszufuhr von außen zu verzichten, ist nicht nur eine Methode um »abzuspecken«, sondern eine Chance für körperliche und seelische Reinigung und Heilung.

Fasten ist natürlich

Die Natur fastet, Tiere fasten – und auch der Mensch hat die Möglichkeit, seinen Organismus auf Reserve einzustellen. Die Umstellung des Körpers von der äußeren auf die innere Ernährung geschieht automatisch, sowie die Nahrungszufuhr ausbleibt. Man muss im Fasten nichts tun, sondern es einfach nur zulassen. Die ganzheitliche Methode, die in diesem Buch beschrieben wird, ist die des Buchinger-Heilfastens.

Beim Heilfasten handelt es sich um ein modifiziertes Fasten mit Gemüsesuppen, frisch gepressten Obst- und Gemüsesäften, Kräutertee mit etwas Honig (ca. 250 Kilokalorien) sowie reichlich Wasser. Diese Zusätze sorgen dafür, dass der Fastenstoffwechsel »gezündet« wird, sie stimulieren die Verbrennung körpereigener Fettreserven und helfen, mit dem eigenen Körpereiweiß sparsam umzugehen. Außerdem werden auf diese Weise natürliche Vitamine und Mineralien zugeführt. Das Wichtigste ist aber das Konzept.

Das Konzept des Buchinger-Heilfastens

- Das Konzept des Buchinger-Heilfastens ist in der Medizin verankert und bezieht dennoch die beiden anderen traditionellen Dimensionen des Fastens mit ein: die spirituelle und die mitmenschliche. Wenn ein Mensch fastet, tut es seinem Körper gut; wenn eine Gemeinschaft fastet, wächst sie zusammen und in beiden Fällen vereinfacht sich der Zugang zu spirituellen Erfahrungen.
- Die Reise in das »Fastenland« vollzieht sich in vier Etappen: die Planung, die Vorbereitung, das Fasten selbst und die Aufbauphase.
- Die Heilkraft des Fastens für Seele, Körper und Geist kann sich entfalten, wenn sieben Säulen es tragen: Ruhe und Bewegung in einem ausgeglichenen Verhältnis, die Förderung der Ausscheidungsvorgänge, die Hilfsmethoden, eine fachkompetente und warmherzige Betreuung, individuelle Fastenzusätze und »die Nahrung für die Seele«.

Beim Fasten in einer Buchinger-Klinik wird man von einem therapeutischen Team aus unterschiedlichen Bereichen betreut: Medizin, Ernährung, Psycho-

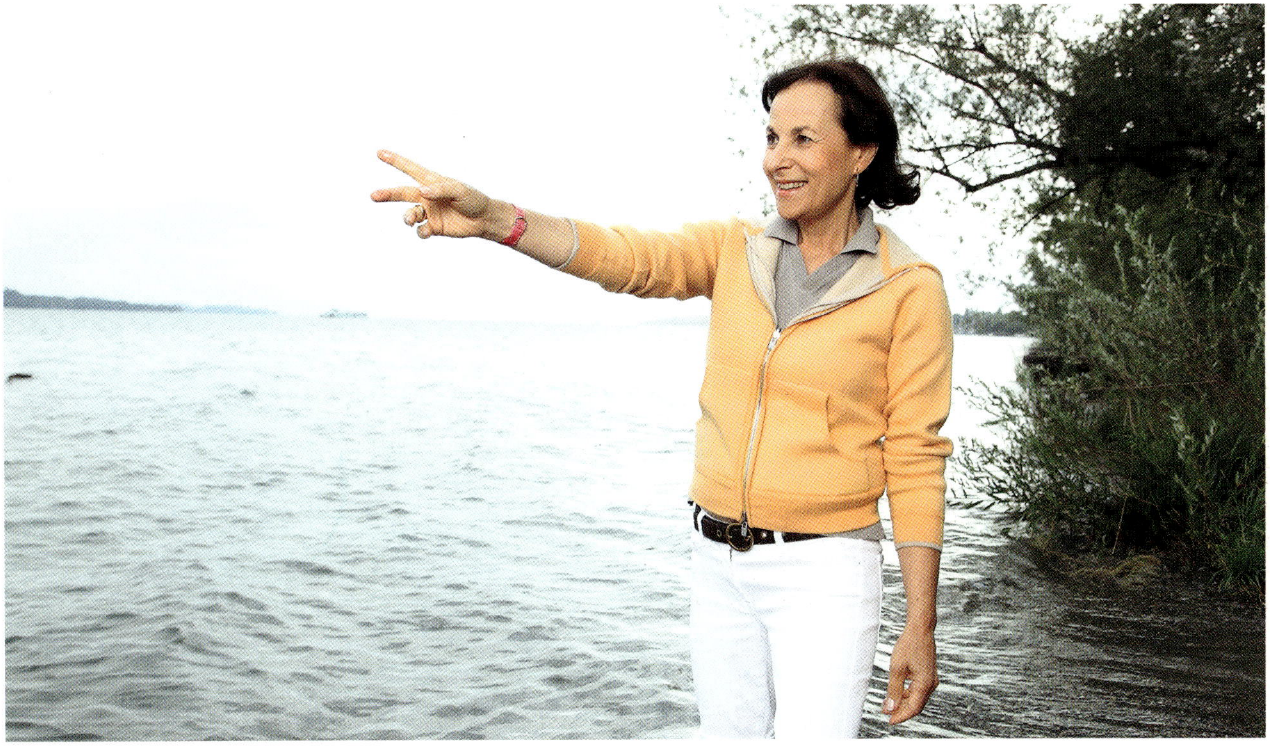

logie, Physiotherapie, Bewegung und Pflege, aber auch Gesundheitspädagogik, Kultur und Spiritualität.
Was wird Ihre Belohnung für den zeitweiligen Verzicht auf Gaumenfreuden sein? Reinigung, Entrümpelung, Entschlackung, Entlastung, aber auch Vitalisierung, Energieaufbau, Erneuerung der Kräfte und eine innere Harmonie. Sie gönnen Ihrem Stoffwechsel, Ihrer Leber und Ihren Verdauungsorganen einen Urlaub!

Regelmäßiges Fasten, also freiwilliger Verzicht auf Nahrung für eine begrenzte Zeit, kann ein wichtiges Instrument der Psychohygiene sein: Sich regelmäßig zurückzuziehen und sich bewusst zu werden, ob man seine Lebensvision lebt, ob man noch Lebensfreude hat, ob man das Beste in sich entwickelt oder gegebenenfalls, ob eine Kurskorrektur vorzunehmen wäre, kann seelischen Erkrankungen vorbeugen. Ideal ist es, wenn alles harmonisch stattfindet. Oft werden wir im Leben aber durch Krisen oder Krankheiten zu einer Kurskorrektur gezwungen. Bewusstes Fasten erspart uns womöglich diesen Umweg.

» Fasten oder »befastet werden« – wenn wir innerlich mitgehen, tiefere Zusammenhänge erfassen, wissen, wie das Fasten zu gestalten ist (…), werden wir weniger ängstlich und mit mehr Schwung fasten.«

Niklaus Brantschen SJ

Fasten ist ein ebenso natürlicher Vorgang wie schlafen, gebären, stillen und sterben. Ein hektischer Lebensstil und zu viel Kopflastigkeit können solche natürlichen Funktionen erschweren oder stören. Die Vermittlung von Wissen, z. B. über die Geburtsvorgänge, hat bei vielen Frauen geholfen, Ängste abzubauen und diese Ereignisse harmonisch geschehen zu lassen.

Ich möchte Ihnen vermitteln, was im Körper vorgeht, wenn Sie für eine begrenzte Zeit freiwillig auf die Nahrungsaufnahme verzichten. So werden Sie wissend und können es vertrauensvoll zulassen, dass sich das »Fasten-Programm« oder »Ernährungsprogramm II« einschaltet und so den Verlauf aktiv mitsteuern. Vertrauensvoll deshalb, weil das, was beim Essenden die Nahrung bewirkt, beim Fastenden von den gespeicherten Vorräten übernommen wird.

Die Natur fastet

» Die Fähigkeit zu fasten ist eine Anpassungsleistung an die klimatischen Gegebenheiten unserer Erde. In unserer gemäßigten Klimazone haben wir das Privileg, die Folge der Jahreszeiten zu erleben. Versuchen wir uns vorzustellen, wie die Situation vor der Erfindung der Kühlschränke und Konservierungsmittel war: Der sonnige Sommer bietet den Menschen Früchte, frisches Gartengemüse und viele andere Nahrungsmittel, der Herbst mit seiner Farbenpracht ist die Zeit der Obst- und Getreideernte, Tiere und Menschen essen über die Bedarfsgrenze hinaus und legen Fettpolster an. Dann sinken die Temperaturen kontinuierlich bis zum Winter: Da ruht die Erde, die Blätter fallen und die Vegetation legt eine Ruhepause ein. Menschen und Tieren steht lediglich eine beschränkte Menge an haltbaren Nahrungsmitteln zur Verfügung, die im Laufe der Wintermonate immer knapper werden. Das kalorische Defizit wird aus den Körperreserven ausgeglichen, hauptsächlich den Fettzellen.

Genauso, wie die Natur aus dem Winterschlaf erwacht und sich im Frühling Blätter und Blüten entfalten, kann auch der Mensch sein Fasten beenden, um sich schrittweise wieder zu ernähren, was man als Phase des »Aufbaus« bezeichnet (siehe S. 110): Dadurch kommt es im menschlichen Körper ebenso wie in der Natur zu einem kraftvollen Wiederaufbau junger Proteinstrukturen, wie er sonst nur beim Kind während der Wachstumsphase bekannt ist.

Die Fähigkeit zu fasten, wenn die Nahrung knapp wird, sowie die Fähigkeit, »zu viel« zu essen, wenn es viel Nahrung gibt, war die einzige Überlebenschance für Menschen und Tiere auf einem Planeten mit Klimawechsel. Bei Tieren stellt sich je nach Saison und Verfügbarkeit der Nahrungsmittel der Stoffwechsel automatisch von äußerer Ernährung auf Nahrung aus den Fettdepots um. Instinktive Nahrungsablehnung ist kein Hungern, daher haben wir uns entschlossen, auch bei Tieren von Fasten zu sprechen – auch wenn die Freiwilligkeit nicht wörtlich genommen werden kann.

Fastenprofi Pinguin

An dieser Stelle möchte ich Ihnen den Kaiserpinguin (*Aptenodytes patagonicus*) vorstellen, den unser guter Freund, der Forscher Dr. Yvon Le Maho, mit seinem Forschungsteam seit den siebziger Jahren in der antarktischen Kälte mit Spitzentechnologie untersucht. Der Kaiserpinguin ernährt sich lediglich von Fisch und Krustentieren. Um sich fortzupflanzen, muss er sich landeinwärts begeben, bis zu 180 km vom Meer entfernt. Rund und gut genährte Weibchen und Männchen wandern zu ihrem Brutplatz. Sie werden nun in den nächsten Wochen von ihren Reserven leben: Fett, Mikronährstoffe und auch etwas Eiweiß, die sie – wie die Menschen – sparsam verbrauchen. Kaiserpinguine suchen ihr »Herzblatt« fastend und paaren sich. Das Weibchen legt während des Fastens nach 5 – 6 Wochen ein Ei.

Die Fähigkeit, während des Fastens aus der eigenen Körpersubstanz ein 400 g schweres Ei zu produzieren, zeigt die Verwandlungsfähigkeit der Körper-

MEINE ERFAHRUNGEN

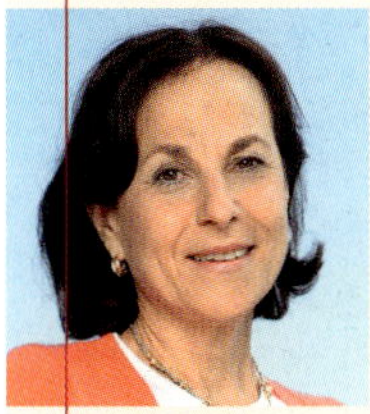

Was ich an Pinguinen bewundere

Die unglaubliche Länge des Fastens finde ich faszinierend: 6 Monate pro Jahr während etwa 35 Jahren. Und das Sozialverhalten der fastenden Pinguine: Um die einzelnen Individuen gegen die eiskalten Stürme zu schützen, dreht sich die gesamte Pinguinkolonie kontinuierlich und spiralförmig um sich selbst, sodass die in den äußeren Schichten stehenden Tiere schrittweise zum Zentrum gelangen, wo die eng aneinander gepressten Körper Wärme ausstrahlen – eine Art »instinktive Nächstenliebe«! Kaiserpinguine schützen einander gegen die Kälte: Von −48 °C (äußere Temperatur) kann die Temperatur in der Mitte der Gruppe bis +35 °C steigen! Von dieser Solidarität könnten sich die Menschen etwas abschauen. Das ganze Wesen und Aussehen der Pinguine rührt mich an, vielleicht, weil sie uns so ähnlich sind. Ihr watschelnder Gang, wie fürsorglich sie das Ei behüten und wie dramatisch es auch sein kann, wenn die Eiübergabe vom Weibchen zum Männchen nicht schnell genug funktioniert – in der Eiskälte ist das Ei sofort erfroren, das ist wie eine Fehlgeburt.

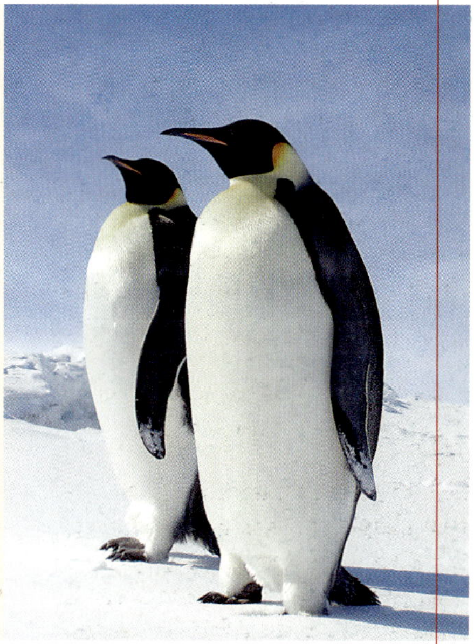

strukturen eines fastenden Organismus. Fastende Kaiserpinguine sind auch während der Mauser fähig, ihre Sommerfedern aufzubauen, wobei sie ca. 1 kg ihres körpereigenen Eiweißes verbrauchen!

Nach dieser Leistung macht sich das Pinguinweibchen auf den Weg zum Meer, um seine Körperreserven wieder aufzubauen und gibt dazu das Ei an den glücklichen Vater ab, der es in einer Bauchfalte aufnimmt. Der fette Bauch dient dem werdenden Vater über 65 Tage lang als Speicherkammer und dem Ei als Schutz gegen die Kälte (bis minus 40 – 50 °C). Kurz bevor die väterlichen Fettreserven aufgebraucht sind, schlüpft das Küken. Nun wird der Kaiserpinguin unruhig und erwartet sehnsüchtig sein Weibchen, weil ihn nach nun 115 Fastentagen ein unwiderstehliches Signal drängt, zum Fischfang ins Meer zurückzugehen.

Kommt das Weibchen rechtzeitig zurück, um das Küken zu übernehmen, füttert sie es mit Fisch, den sie tagelang in ihrem Magen konservieren kann. Wenn das Weibchen nicht rechtzeitig zurückkommt (z. B. wenn es umgekommen ist), verlässt das Männchen sein Küken, das nicht allein überleben kann – so stark ist das Signal des Stoffwechsels, seine Körperreserven wieder aufzubauen!

Während des ganzen Fastens – mit Ausnahme der ersten Tage – ist der Ruheenergieumsatz reduziert. Wenn die Fettreserven so weit verbraucht sind, dass das Tier nur noch so viel Energiereserven hat, um damit bis zum Meer laufen zu können, nehmen die Signale des sympathischen Nervensystems zu, die den Ruheenergieumsatz erhöhen: Der Pinguin wird unruhig, hypermotorisch – er muss weg. Bei dem Lauf zum Meer verbraucht das Tier nicht nur seine letzten Fettreserven, sondern auch zunehmend Eiweiß. Diese Phase ist völlig reversibel, wenn der Pinguin rechtzeitig wieder Nahrung bekommt.

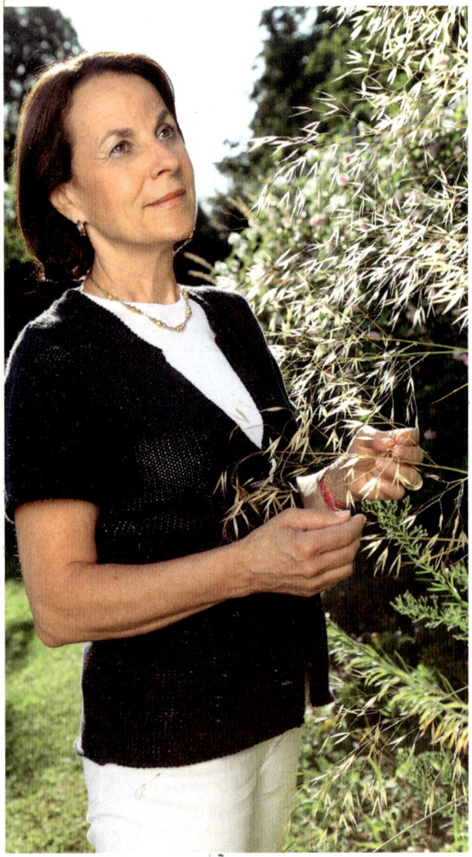

Unterschiedliche Hungergefühle

Dieses Signal – ähnlich dem Signal eines Autotanks, der auf Reserve umschaltet – wurde kürzlich auch in der Endphase der Magersucht beschrieben und entspricht vielleicht dem von alten Fastenärzten beschriebenen »wahren Hunger« des Menschen am Ende eines mehrwöchiges Fastens.

Dieser »wahre Hunger« soll eine überwältigende Empfindung sein, die sich meist nach mehr als 40 Fastentagen bei normalgewichtigen Menschen mit »gebieterischer Wucht nicht nur im Magen, sondern durch starkes Würgen im Schlund und Schluckreiz manifestiert.« So beschreibt ein alter Fastenarzt dieses »Signal« als Zeichen für das Ende der Reserven (das ich persönlich so nie beobachten konnte, denn heute sind meist kürzere Fastenperioden üblich).

Im Fastenverlauf hört der Hunger auf. Es sind eher Gelüste und Appetit, die durch die Vorstellung von gewissen Nahrungsmitteln entstehen können, aber selten körperlichem Hunger entsprechen.

In den ersten drei Tagen des Fastens kommt es, bevor die Umstellung vollzogen ist, manchmal zu Hungergefühlen, deren Zeichen Leeregefühl und Magenknurren sowie Speichelfluss sind – ähnlich wie im Alltag vor einer Mahlzeit.

Natürlicher Jo-Jo-Effekt

Natürlich lebende Menschen und Tiere nehmen je nach Saison und Nahrungsverfügbarkeit ab und wieder zu bis zu ihrem Ausgangsgewicht, und das jedes Jahr. Eine saisonabhängige Gewichtsvariation ist normal und stellt eine Art natürlichen »Jo-Jo-Effekt« dar. Zu Unrecht – wie ich meine – wird als Jo-Jo-Effekt bezeichnet, wenn Übergewichtige mit irgendwelchen Diäten stark abnehmen und anschließend unkontrolliert über das Ausgangsgewicht hinaus wieder zunehmen. Der Kaiserpinguin fastet in verschiedenen Abschnitten bis zu 6 Monate im Jahr und entsprechend schwankt sein Körpergewicht – und das über durchschnittlich 35 Jahre: ein natürlicher Jo-Jo-Effekt. Er wird dabei nicht jedes Jahr fetter, sondern kehrt zu seinem Vorfastengewicht zurück. So geht es auch normalgewichtigen Menschen, die nach der hier beschriebenen Methode fasten.

Zugvögel fasten

Vögel sind bekannt als Nomaden der Lüfte, die in futterreiche Länder fliegen, wenn die kalte Jahreszeit beginnt. Oft sind sie tagelang unterwegs, fressen und trinken nicht und bewegen sich dabei intensiv. Sie benutzen zwar günstige Windströmungen, um ihre Körperreserven zu schonen, sind aber auf gewissen Strecken gänzlich auf die eigenen Körperreserven (Fett, Eiweiß, Mikronährstoffe und vor allem Wasser) als Energie- und Nährstoffquelle angewiesen. Um Wasser zu sparen, verfügen sie über die Möglichkeit, den Wasserdampf der abgeatmeten Luft in ihrem Schnabel zu kondensieren und dann wiederzuverwerten. Um mit dem Wasserhaushalt sparsamer umzugehen, fliegen Schwäne streckenweise in 8000 m Höhe, bei Temperaturen bis –48 °C!

Ein erstaunliches Beispiel dieser Fastenkunst ist ein Kolibri (*Archilochus colubris*), der 5 g schwer ist und 2 g Fett verbraucht, um mehr als 1000 km ohne Pause von New York über den Golf von Mexiko nach Zentralamerika zu fliegen. Zum Vergleich: Ein kleiner Jet braucht 800 l Kerosin für diese Strecke!

Ein Rätsel
Können Sie sich vorstellen, dass Zugvögeln als Eiweißvorrat Flügelmuskulatur zur Verfügung steht? »Der Vogel wird doch nicht Eiweiß aus seinen Flügeln verbrauchen, wenn er sie so intensiv benutzt«, werden Sie logischerweise vermuten. Dennoch ist bekannt, dass die Flügel- und sogar die Herzmuskulatur im Laufe des Fluges abnehmen, ohne dass sich die Leistung vermindert. Die Lösung dieses Rätsels erfahren Sie auf Seite 44.

Auch Menschen können fasten

» Nicht nur Tiere, sondern auch Menschen fasten, wenn keine Nahrung verfügbar ist, z. B. im Winter oder während der Monsunzeit. Aus der Notwendigkeit, nahrungsarme Zeiten zu überbrücken, entwickelten die Menschen die Fähigkeit, Reserven anzulegen, um sie beim Fasten zu mobilisieren: Fettgewebe als Brennstoff, Vorräte an Vitaminen sowie funktionelle Reserven an Eiweiß, Mineralien und essenziellen Fettsäuren. Freiwillig kann ein Mensch jederzeit diese Fähigkeit nutzen und aus seinen Fettdepots leben. Wenn zur Vorbeugung und Behandlung von Krankheiten gefastet wird, ist die medizinische Umgebung und Betreuung jedoch unentbehrlich. Auch wenn dieses Manual verwendet wird, ist es ratsam, sich fachlich betreuen zu lassen.

» **Offenbar ist es ebenso schwierig mit dem Überfluss richtig umzugehen, wie mit einem Mangel fertig zu werden.«**

Dr. Heinz Fahrner

Frauen in Gambia

Dr. Andrew Prentice, ein englischer Forscher, beobachtete in einer Stoffwechselstation in Gambia (Westafrika) eine Bevölkerungsgruppe, die arm und naturnah lebt. Er veröffentlichte eine Studie, in der 20 000 Frauen im gebärfähigen Alter über 10 Jahre lang regelmäßig gewogen wurden. Diese hatten im Durchschnitt ein Gewicht von 53 kg und verloren jedes Jahr ca. 5 Kilo während der Monsunzeit, in der bekannterweise weniger Nahrung zur Verfügung steht. Es handelte sich dabei um ein partielles Fasten. Die Frauen nahmen ab bis auf durchschnittlich 48 kg, anschließend nahmen sie wieder zu bis zum Ausgangsgewicht. Diese regelmäßige jährliche Gewichtsschwankung – ähnlich der von Tieren – schien keine Gesundheitsnachteile mit sich zu bringen. Verglichen mit gleichaltrigen, kontinuierlich wohlgenährten englischen Frauen hatten die gambischen Frauen keine Gesundheitsnachteile und sogar weniger Osteoporose, was wahrscheinlich auf ihre starke körperliche Aktivität zurückzuführen ist.

Heute ist es wissenschaftlich belegt, dass intermittierendes Fasten und hypokalorische – und doch ausgeglichene Ernährung – gegen die Alterungsprozesse schützt.

Wie ich zum Fasten kam

Ich kam zunächst aus körperlichen Motiven zum Fasten. Meine Familie hatte einen Hang zu Übergewicht und ich war als Kind stets rundlich. Als Jugendliche haderte ich mit meiner Figur und wollte so schlank sein, wie es dem Schönheitsideal entsprach. Mir fiel ein Buch über das Fasten in die Hände, das mich faszinierte. »Das musst du machen!«, dachte ich.

Mein erstes Fastenerlebnis mit 17 Jahren war wie eine Offenbarung. Während des Fastens fühlte ich mich heiter, manchmal euphorisch und wollte mein ganzes Leben umkrempeln. Ich befand mich mitten in der Ablösungsphase von meinem strengen Elternhaus, das ich als einengend empfand. Der Geist der 1968er beflügelte mich. Die Rückkehr ins Elternhaus stellte eine harte Landung in der Realität dar. Hier hatte sich nichts geändert, die Probleme waren die gleichen geblieben.

Obwohl die Landung nach meinem ersten Fasten körperlich sehr hart für mich gewesen war, wollte ich unbedingt das Erlebnis wiederholen. Ich wollte weiterhin mein Essverhalten in den Griff bekommen. Ich erfuhr über mehrere Ecken von der Klinik Buchinger am Bodensee in Überlingen. Hier habe ich meinen zweiten und auch weitere Fastenaufenthalte verbracht.

Ein Fastenaufenthalt in der Überlinger Klinik fiel in die Zeit der Vorbereitung meiner letzten medizinischen Prüfungen. Ich blieb ganz für mich und hatte kaum Kontakt zu anderen Gästen, denn ich wollte ja arbeiten. Ich ging jeden Tag in die öffentliche Klinikbibliothek. Dort fühlte ich mich wohl: Meist blieb ich allein, nur von Büchern umgeben, mit schönem Blick auf den Bodensee. Eines Tages traf ich dort eine Frau, die aus meiner Heimatstadt Genf kam. Sie kannte meine Familie sehr gut. Wir unterhielten uns. Ihre ganze Art war sehr überschwänglich, aus ihr sprudelte es nur so heraus: »Ich muss Ihnen unbedingt den Junior-Direktor der Buchinger-Klinik vorstellen, Raimund Wilhelmi. Den müssen Sie unbedingt heiraten!«

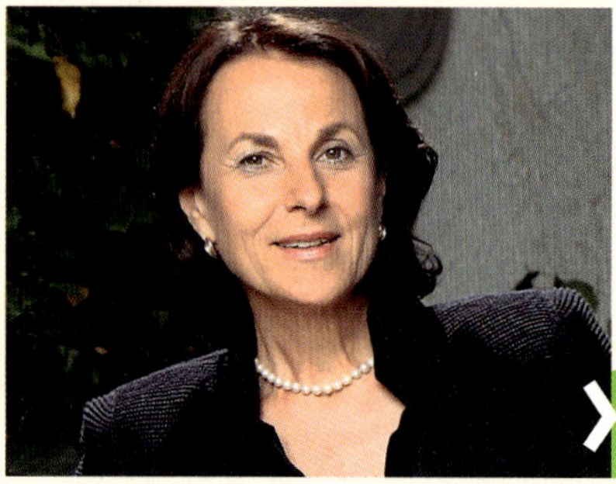

Ich lernte meinen Mann kennen

Als ich Raimund Wilhelmi selbst kennenlernte, empfand ich schon gleich Sympathie für ihn. Aber wir lebten damals in ganz unterschiedlichen Welten. Er lief in Schlips und Anzug herum, denn er war Junior-Direktor. Ich lebte in der 1968er-Denkweise. Meine studentischen Freunde waren unangepasst, trugen Bärte.

Ich kehrte nach Hause zurück, bestand meine Prüfungen. Vor meiner ersten Anstellung in einer chirurgischen Klinikabteilung in Lausanne hatte ich die Möglichkeit in der Buchinger-Klinik in Überlingen eine Vertretung zu machen. Während dieser Urlaubsvertretung lernte ich meinen zukünftigen Mann näher kennen. Der Prüfungsstress war vorbei und wir freundeten uns richtig an. Ich war damals 28 und er schon über 30 Jahre. Uns war schnell klar, dass wir »uns lange gesucht und endlich wiedergefunden hatten«, wie wir auf unsere Heiratsanzeige schrieben. Wir empfanden unsere Begegnung als eine Fügung. Wir haben relativ schnell geheiratet. Und nach meiner Zeit als Assistenzärztin fing ich in der Überlinger Klinik als Fastenärztin an.

Das Fasten ist der rote Faden in meinem Leben.

Meine Meister

Dr. Heinz Fahrner, ein großer Denker und Systematiker des Fastens, der 30 Jahre als Chefarzt in der Klinik arbeitete, war einer meiner »Meister«. Er fastete regelmäßig selbst – als Prävention und als »Stoffwechseltraining«, denn er meinte, dass das Fasten viele biochemische Vorgänge im Körper trainiert. Heute basieren einige Anti-Aging-Techniken, wie »Dinner-cancelling«, auf dem gleichen

Prinzip. Dr. Fahrner inspirierte mich mit seiner ganzheitlichen und doch medizinisch fundierten Sichtweise. Fasten hat nichts mit Esoterik zu tun, sondern ist eine wissenschaftliche Methode, die allerdings großen Wert auf die mitmenschliche und die spirituelle Komponente legt, an der es der Schulmedizin oft mangelt.
Eine weitere »Meisterin« war die Ärztin Dr. Catherine Kousmine, die die Bedeutung der Ernährung in der Behandlung von Krebs, Multiple Sklerose und Polyarthritis untersuchte. Sie brachte mir die ernährungsphysiologische Seite nahe. Ihre Intelligenz, ihr Humor und die Hingabe, mit der sie ihren Beruf ausübte, lenkte in frühen Jahren meinen medizinischen Werdegang in Richtung integrativer Medizin.

Dr. Otto Buchinger

Dr. Otto Buchinger, der Großvater meines Mannes, hat mich an die spirituelle Dimension des Fastens herangeführt. Seine Bücher habe ich geradezu verschlungen. Auch bei ihm, genau wie bei mir, waren es zunächst körperliche Probleme, die ihn zum Fasten brachten. Er erkrankte 1917, damals Sanitätsoffizier der Kaiserlichen Marine, an rheumatischem Fieber, einem schweren Gelenkrheuma und musste als Vollinvalide im März 1918 im Alter von 40 Jahren aus dem Dienst entlassen werden. Schwer leidend und bewegungsbehindert, folgte er dem Rat eines Bekannten, eine Fastenkur bei Dr. Riedlin in Freiburg durchzuführen.

»Diese Kur von 19 Tagen rettete mir wahrhaftig Existenz und Leben. Ich war schwach, mager, aber ich konnte wieder alle Gelenke bewegen«, schrieb Dr. Buchinger in seinen Lebenserinnerungen. Der ehemals Invalide war für immer geheilt, gesund und arbeitsfähig geworden (und blieb es bis zu seinem Tod im 89. Lebensjahr)! »Diese stärkste aller Kuren« bestimmte den weiteren ärztlichen Weg Dr. Buchingers. 1920 nahm er die ersten stationären Fastenpatienten auf. Mit zunehmenden Erfolgen wuchs die Zahl der Hilfe- und Heilsuchenden; die ins Fasten gesetzten Hoffnungen bestätigten alle Erwartungen. Heute sind die therapeutischen Wirkungen des Fastens bei Gelenkerkrankungen wissenschaftlich gut dokumentiert.

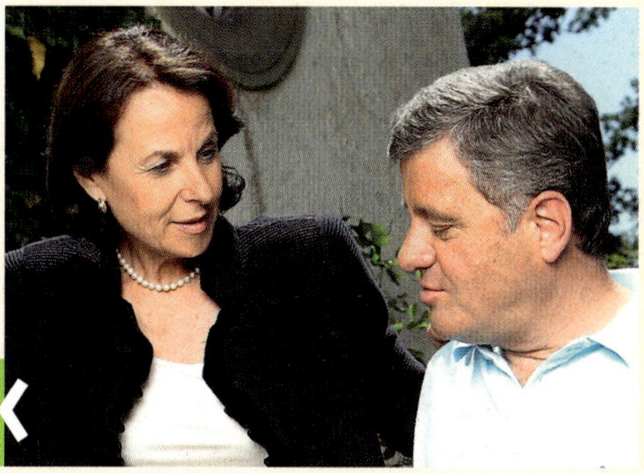

Mein Mann und ich fasten regelmäßig in unserer eigenen Klinik.

Maria Buchinger

Als enge Mitarbeiterin ihres Vaters verkörpert die 1916 geborene Maria Buchinger alle Prinzipien Otto Buchingers. Ihr Rezept für Jugendlichkeit lautet: »Disziplin, positives Denken, Humor, nicht rauchen, früh ins Bett und vegetarisch essen.« Bis zum Alter von 86 Jahren fastete sie regelmäßig. Gemeinsam mit Ihrem Ehemann Helmut Wilhelmi, der 1985 verstarb, gründeten sie die beiden Buchinger-Kliniken in Überlingen und Marbella/Spanien. Nun ist die Leitung der Kliniken in den Händen der dritten Generation.

Maria Buchinger entwickelte die mitmenschliche Dimension des Fastens, nämlich die Kunst des Betreuens von Fastenden. Auf sie ist der besondere »Spirit« in den Kliniken Überlingen und Marbella zurückzuführen: Geborgenheit, Warmherzigkeit, Aufmerksamkeit. Sie respektierte das Bedürfnis nach Stille und Einsamkeit, führte aber Menschen zusammen, die sich gegenseitig bereichern konnten. Dabei hatte sie einen unfehlbaren Instinkt.
Für mich – und auch für meinen Mann – stellen die regelmäßigen Fastenzeiten in unserer Klinik die Meilensteine im Leben dar. Über einige dieser Fastenerlebnisse werde ich im weiteren Verlauf des Buches berichten. Mein Mann schildert auf S. 56, warum er regelmäßig fastet. Mit unseren beiden erwachsenen Söhnen, Victor und Leonard, werden vielleicht eines Tages die Kliniken Buchinger in der vierten Generation ankommen. Sie wissen die Fastenzeit in der Überlinger Klinik vor allem als handy- und internetfreie Zeit zu schätzen!

Die drei Dimensionen des Fastens

In vielen Kulturen wird das Fasten als Möglichkeit gesehen, das Bewusstsein zu erweitern und Umkehrprozesse einzuleiten sowie als Reinigungsritual.

Es gibt – analog zu Esskulturen – Fastenkulturen, die stark durch religiöse Traditionen geprägt wurden. Immer wird das Fasten mit dem Beten und dem »Almosengeben« verbunden: also Fasten in drei Dimensionen. Der Jesuitenpater Niklaus Brantschen hat in seinem Buch »Fasten neu erleben« diese drei Dimensionen zeitgemäß »übersetzt«:

- Fasten, die körperlich-medizinische Dimension, steht für die physiologischen Vorgänge und die medizinisch-therapeutische Anwendung.
- Beten, die spirituelle Dimension, ergibt sich im Fasten durch den natürlichen Zugang zu einem höheren Bewusstseinszustand, der in allen großen Weltreligionen angestrebt wird.
- »Almosengeben« (oder tätige Nächstenliebe, Barmherzigkeit), die mitmenschlich-soziale Dimension, beschreibt die erhöhte Fähigkeit von Fastenden, den Nächsten wahrzunehmen, und bezieht sich auf die Gruppendynamik, die entsteht, wenn Menschen gemeinsam fasten.

Medizinisch richtiges und freiwilliges Fasten, in der Wahrnehmung von Bedürfnissen anderer Menschen und verbunden mit dem Göttlichen, ist die ganzheitliche Form des menschlichen Fastens. In der christlichen Tradition mündet das Fasten in das Osterfest, ein Symbol für neues Leben.

In der religiösen Fastentradition wurde der Körper oft vernachlässigt oder gar kasteit. Es ist das Verdienst von Ärzten wie Dr. Otto Buchinger und seinen Nachfolgern, die medizinische Betreuung und Pflege des Körpers während des Fastens im Sinne einer »leibfreundlichen Askese« entwickelt und zur Heilung von Krankheiten eingesetzt zu haben. Auf die medizinisch-körperliche Dimension geht das nächste Kapitel ab S. 28 ein. Die Buchinger-Nachfolgegenerationen haben die Methodik des ganzheitlichen Fastens entwickelt (siehe S. 98 – 99).

Die spirituell-religiöse Dimension

» Die spirituelle Dimension vertiefte ich durch mein wiederholtes Fasten in der Communauté de Grandchamp (die ich auf S. 23 noch näher beschreibe), meine Freundschaft mit Schwester Christianne Méroz und durch die Bücher Otto Buchingers. Die Ordensschwestern der ökumenischen Communauté de Grandchamp am Lac de Neuchâtel in der Schweiz haben 1981 gewünscht, sich die traditionelle Übung des Fastens wieder anzueignen und zwar medizinisch richtig. Ich faste seit 1981 gemeinsam mit ihnen und betreue medizinisch eine Fastengruppe, bei der Gäste und Schwestern gemeinsam fasten. Die Botschaft der Religionen ist: Fasten dient nicht nur einem selbst, der eigenen Gesundheit und Schönheit, sondern ist auf ein »DU« ausgerichtet, auch wenn alleine gefastet wird. Die kirchlichen Fastenrituale und -gebote wollen Menschen vor egozentrischer, Show-orientierter Verzichtleistung schützen nach dem Motto:

» Wenn du aber fastest, so salbe dein Haupt und wasche dein Angesicht, auf dass du nicht scheinest vor den Leuten mit deinem Fasten, sondern vor deinem Vater, welcher im Verborgenen ist; und dein Vater, der in das Verborgene sieht, wird dir's vergelten.«

Matthäus 6, 17–18

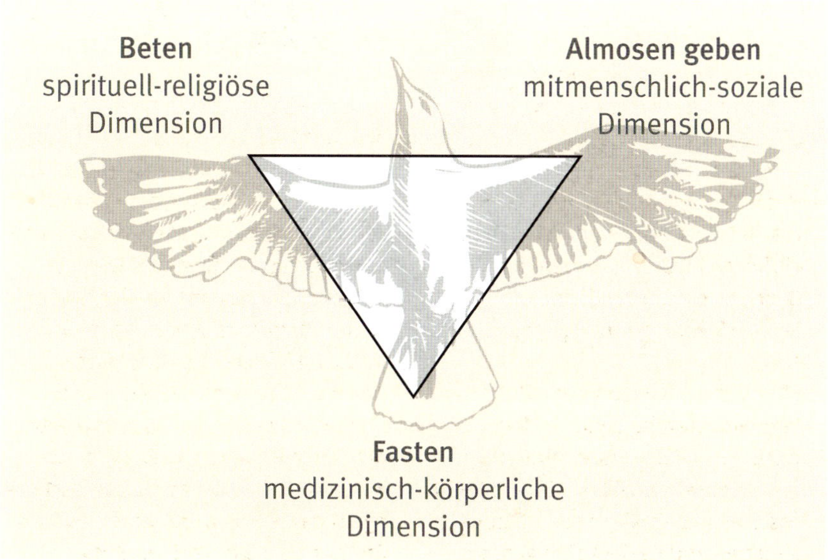

Mahatma Gandhi ist eine große Figur Indiens: Seinem Glauben dienten zwei Werkzeuge: Gewaltlosigkeit und Fasten. Seine mehrwöchigen Fastenzeiten sind berühmt geworden im Zusammenhang mit der Unabhängigkeit Indiens und dienten der Erneuerung seiner spirituellen Kräfte. Es waren keine Hungerstreiks, sondern eine körperliche Form des Gebets.

» Was die Augen für die äußere Welt sind, ist das Fasten für die innere Welt.«

Gandhi

Fasten für den Frieden wird heute nach dem Beispiel Gandhis durch verschiedene Gruppen vertreten. Zum Beispiel in der Communauté de l'Arche, von Lanza del Vasto in Frankreich gegründet, pflegten zwei Mitglieder, die zerstritten waren, zu fasten, bis sich die Lösung ihres Konflikt ergeben hatte.

Ramadan

Im Islam werden die drei Säulen der jüdisch-christlichen Fastentradition (Fasten, Beten, Almosen geben) durch zwei weitere ergänzt: das Glaubens-

◄ In Anlehnung an Augustinus schreibt Niklaus Brantschen, SJ: »Das Gebet und die tätige Nächstenliebe sind die zwei Flügel des Fastens, ohne die es nicht abheben kann.«

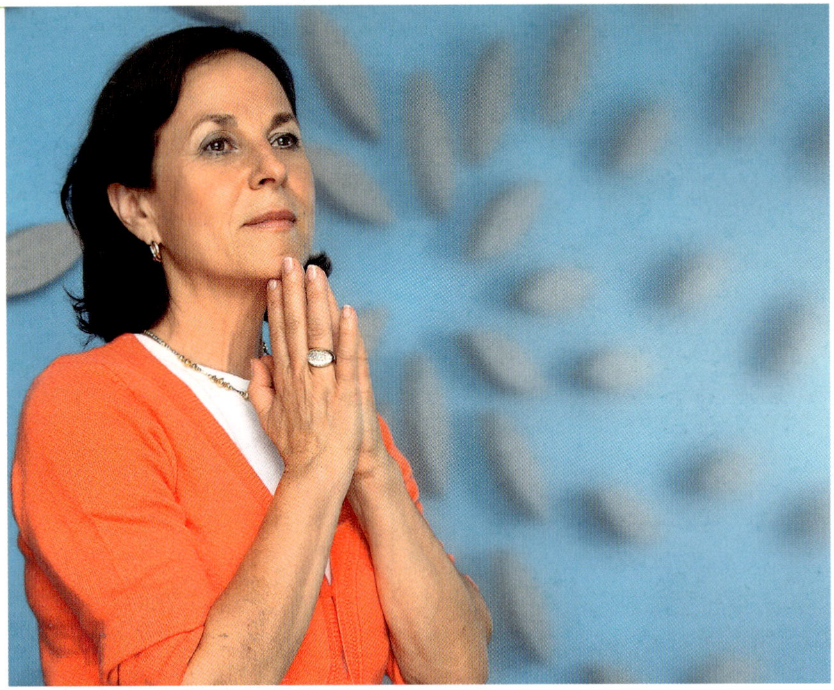

bekenntnis und die Pilgerschaft nach Mekka.

Während der islamischen Fastenzeit »Ramadan« soll ein Monat lang zwischen Sonnenaufgang und Sonnenuntergang weder gegessen noch getrunken werden. Dabei wird die mitmenschlich-soziale Dimension besonders gepflegt: Jeden Tag versammeln sich die Familien zum Beten. Einmal am Tag nach dem Sonnenuntergang sollte ein rituelles, bescheidenes Fastenmahl eingenommen werden. Der Platz für einen Armen soll am Tisch frei gehalten werden. Sie werden vielleicht wissen, dass diese wie auch andere sinnvolle Traditionen nicht mehr überall eingehalten werden; aus Angst vor dem Mangel und aus Freude am Essen wird oft während der ganzen Nacht zu üppig gegessen und so leider verhindert, dass das Wesentliche geschieht: die Umstellung auf den Fastenstoffwechsel. So werden die Menschen übermüdet. Sie nehmen zu, statt zur Klarheit und Heiterkeit zu gelangen. Wenn der Sinn einer Tradition verloren geht, droht sie zu verschwinden, wie es in der christlichen Tradition geschehen ist.

Jom Kippur

Zwischen dem jüdischen Neujahr und dem Tag der großen Vergebung, dem Jom Kippur, sollen sich die Juden 10 Tage der Umkehr (Teshuva) und Besinnung widmen. Die letzten 24 Stunden dieser Zeit, am Tag des Jom Kippur, wird weder getrunken noch gegessen und in der Synagoge gebetet.

Die mitmenschliche-soziale Dimension

» Was bedeutet für Sie »Almosen geben«? Im wörtlichen Sinn wahrscheinlich Geld für einen guten Zweck spenden. So lehrt es uns ein altchristliches Weisheitsbuch: »Wenn einer nichts zu geben hat, faste er und bringe seinen Brüdern das, was er an jenem Tag ausgegeben hätte.«

Almosen geben bedeutet aber nicht nur, etwas von seinem Überfluss zu verschenken. Es kann auch so etwas wie »Wahrnehmung des Anderen« bedeuten. Fastende Menschen wie fastende Pinguine (siehe S. 14) neigen dazu, sich gegenseitig zu unterstützen und toleranter miteinander zu sein. Die sozialen Barrieren fallen, die Menschen werden auf ihre existenzielle Gleichheit zurückgeworfen. In einer Fastengruppe geht das Aggressionspotenzial zurück, die Emotionen sind weniger unterdrückt, die Menschen öffnen sich und können freier ins Gespräch kommen. Es entstehen nicht selten nachhaltige Beziehungen.

»Verzicht macht offen für die Not des Anderen«, sagt Lanza del Vasto. In unseren Industrieländern wissen wir zwar, dass wir nach dem Fasten wieder essen können, dennoch können wir einen Einblick in die Welt des Hungers bekommen.

Meine Nahrung für die Seele

Im Laufe der letzten vierzig Jahre, in denen ich zu meinem eigentlichen Glauben und zum Leben der sprirituellen Dimension zurückkam, entdeckte ich, wie oft in Weisheitsbüchern – besonders der Bibel – vom Fasten die Rede ist. Diese biblischen Fastenbeschreibungen sind mir eine Inspirationsquelle.

Ich bin in der jüdisch-christlichen Tradition zu Hause und beteilige mich an der Entwicklung einer globalisierten Ethik. Ich bleibe in meiner Tradition und bin gleichzeitig offen für alle anderen Formen der Spiritualität. Biblische Erwähnungen von berühmten Fastern gibt es viele:

- Das Fasten Davids als Zeichen der Erkennung seines Verbrechens, der Bewusstseinserweiterung und der Umkehr. (II Samuel 12, 16–23)
- Das dreitägige Fasten von Esther, welches ihr erlaubte, voller Schönheit und Präsenz um die Rettung ihres Volkes bei ihrem Mann, dem König, zu bitten – und sie erhielt. (Esther 4, 16–17)
- Das Fasten von Elias und Moses – 40 Tage und Nächte – um Gott zu begegnen auf dem Berg; Moses erhielt dabei die 10 Gebote für ein bewusstes Leben. (Ex 34, 28)
- Das Fasten Jesu, das ihn auf seine Mission vorbereitete. (Lukas 4, 2)

Communauté de Grandchamp

Beim Fasten in der Communauté de Grandchamp lädt uns die Schwesternschaft ein, sich fünfmal am Tag mit ihnen in der Kapelle zu treffen. Der Rhythmus der Gebete ist wie ein Herzschlag. Hier erfahre ich Geborgenheit. Ich fühle mich mit mir selbst, mit der Gruppe und mit der Welt verbunden. Jeden Tag gibt es einen Austausch (Partage), bei dem jeder erzählt, wie es ihm geht. Gab es ein besonderes Erlebnis des Wunderns oder Staunens? Oder etwas, was diese Person für sich verstanden hat? Gab es eine Schwierigkeit, eine Krise oder einen Moment der Entmutigung? Man teilt diese Bewusstheitsmomente mit den anderen. In der Communauté de Grandchamp habe ich auch erlebt, dass man für andere fasten kann, man kann es wie ein Gebet anderen widmen. Die Schwestern fasten beispielsweise für Menschen in Not, für ein Volk, das sich im Krieg befindet oder unter Hunger leidet.

> Was ich heute im Fasten suche, ist Stille. Das Zu-sich-Kommen, die Präsenz. Diese tiefe Stille, aus der man über alles staunen kann. Der Blick richtet sich nach innen.

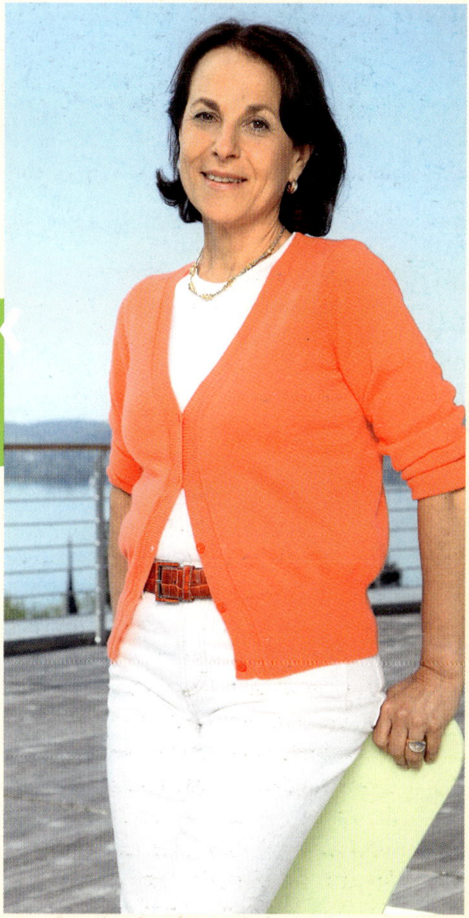

Spiritualität und Fasten

Spiritualität fängt damit an, Zeit zu haben. – Sie haben Zeit, wenn Sie fasten. Spiritualität bedeutet auch, geschehen zu lassen. Im Fasten werden die gespeicherten Nährstoffe nach Bedarf vom Körper herangezogen, ohne aktiven Einfluss des Willens. Spiritualität bedeutet, präsent im Jetzt zu sein, das was kommt, anzunehmen.

Stille gehört zur spirituellen Fastenerfahrung auch als Zugang zur inneren Stille. Was vermieden wird, ist plaudern, oberflächliche Geschichten erzählen, urteilen. Dies wird durch die besondere Ruhe, die im Körper eintritt, begünstigt: weil das Kraftwerk der Nahrungsaufnahme und -verarbeitung mit seinen Synthesen, Transporten von Nährstoffen, Säfteproduktionen und Magen-Darm-Bewegungen nicht mehr den Tagesrhythmus bestimmt, sondern zurückgefahren wird. Oft stellt sich eine harmonische Stimmung bis hin zu Glücksgefühlen ein (siehe auch S. 46). Alle Verhaltensmuster werden im Fasten unterbrochen: Wie mit einem Quantensprung kommt man in einen neuen Zeitraum. Die spirituelle Herausforderung besteht darin, diesen freien Raum zu bejahen und vertrauensvoll entstehen zu lassen. Dann kann sich die spirituelle Dimension entfalten.

Was nährt unsere Seele?

» Im gewöhnlichen Alltagsleben wird der Hunger der Seele oft mit Bedarf an Essen verwechselt. Die Fastenzeit bietet die Möglichkeit, sich mit den eigenen seelischen Bedürfnissen zu befassen. Diese treten klarer zu Tage.

» **Während des Fastens geht es dem Körper gut, aber die Seele hungert.«**
Dr. Otto Buchinger

Dr. Otto Buchinger hat in seinem Buch »Die Hygiene des inneren Menschen« neun Elemente beschrieben, die für ihn persönlich wichtig waren und die Seele eines Menschen nähren können – nicht nur in der Fastenzeit, sondern im gesamten Leben. Er nannte sie »Diätmittel der Seele«. Der Wortlaut dieser Beschreibungen von 1947 mag etwas altmodisch klingen, aber der Inhalt ist für mich so wichtig und wesentlich, dass ich ihn gern aus meiner heutigen Sicht kommentieren und erläutern würde.

1. Eine erfüllende Arbeit

»Reichliche, sinnvolle, geregelte, pflichtgemäße und gern getane Arbeit mit den entsprechenden Pausen.«

Ja, es ist wichtig, wie ich zu meiner Arbeit, meinem Beruf stehe. Bejahe ich, was ich tue? Empfinde ich meine Arbeit als sinnvoll? Erfüllt sie mich? Wenn ich mich mit meiner Arbeit identifizieren kann und mich nicht nur auf die Freizeit freue, wird es viele Glücksmomente in meinem Leben geben. Glückliche Menschen (laut heutiger Glücksforschung) sind die, die mit ihrer beruflichen Tätigkeit kohärent sind, ohne sich zu überarbeiten.

2. Lesen

»Der geistig bewegte Mensch, der immer strebend sich bemüht, muss lesen.«

Das empfinde ich genauso. Vor allem im Fasten genieße ich das Lesen ganz besonders. Lesen braucht Zeit und in-

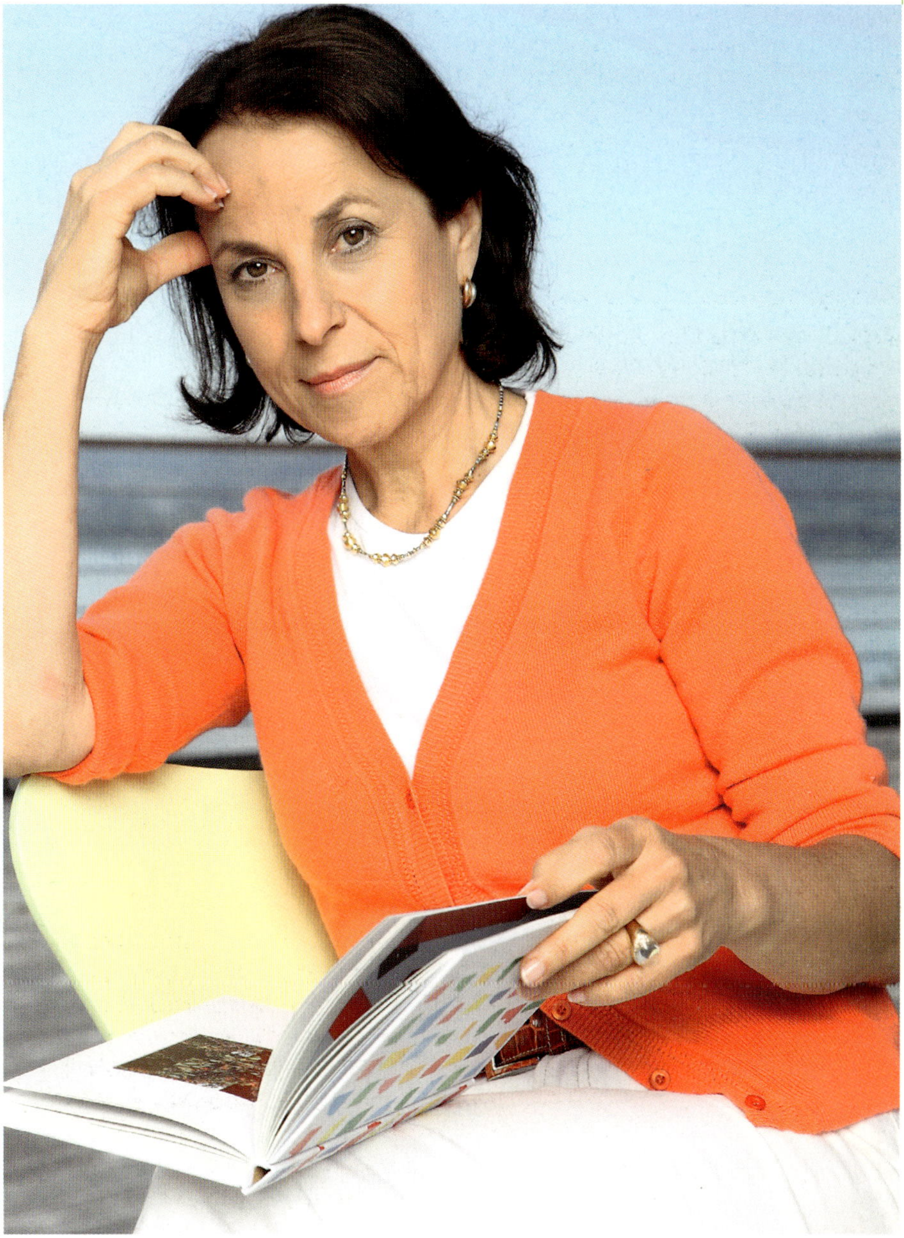

▶ Während des Fastens finde ich eher die Muße, mich intensiv mit einem Buch zu beschäftigen.

nere Öffnung, damit das, was ich lese, ein Echo in mir haben kann. Die Aussagen führen einen Dialog mit meinen Erfahrungen, meiner assoziativen Welt, die sie bereichern.

3. Gute Begleiter

»Ich glaube, dass wir Menschen unsichtbare Begleiter haben und jeder von uns hat überdies einen Schutzengel. Wie gewinne ich gute Begleiter? Antwort: Durch entsprechende Lockspeise dieser Wesen, durch geistige Nahrung: memorierte Sprüche, Mantren, Stoßgebete, glückliche eigene Prägungen, passende Lyrikstellen, Verse aus Psalmen und Hymnen, ort- und zeitgerechte Wendungen aus Dramen, Stellen aus dramatischen Monologen und Strophen herzhafter Kirchenlieder.«

Da denke ich an die Synchronizitäten, die unglaublichen sogenannten Zufällen des Lebens, an hilfreiche Begegnungen, die ganz unwahrscheinlich waren, aber dennoch stattfanden, wie meine Begegnung in der Bibliothek (S. 18). Die Idee, dass hier Engel am Werk sein könnten, finde ich poetisch. Die Synchronizitäten nannte Otto Buchinger Signaturen. Der Gedanke, dass man die Engel locken und anziehen kann, ist motivierend! Je mehr ich mir Engel oder diese Zeichen wünsche, je mehr ich darauf achte, desto zahlreicher werden sie kommen, denn mein Auge wird für sie offen sein.

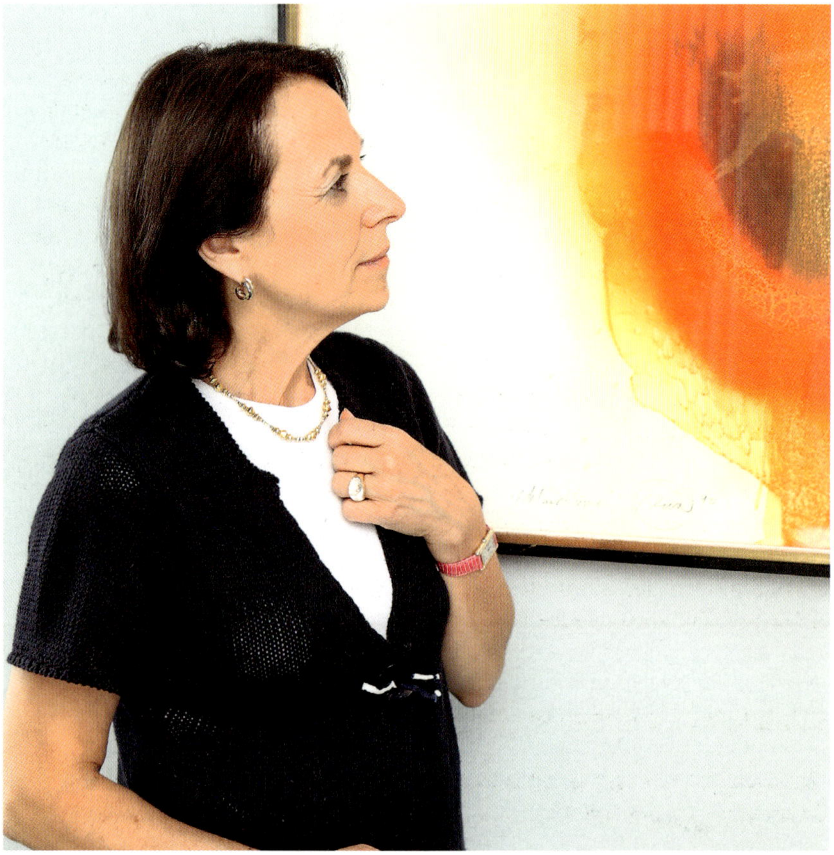

4. Natur

»Die Natur: ein Heilbad. Man gehe, man wandere mehr.«

Die Natur ist auch eine Kraft- und Freudenquelle für mich, beim Wandern, beim Inlineskaten oder früher beim Skifahren. Vor allem beim Fasten versenke ich mich in die Kontemplation der Natur, ich muss jeden Tag nach draußen gehen, egal wie das Wetter ist! Ich liebe Gärten. In einem Garten gibt es Bewegung an der frischen Luft und Staunen vor der Schönheit, »die ist, weil sie ist«.

5. Musik

»Der Rhythmus, der Klang und die Melodie wirken immer auf Mensch und

◀ Wenn man sich ganz in die Betrachtung eines Bildes versenkt, kann das sehr »nährend« sein.

Tier (wer weiß, vielleicht auch auf die sensible Pflanze!) durchaus beeindruckend, umstimmend, vom seelischen Gefüge aus bis ins Körperliche hinein prägend.«

Besonders im Fasten entfliehe ich Musikberieselung und freue mich auf die Musik, die ich sorgfältig auswähle und zelebriere. Sie verstärkt die innere Stille. Ich singe auch manchmal selbst. Für mich ist das immer ein Vorgang des Verbindens, der Präsenz: ganz gegenwärtig zuhören – die Musik und die Emotionen, die in mir entstehen.

6. Bildkunstbetrachtung

»Was von den Wänden grüßt, gehört zur Nahrung unserer Seele.«

Wir haben hier in der Klinik nur zeitgenössische Kunst an den Wänden hängen. Außerdem ein Kunstatelier, in dem man selbst kreativ schaffen kann, malen, gestalten. Unsere Kunstsammlung und unsere Corporate Identity sind farbig, froh und zeitgenössisch. Jeder Mensch hat ein imaginäres Museum in sich, in dem alle Bilder gespeichert sind und sie steigen assoziativ mit einem Gegenüber, einer Situation auf.

7. Humor

»Der goldene Segen einer gewissen charakterlichen Gottesgabe. Ist er angeboren? Und hat man ihn? Oder fehlt er mitunter hoffnungslos? Lässt er sich vielleicht gewinnen oder jemandem beibringen? Gesegnet ist jedenfalls, wer ihn hat, denn das gehört zur besten gesundheitlichen Ausrüstung der Seele.«

Vor allem pflege ich die Fähigkeit, über mich selbst zu lachen, besonders wenn gewisse Verhaltensmuster sich wiederholen oder das Ego mich in Dramen und Jammern zwingt. Bei mir stellt sich im Fasten allmählich Heiterkeit und Leichtigkeit ein. Zur Überraschung von Fastenskeptikern wird in einer Fastenklinik viel gelacht.

8. Ehrenamt

»Es ist natürlich der Dienst an einer Menschheitsaufgabe gemeint.«

Beim Ehrenamt findet sich wieder der Gedanke des Almosengebens, der in Verbindung zum Fasten zu allen Religionen gehört. Im Fasten ist man offen für andere Menschen. Man gibt, verschenkt seine Zeit, sein Zuhören und manchmal Geld für ein Projekt. Es geht nicht darum, dass ich das machen muss, um ein guter Mensch zu sein. Sondern das selbstlose Tun ist eine Tätigkeit, die mich beglückt und zugleich meine Mitmenschen.

9. Meditation

Die »Meditation« und »Adoration«, das Nachdenken über den Sinn meines Lebens und die Anbetung.

Meditation bedeutet für mich persönlich in erster Linie Präsenz, Unterbrechung der mentalen Aktivität. Menschen, Orte, Situationen mit allen Sinnen wahrnehmen, ohne dass sofort beurteilt, etikettiert oder kritisiert wird. Üben des Lebens im Jetzt, sich mit allen Zellen lebendig fühlen. In der Klinik kreieren wir einen Geist, nicht zuletzt Dank unseres früheren Chefarztes, Dr. Christian Kuhn, der die Zen-Meditation, also eine Meditation in Stille, eingeführt hat. Wenn ich später in der Klinik nicht mehr so stark im Organisatorischen eingespannt bin, werde ich diesen Meditationen mit ihm auch als Gruppenangebot mehr Raum geben. Räume zu schaffen, in denen Menschen das Loslassen üben können. Aus meiner religiösen Tradition heraus ist mir das Beten, der innere Dialog, vertraut.

Wenn man es schafft, diese neun Elemente der Seelennahrung im Leben reichlich zuzuführen, dann wird es womöglich leichter fallen, auf materielle Genüsse oder Süchte, wie zu viel zu essen, zu rauchen oder Alkohol zu trinken, zu verzichten.

Was passiert beim Fasten im Körper?

Nun erfahren Sie mehr über die physiologischen Hintergründe des Fastens und darüber, was in Ihrem Körper passiert, während Sie freiwillig auf Nahrung von außen verzichten. Was die Nahrung beim Essenden bewirkt, wird beim Fastenden von den gespeicherten Vorräten übernommen.

Wofür brauchen wir unsere Nahrung?

- Nahrung liefert den Brennstoff (v.a. Fett und Kohlenhydrate) für unseren Stoffwechsel, damit wir daraus Energie und Wärme erzeugen können.
- Nahrung liefert uns die Bausteine (Eiweiß, Kohlenhydrate, essenzielle Fette und Mineralien) zum Wachstum bei Kindern und zur Erneuerung der Körperzellen und -strukturen bei Erwachsenen.
- Nahrung (besonders frische und naturbelassene Nahrung) liefert bioaktive Substanzen (Vitamine, Mineralien, sekundäre Pflanzenstoffe), die mit Bausteinen und Brennstoffen alle Lebensfunktionen gewährleistet.
- Essen schmeckt, macht Spaß und bringt Menschen zusammen. Zum sozialen Leben und zur Kultur gehört, sich an einem Tisch zu treffen.

Die zwei Ernährungsprogramme

» Mit dem Wort »essen« assoziiert man häufig nur, sich etwas Leckeres in den Mund zu stecken. Eigentlich bedeutet es aber, unsere Körperzellen mit Nahrung zu versorgen. Dies kann man auf zwei Arten gewährleisten. Deswegen gibt es zwei Ernährungsprogramme:

- Essen oder Ernährungsprogramm I, bei dem Nahrung in den Mund gelangt, durch die Verdauungsorgane bearbeitet wird und die Körperzellen nährt.
- Fasten oder Ernährungsprogramm II, bei dem der Verdauungstrakt ruhiggestellt wird und die Körperzellen die Nahrung aus dem Speicher, hauptsächlich dem Fettgewebe, erhalten.

Menschen und Tiere können von einem Ernährungsprogramm zum anderen leicht umstellen, besonders, wenn sie durch regelmäßiges Fasten oder Sport geübt sind.

Programm I – Essen

Das ist die übliche Situation. Wir ernähren uns durch Essen und Getränke, die wir meist dreimal täglich zu uns nehmen. Der gesamte Verdauungstrakt – von der Mundhöhle bis zum Enddarm – schließt die Nahrung auf und leistet die Verdauungsarbeit. Die verwertbaren Bausteine werden mit dem Blutstrom in alle Körperzellen transportiert.

- Die Verdauungsarbeit versorgt uns mit Energieträgern sowie Nährstoffbausteinen und strahlt dabei Wärme aus.
- Die Nährstoffbausteine, die die Zellen bekommen, dienen der Erneuerung der veralteten oder geschädigten Bestandteile und dem Wachstum.
- Hunger und Sättigung steuern die Nahrungsaufnahme. Im Hintergrund spielt das Hormonduo Leptin und Grellin. Viele Menschen, besonders wenn fette und süße Nahrung zur Verfügung steht, essen nicht mehr nach diesen Körpersignalen, sondern nach ihren Gelüsten. Sie sind dann in Gefahr, mehr zu sich nehmen, als ihre Körperzellen brauchen, und werden an Körpergewicht zunehmen. Sie stehen dann unter dem Einfluss des hormonellen Dopamin-Belohnungssystems.
- Der Mensch hat ein gutes energetisches Niveau. Er kann beschleunigen und maximale Leistung erbringen. Allerdings: Wenn zu viel gegessen wird, sinkt seine Leistungsfähigkeit.

Programm II – Fasten

- In der Fastensituation führt der Mensch keine Nahrung von außen mehr zu. Der Körper schaltet während einer bestimmten Zeit auf »innere Ernährung« um.
- Die Energieträger stammen aus den körpereigenen Depots (Fettgewebe und geringfügig aus den Eiweißstrukturen), ohne Beteiligung des

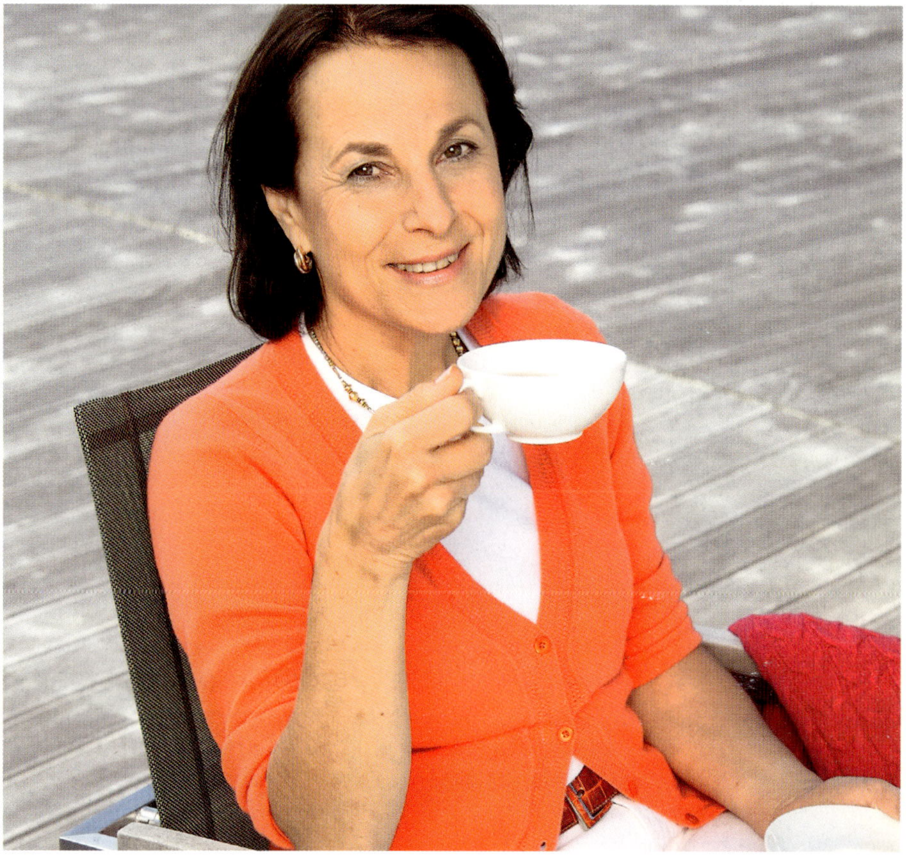

▶ Das Trinken einer Tasse Tee, was im Alltag nebenbei passiert, wird während der Fastenzeit zelebriert.

Verdauungstrakts. Die Wärmeausstrahlung aus der Verdauungsarbeit lässt nach.

- Für Zellerneuerung und Wachstum dienen die körpereigenen Reserven aus mobilisierbaren Geweben.
- Autopilot, Bedürfnislosigkeit – es gibt kein Hungergefühl und auch keine Sättigung.
- Der Mensch hat ein gutes energetisches Niveau, solange er Stress und Beschleunigung vermeidet, bewusster und langsamer lebt.

Beide Ernährungsprogramme versorgen uns mit der nötigen Energie und den Bausteinen, um die eigenen Zellen zu erneuern. Beide Ernährungsprogramme können, bei richtigem Verhalten, mit Wohlbefinden und Zufriedenheit verbunden sein. Wie funktioniert nun die Umschaltung von I auf II?

Brennstoffversorgung

» Beim Mensch ist es wie beim Auto: Ohne Kraftstoff fährt es nicht. Die Kraftstoffe des Menschen – wenn er isst – sind Kohlenhydrate (Glukose) und Fett. Wenn mehr gegessen als verbraucht wird, legt der Körper Fettpolster an, vergleichbar dem Benzin-Reservekanister im Auto. Wenn gefastet wird, geben die Fettzellen die gespeicherten Kalorien direkt in das Blut ab, sodass der gesamte Körper weiterhin – allerdings von innen – genährt wird. Bezogen auf unser Auto-Beispiel würde ein Fahrer nicht mehr zur Tankstelle fahren und stattdessen die Kanister verwenden.

Dieses Beispiel soll veranschaulichen, dass Fasten nicht Mangel an Nahrung, sondern Umschaltung auf gespeicherte Nahrung bedeutet: Auch im Fasten werden wir kontinuierlich mit Kraftstoff versorgt. Ein zweites Beispiel wird dies noch deutlicher machen: Wenn Sie mit Ihrem Laptop arbeiten wollen, stecken Sie zunächst den Stecker in die Steckdose, er wird dadurch mit Strom versorgt, gleichzeitig lädt sich im Computer ein eingebauter Akku auf. Ziehen Sie den Stecker heraus, übernimmt der geladene Akku die Stromversorgung. Je größer die Ladekapazität des Akkus, desto länger werden Sie ohne direkten Stromanschluss arbeiten können.

Wie lange reicht die Fettreserve?

Übergewichtige Menschen haben einen größeren »Fett-Akku« als Normalgewichtige und können daher länger fasten. Normalgewichtige Erwachsene haben Reserven für ca. 40 Tage Fasten, Übergewichtige für mehr.

Die »Speisekarte« des fastenden Organismus besteht für einen Normalgewichtigen aus

- ca. 0,75 kg Kohlenhydraten (Glykogen),
- ca. 3 kg Eiweiß und
- ca. 10 kg Fett.

Das entspricht bei einem Verbrauch von ca. 2500 kcal pro Tag ca. 40 Tagen.

Bei einem Übergewicht von 20 kg besteht die »Speisekarte« des fastenden Organismus aus ca.

- 1,25 kg Kohlenhydraten (Glykogen)
- ca. 4 kg Eiweiß und
- ca. 25 kg Fett.

Damit wären ca. 100 Tage Fasten möglich (nach Cahill). Diese Zahlen sollen theoretisch bleiben: Ein naturheilkundliches Fasten dauert mit medizinischer Begleitung meistens 1 bis 3 Wochen, nur in Einzelfällen bis zu 40 Tage.

Energie fürs Gehirn

Es gibt ein »Fastenprogramm«, das sich schnell einschaltet, wenn man auf Nahrung verzichtet und auf die Fettreserven zurückgreift. Man könnte sich vorstellen, gemütlich an seinen Fettreserven zu zehren, bis das Fasten beendet wird. Damit könnten die Menschen zumindest in den Industrieländern problemlos fasten. So einfach ist es aber nicht: Mit Fett ist zwar die Energieversorgung der meisten Gewe-

▶ Nach der Umstellungsphase fühle ich mich leicht und unbeschwert.

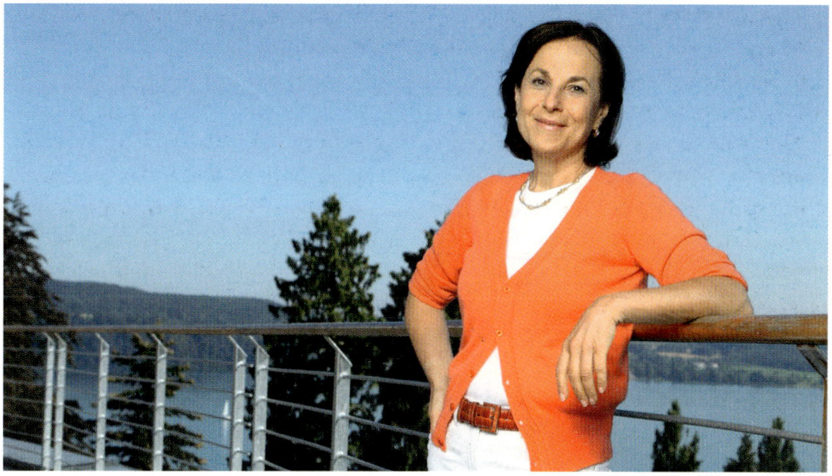

be gesichert, aber ein Hauptsystem, das Zentralnervensystem mit dem Gehirn, braucht Zucker (Glukose) als Brennstoff. Erst nach einigen Tagen stellt das Nervensystem auf Fettverbrennung um.

Wie wird die Versorgung des Gehirns mit Glukose in den ersten Fastentagen sichergestellt?

- Über die Fastengetränke wird eine kleine Menge an Glukose zugeführt.
- Der Glykogenspeicher (Glukosespeicher) in der Leber reicht für einen Tag.
- Fett kann nicht in Glukose umgebaut werden, aber Eiweiß kann es. Das nennt man Glukoneogenese (Glukoseneuerstellung). So werden besonders in den ersten Fastentagen zur Produktion von Glukose für das Gehirn geringfügig Eiweißbausteine aus mobilisierbaren Strukturen (siehe auch Abb. auf S. 43) freigesetzt und in Glukose umgebaut.

Wie sieht die Energieversorgung des Gehirns im weiteren Fastenverlauf aus?

- Das Gehirn gewöhnt sich im Fastenverlauf an den Gebrauch von Fett in Form von Ketonkörpern. Der größte Teil der Energie stammt während des Fastens aus der Fettverbrennung.
- Beim Abbau von Depotfett werden Glyzerinmoleküle freigesetzt, die in Glukose umgewandelt werden können. Auch über diesen Weg fließt also Energie ins Gehirn.
- Die Eiweißmobilisierung zur Glukoseneuerstellung nimmt dagegen bis auf ein Minimum ab.

Wenn man sich nach dem Fasten wieder ernährt, erfolgt ein explosionsartiger Wiederaufbau der Eiweißstrukturen. Auch während des Fastens findet Eiweißsynthese weiter aus rezykliertem Eiweiß statt: Haare und Nägel wachsen weiter, Hautzellen schälen sich ab und neue entstehen. Bei der Darmschleimhaut werden die Zellen allmählich »selbst verdaut« und werden im Aufbau schlagartig neusynthetisiert.

»Baustein«-Versorgung

» Beim Fasten wird Eiweiß auch zur Zellerneuerung gebraucht. Lassen Sie mich diesen Begriff erläutern: Ein Menschenbaby wird mit einem Gewicht von ca. 3,5 Kilogramm geboren; um ein normalgewichtiger Erwachsener von 70 kg zu werden, muss es sein Körpergewicht ca. 15- bis 20-mal verdoppeln. Danach wächst es nicht mehr, es ist »erwachsen«. Die Nahrungsmittel liefern nun die »Bausteine« für die Erneuerung von Körperstrukturen. Alle Gewebe seines Körpers erneuern sich permanent: Tausende von Zellen sterben jede Sekunde und werden durch neue ersetzt. Schleimhäute und

Haut erneuern sich in wenigen Tagen und Knochenzellen in einigen Monaten. Der Körper kann mit einem Haus verglichen werden, das zunächst mit vielen Materialien aufgebaut wird und später regelmäßig renoviert wird (Tapeten und Teppiche schneller als Dach und Mauerwerk).

Vitamine und Mineralien

Menschen besitzen Speicher für die meisten Vitamine (z.B. A und B12 für Monate und Jahre). Vitamine und Mineralien werden im Fasten sparsam eingesetzt, weil der Stoffwechsel ökonomischer funktioniert: Der größte Teil der Verdauungsvorgänge entfällt, was eine große Einsparung an Vitaminen und Mineralien darstellt (z.B. um Säfte zu produzieren, Nährstoffe zu verarbeiten und durch die Membranen bis zu den Zellen zu transportieren). Im Fasten benutzt man in gewisser Weise biologische, eigene »Fertigprodukte«! Tiere und Menschen, die naturnah leben, brauchen keine Zusätze an Vitaminen und Mineralien, wenn deren Körpergewebe vor dem Fasten damit gut versorgt bzw. gesättigt wurde (siehe auch S. 89).

Umschalten auf »Autopilot«

» Können Sie beschließen, Ihren Puls zu verlangsamen oder Ihre Verdauung zu stoppen? Einige Funktionen und Prozesse im Menschen entziehen sich dem Einfluss des Willens und des Denkens – sie werden durch das neurovegetative Nervensystem sowie durch Hormone gesteuert, z.B. Atmung, Verdauung und Herzschlag und auch der Fastenstoffwechsel. Sie sind in gewisser Weise auf »Autopilot« geschaltet und werden vom Sympathikus (Beschleunigung) und vom Parasympathikus (Verlangsamung) gesteuert.

Sympathikus

Am Anfang eines Fastens dominiert der Sympathikus mit dem Hauptbotenstoff Adrenalin, der ausgeschüttet wird, wenn der Blutzucker absinkt und der Magen leer ist. Das ist so, als würde das Adrenalin dem Stoffwechsel ein Alarmsignal senden: »Stell' um! Es kommt nichts mehr von außen. Holt die Zuckerreserven aus der Leber (Glykogen) und ihr Fettzellen, bereitet euch vor, eure Fettsäuren abzugeben. Du Leber, versorge uns aus deinem Eiweißspeicher, und alle Gewebe im ganzen Körper sollen das verzichtbare Eiweiß hergeben und das entbehrliche Wasser rauslassen!« Die Aufforderung des Adrenalins wird durch die anderen Hormone abgelöst (Glukagon, Wachstumshormon, Schilddrüsenhormone) oder verstärkt. Der Sympathikus fordert von Mund, Magen und Darm eine Drosselung ihrer Säfteproduktion und Aktivitäten; vom Herzen dagegen einen kräftigeren Schlag. Die Produktion von Cortison mit seiner entzündungshemmenden Wirkung wird in dieser ersten Phase ebenfalls angeregt.

Parasympathikus

Nach dieser Ermunterung des Sympathikus folgt nach ca. drei Tagen der Übergang in die parasympathikotone Phase – man gelangt in das ruhigere Fahrwasser des Fastenstoffwechsels:

- Der Blutdruck (bei hohem Blutdruck) sinkt bis zur Normalisierung,
- die Pulsfrequenz verlangsamt sich,
- der Blutzuckerspiegel stellt sich auf einen niedrigeren Normwert ein,
- die Fettzellen setzen regelmäßig ihr Fett aus den Speichern frei, das sich in Ketonkörper umwandelt sowie seinen Glyzerinanteil abgibt.

Weil die Fastensituation mit einer Energieeinsparung verbunden ist, nimmt die Produktion von Schilddrüsenhormonen ab. Der Verdauungstrakt freut sich über die Ruhepause und die Möglichkeit für Aufräumarbeiten. Die Eiweißmobilisierung wird in Abwesenheit von Glukose durch das Wachstumshormon gebremst, um das Zelleiweiß zu schonen. Die Tendenz zur Entwässerung wird durch das Hormon Aldosteron reguliert. Jetzt wird sich der Fastende oft etwas wärmer anziehen, weil keine Wärme mehr aus der Verdauungsarbeit entsteht.

Autopilot – wie fühlt sich das an?

Autopilot nenne ich diese Phase deshalb, weil wir nicht mehr dem System des Hungers und der Sättigung unterworfen sind. Wir haben einen permanenten Zustand des Nichthungrigseins, aber wir haben auch kein sattes Gefühl, das geht ja mit einem Gefühl der Fülle im Magen-Darm-Trakt einher.

Die Nahrung kommt nicht mehr über die Verdauungsorgane, wo sie verarbeitet und assimiliert wird, sondern direkt aus den Fettzellen, die das Fett ans Blut abgeben. Alle Verdauungsorgane werden bis auf eine Basisfunktion stillgelegt.
Diese Umstellung von Ernährungsprogramm I (äußere Ernährung) auf II (innere Ernährung) läuft bei einigen Menschen fast unmerklich ab. Andere erleben in dieser Phase deutliche Umstellungszeichen. Dagegen fühlen sich oft sportliche, junge oder vitale Menschen kaum beeinträchtigt. Auch bei Fastenerfahrenen kann das so sein.

Während der Umstellung fühle ich mich apathisch

Die Umstellung (Adaptationsphase) dauert 2 – 3 Tage und die meisten Menschen erleben zunächst eine gewisse Unruhe, sie können schlecht schlafen, träumen aufwühlend. Tagsüber fühlt man sich dann müde. Der Blutdruck sinkt und man kann in einen etwas apathischen Zustand kommen. So geht es mir häufig, weil ich einen niedrigen Blutdruck habe und oft aus einem Zustand starker beruflicher Anspannung ins Fasten komme. Ich falle in einen Zustand der Müdigkeit und fühle mich wie ein Bär, der sich in seine Höhle verkriechen will, fern von allem.
Aufgrund der bleiernen Müdigkeit ist die Übergangsphase für mich persönlich nicht leicht. Am Anfang liege und schlafe ich viel. Ich stelle mich darauf ein und versuche nicht, dagegen anzukämpfen. In der Adaptationsphase können auch Kopfschmerzen auftreten, das habe ich überhaupt nicht. Sodbrennen oder Übelkeit können ebenfalls auftreten, weil der Verdauungstrakt nicht gleich zur Ruhe kommt.

Ich lebe aus mir selbst heraus

Wenn die Umstellung vorbei ist, kommt man in eine ganz andere Energie. Der Autopilot ist eingeschaltet – das fühlt sich für mich jedesmal wie ein Wunder an. Ich komme in meine innere Stille. Mein Zimmer ordnet sich plötzlich. Ich habe Zeit. Die Energie ist konstant verfügbar.
Ich füge mich wieder in den Tag-Nacht-Rhythmus: gehe früh zu Bett (um 22 Uhr) und wache früh auf. Nach ein paar Tagen brauche ich viel weniger Schlaf, oft wache ich morgens um 5 Uhr auf – ganz ausgeruht.

Im Autopiloten ist die Ernährung der Zellen viel ruhiger und unauffälliger, die Nahrungsaufnahme und die Verdauungsbewegungen entfallen. Das Körperinnere fühlt sich erstaunlich ruhig an, der Bauch wird schön flach. Keine Müdigkeit nach dem Essen! Die Energie, die für die Verdauung eingesetzt wurde, dient jetzt der Entschlackung.
Ich lebe aus mir selbst heraus. Ich bin in Fastenzeiten viel weniger abhängig von der Meinung und den Ansprüchen der anderen. Ich lebe viel stärker aus meiner eigenen Mitte heraus. Ruhe und Heiterkeit stellen sich ein.

»Entschleunigung«

Im Autopiloten hat man keine Energie der Beschleunigung, sondern vielmehr eine langfristige, kontinuierliche Energie. Wenn ich etwas vergessen habe, renne ich nicht schnell, um es zu holen, das würde mir überhaupt nicht guttun. Man ist zu einem langsamen und intensiven Rhythmus gezwungen.
Diese langsamere Lebensweise geht einher mit viel mehr Achtung vor sich selbst, vor den anderen, mit mehr Bewusstheit, ich achte stärker darauf, was ich tue, was ich erlebe und was ich sage. Überhaupt bin ich öfters still.

Die Wirkungen des Fastens

»Warum fasten Sie? Sie haben doch kein Übergewicht!« Dieser Ausspruch zeigt uns, wie wenig Informationen unsere Zeitgenossen häufig über die Vielfalt der therapeutischen Fastenwirkungen – abgesehen von der Gewichtsreduktion – haben. Dass im Fasten Fett abgebaut wird, leuchtet allen ein, aber wie kann sich ein entzündetes Kniegelenk, ein Heuschnupfen oder eine Migräne verbessern? Ich werde es Ihnen erklären.

Viele Krankheiten sind in den Industrienationen durch Über- und Fehlernährung verursacht. Beim Fasten normalisieren sich viele Messwerte des Stoffwechsels: Fett, Cholesterin, Triglyzeride, Zucker und Insulin. Pathologisches Eiweiß, Wasser und Schlackenstoffe werden mit ausgeschieden.

Aus der Befreiung der stoffwechselaktiven atmenden inneren Oberflächen von Stoffwechselrückständen und -ablagerungen folgt eine bessere Zell- und Organfunktion, eine Steigerung der Infektabwehr und die Anregung der Zellregeneration.

» Fasten ist der stärkste Appell an die natürlichen Selbstheilungskräfte des Menschen, sowohl leiblich wie seelisch gesehen.«

Dr. Heinz Fahrner

Der Chefarzt a. D. einer bekannten Berliner Klinik für Naturheilkunde, Dr. Jürgen Rohde, konnte durch einen in der Gerontologie anerkannten Vitalitätstest belegen, dass bei einem stationären 3-wöchigen Fasten ein Verjüngungseffekt und eine Reduktion

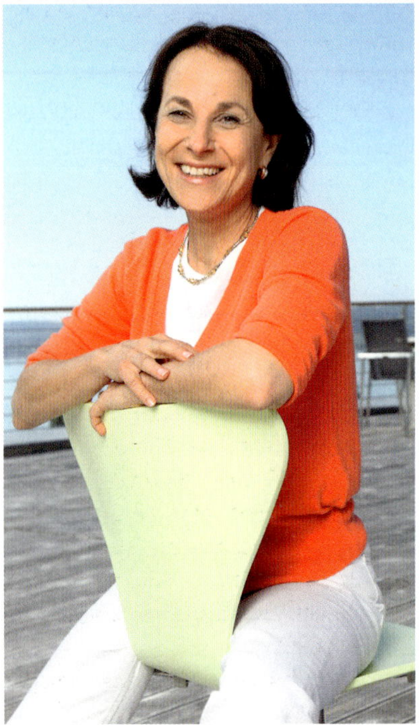

des biologischen Alters von ca. 6 Jahren festzustellen ist. Die Reinigung des Organismus, die Zunahme der Leistungsfähigkeit, die Gewichtsreduktion, die Verbesserung der Fließeigenschaften des Blutes, die Verbesserung der Makro- und Mikrozirkulation, die Harmonisierung der Stimmung sind direkte Wirkungen, die mit einer Zunahme an Lebensqualität und Vitalität einhergehen. Für manche wird es nach dem Fasten noch deutlicher, wenn der kräftige Schub an Eiweißsynthesen einsetzt.

Welche Hauptwirkungen gibt es?

» Ich möchte für Sie die Hauptwirkungen unter die Lupe nehmen und Ihnen erklären, warum das Fasten bei Stoffwechselerkrankungen sowie bei chronisch-entzündlichen Erkrankungen so positive Effekte zeigt. In der Tabelle auf S. 36 sind die Fastenwirkungen, Indikationen und mögliche Nebenwirkungen zusammengefasst. Im nachfolgenden Text werden die einzelnen Wirkungen näher erläutert.

Fettabbau und Insulinsenkung

Wenn Sie freiwillig aufhören zu essen, mobilisiert der Körper die Fettspeicher: Befindet sich zu viel Fett im Blut, wird dieses »entrahmt«. Triglyzeridwerte sinken rapide ab und Cholesterinwerte normalisieren sich. Auch verfettete Lebern geben ihr überschüssiges Fett ab. Ganz besonders die Fettdepots innerhalb der Bauchhöhle und im Hals reduzieren sich schnell, die typisch weiblichen Fettdepots um Hüfte, Oberschenkel und Po etwas langsamer (weil sie als Reserven für Schwangerschaft und Stillzeit dienen). Übergewichtige nehmen sichtlich ab.

Der Zuckerspiegel sinkt und infolgedessen vermindert sich die Insulinproduktion. Bei übergewichtigen Diabetikern normalisieren sich die Laborwerte während des Fastens oft spektakulär, erfordern aber danach eine Ernährungs- und Lebensstiländerung, um weiterhin auf diesem Stand zu bleiben, sonst klettern die Werte nach dem Fasten wieder in die Höhe.

WISSEN

Was bedeutet »Entschlackung«?

Wie kann das Heilfasten zu Entschlackung führen, wenn beim Menschen doch gar keine »Schlacke« wie bei einem Ofen anfällt?

Der Begriff »Entschlackung« ist eine Metapher, die Dr. Otto Buchinger prägte. Sie entspricht einerseits dem subjektiven Gefühl des Wohlbefindens, der Leichtigkeit und der zunehmenden Klarheit, die Fastende erleben, andererseits objektiven Veränderungen: die Haut wird reiner, die Atmung freier, die Stimmungslage positiver und Beschwerden nehmen ab, so wie ein frisch gefegter Kamin wieder gut zieht.

Als »Schlacken« betrachtet man auch bestimmte Substanzen, die in zu hoher Menge im Blut vorkommen, z. B. Cholesterin und andere Blutfette, Glukose, oder auch zu stark angewachsene Fettdepots und Gefäßablagerungen. Schließlich sind auch krankmachende Eiweißablagerungen bekannt (z. B. AGEs advanced glycation endproducts oder Immunkomplexe). Fasten normalisiert in den meisten Fällen die Blutwerte und reduziert die Fettdepots. Ebenso bilden sich unter extrem fettarmer Ernährung die für die Arteriosklerose typischen Gefäßablagerungen zurück. Gleiches ist beim Fasten zu vermuten. Die Tendenz zum Eiweißabbau im Fasten macht es auch plausibel, dass die genannten »Eiweißschlacken« mit abgebaut werden können.

Fastenwirkungen: Indikationen und mögliche Nebenwirkungen

Hauptwirkungen	Indikationen und therapeutische Effekte	Mögliche Nebenwirkungen
Fettabbau und Insulinsenkung Glukagon und Wachstumshormon ↑	▪ Übergewicht (zu viel Fett in den Depots) ▪ Hyperlipidämie (zu viel Fett im Blut) ▪ Fettleber (zu viel Fett in der Leber) ▪ Diabetes mellitus Typ 2 (zu viel Glukose im Blut) ▪ Arteriosklerose	▪ Azidoketose ▪ Gichtanfall ▪ Unterzuckerung
Ruhigstellung des Magen-Darm-Traktes, Antigenpause, Immunmodulation, Verminderung entzündlicher Prozesse	▪ chronische Erkrankungen des Verdauungstraktes (Magen, Darm, Leber, Zahnfleisch, Bauchspeicheldrüse, Galle) ▪ Abwehrschwäche, Allergien ▪ Polyarthritis (rheumatoide Arthritis), Gelenkerkrankungen und andere chronisch entzündliche Erkrankungen	▪ Rezidive der Symptome bei zu schneller Nahrungswiederzufuhr im Aufbau
Entwässerung und Entsalzung	▪ Bluthochdruck ▪ Durchblutungsstörungen (arteriell und venös) ▪ Ödeme	▪ zu niedriger Blutdruck ▪ Störungen des Mineralhaushalts
Eiweißabbau (intra- und extrazellulär)	▪ »Verjüngung« des Eiweißpools im Aufbau ▪ Immunmodulation ▪ Verbesserung des Gas- und Nährstoffaustausches zwischen Zellen und Gefäßen	▪ bei mehrwöchigem Fasten zu starker Verlust an fettfreier Masse
neurovegetative Gesamtumschaltung hormonelle Veränderungen	▪ nach kurzer Stressphase am Anfang: Normalisierung von Blutdruck und Puls, Stressabbau, Beruhigung ▪ neurohormonelles »Reset«	
Verstärkung der Serotoninwirkung antidepressive, angstlösende und harmonisierende Wirkung	▪ depressive Stimmung ▪ Antriebslosigkeit	▪ Missbrauch des Fastens als unbewusstes »endogenes Doping«, z. B. bei Anorexia nervosa
Verbesserung der Fließeigenschaften des Blutes antithrombotischer Effekt	▪ Thrombosegefährdung	▪ Blutungen bei unveränderter Einnahme von gerinnungshemmenden Medikamenten (Antikoagulation)
Abneigung gegen das Rauchen Unterbrechung aller Verhaltensmuster	▪ Rauchen	

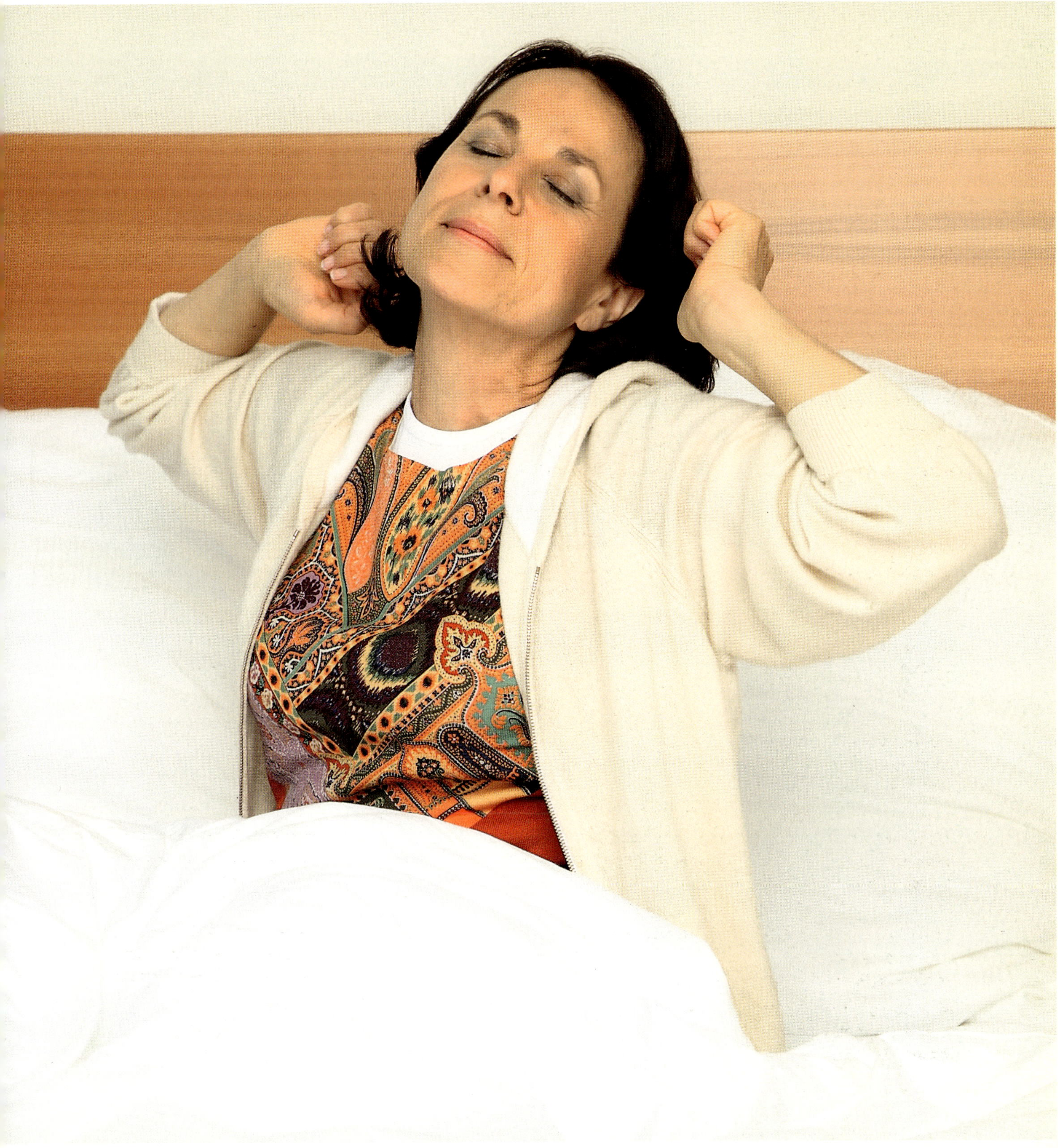

Abnehmen

Sie werden beim Fasten abnehmen, und zwar Frauen durchschnittlich 200–500 g pro Tag, Männer etwas mehr. Zur Behandlung von Übergewicht (über 25 kg/m² Body-Mass-Index) eignen sich am besten Fastenkuren mit therapeutischer Begleitung durch Mediziner, Bewegungs-, Ernährungs- und Psychotherapeuten.

Die Bedeutung des Fastens im Kampf gegen das Übergewicht liegt jedoch nicht primär darin, dass dabei am meisten Gewicht pro Tag abgenommen wird, sondern im Erwerben der Fähigkeit, das reduzierte Gewicht zu halten: Das Buchinger-Heilfasten bietet einerseits Bewegung, Entspannung und Gesundheitstraining, die die Menschen befähigen sollen, nach dem Fasten anders zu essen und sich anders zu verhalten. Andererseits bekommt man beim Fasten die Chance, Bilanz zu ziehen und ein neues Gleichgewicht im Bereich der Emotionen zu fördern: Dem Übergewichtigen wird geholfen, das genussvolle Essen, das er oft zum Ausgleich negativer Gefühlszustände heranzog, durch »Nahrung der Seele« zu ersetzen.
Die Beobachtungen in den Institutionen, die mit dem Fasten arbeiten, sind folgende:

- Bei mäßigem Übergewicht (das oft mit weiteren Risikofaktoren verbunden ist) kann das Gewicht durch Fasten deutlich reduziert werden. Durch jährliches Fasten pendelt sich anschließend das neue Gewicht ein.
- Bei massiv Übergewichtigen liegen bei stationärem Fasten in 3–4 Etappen überzeugende und nachhaltige Ergebnisse vor.

Warum sind heutzutage viele Menschen zu dick?

Ich bin davon überzeugt, dass der einzelne Mensch nicht allein für sein Übergewicht verantwortlich ist. Es gibt mehrere Komponenten:

- Die erste Komponente ist: der Hedonismus, die Freude am Essen, man will frei das essen, was einem schmeckt. Schmecken tut meistens, was süß und fett ist. Viele nutzen das Essen zur Kompensation, um das emotionale Gleichgewicht wieder herzustellen. Andere reagieren hier mit Alkohol, Drogen oder Rauchen, was gesundheitsschädlicher ist.
- Die zweite Komponente ist unsere Umgebung, das sogenannte »Toxic Environment«: dafür, dass wir uns kaum noch bewegen, sind wir nur bedingt verantwortlich. Wir haben für alles Maschinen. Die Zeit ist so beschleunigt: Wenn man beispielsweise nicht rechtzeitig ankommt, weil man zu Fuß gehen wollte, hat kaum einer Verständnis dafür. Hinzu kommt, dass die Nahrung omnipräsent ist. Wir können ohne Mühe darauf zugreifen und sie schmeckt unglaublich gut dank dem von der Industrie erfundenen »Food-Design«.
- Das Dritte ist die Schnelllebigkeit. Wir sind permanent Stress, Hektik und Überfluss ausgesetzt.

Und ich finde es falsch, den Erfolg des Fastens nur an der erzielten Gewichtsreduktion zu messen! Ein übergewichtiger Mensch, der fastet, erreicht vielleicht nicht gleich sein optimales Gewicht, aber er hat andere positive Effekte, er kommt zur Ruhe, kann Probleme bearbeiten, entdeckt neue Quellen der Freude außer Essen und Trinken.

Fastenerfolge

Ich denke da an eine Patientin, die ihr Übergewicht bisher »nur« von 130 auf 110 Kilo senken konnte. Aber sie hat riesige Fortschritte in ihrer Autonomie gemacht. Sie ist zu Hause ausgezogen, hat geheiratet und wünscht sich zum ersten Mal ein Kind – ihr Fasten ist erfolgreich. Die Erfahrung zeigt, dass Übergewicht, welches lange Jahre besteht, hartnäckiger ist als solches, das relativ schnell entstanden ist. Beispielsweise während oder nach einer Schwangerschaft oder wenn man mit dem Rauchen aufhört und dafür übermäßig Süßigkeiten nascht. Eine Patientin hatte nach einer Schwangerschaft 20 Kilo zugenommen und durch einmaliges Fasten dauerhaft wieder verloren.

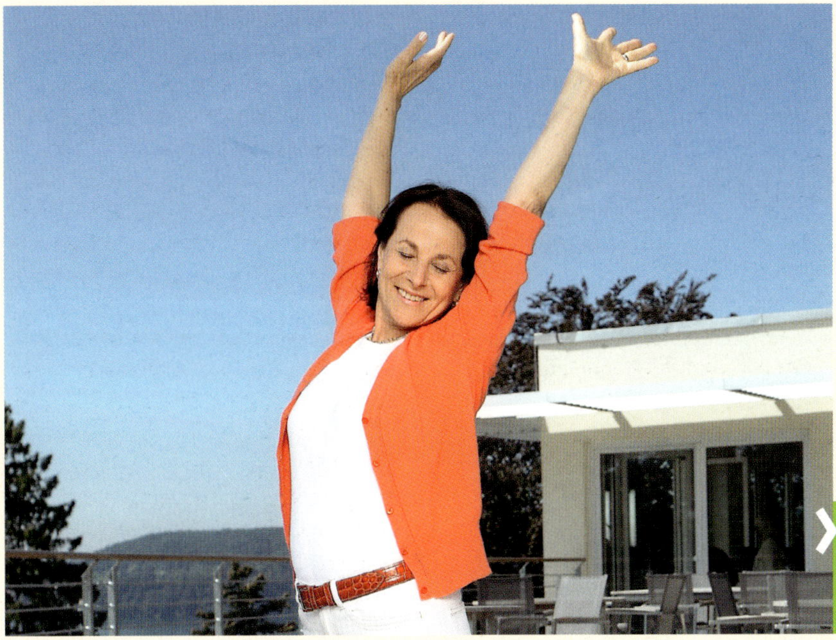

und sich wenig bewegen, kurzum in die alten Lebensgewohnheiten zurückkehren, nehmen im Allgemeinen wieder zu, und zwar über das Ausgangsgewicht hinaus – unabhängig davon, ob die Gewichtsreduktion durch Fasten, Diäten oder sonstige Methoden herbeigeführt wurde.
Entscheidend für die Erhaltung des niedrigeren Gewichts ist die Änderung des Lebensstils in Bezug auf Ernährung und Bewegung und das Anstreben eines emotionalen Gleichgewichts ohne Kompensation durch Nahrungsmittel oder Alkohol. An deren Stelle wird die Nahrung

» Obwohl ich nicht zu dick bin, finde ich es sehr angenehm, dass die kleinen Fettpölsterchen am Bauch während des Fastens dahinschmelzen.

Eine andere 40-jährige Patientin, die aus Frust und Verzweiflung bis auf 82 Kilo zugenommen hatte, fastete 26 Tage und verließ uns mit 71 Kilo. Ihr Bauchumfang reduzierte sich von 86 cm auf 81 cm. Durch das Fasten, die begleitende Psychotherapie und die erlernten Entspannungsmethoden überwand sie eine bestehende Depression und konnte die Antidepressiva absetzen. Gerade bei einer reaktiven Depression – also einer Verstimmung, die aufgrund eines schweren Lebensereignisses eingetreten ist, mit dem man fertig werden muss – ist das Fasten gut geeignet. Wieder zu Hause hat sie ihr Gewicht weiter reduziert und regelmäßig Sport getrieben. Nach einem Jahr kam sie noch einmal, um ihre persönlichen Idealmaße zu erreichen und ihren Zustand zu stabilisieren. Bei diesem zweiten Fasten senkte sich das Gewicht von 70 auf 63 Kilo ab (Größe 1,70 m).
Für die meisten ist es nicht schwierig, das erste halbe Jahr nach dem Fasten das Gewicht zu halten. Aber spätestens wenn die Weihnachtszeit kommt, werden die Ernährungsregeln wieder aufgeweicht. Deshalb sollte man erneut fasten, wenn man das Gewicht weiter senken will bzw. eine erneute Zunahme feststellt.

Nimmt man danach wieder zu?

Menschen, die sich mit »junk food« (viel Fett, viel Zucker) und Alkohol ernähren

der Seele gesetzt, die ich auf den Seiten 24–27 beschrieben habe.
Aus der Statistik der Fastenklinik Buchinger am Bodensee wurden die Daten von Patienten untersucht, die zehnmal (einmal pro Jahr wie es die Tradition empfiehlt) oder mehr gefastet haben:

- Ein Drittel der Probanden hatten weniger Gewicht als am Anfang des ersten Fastens.
- Bei einem Drittel der Probanden lag das Gewicht ungefähr beim Ausgangsgewicht, trotz zunehmenden Alters.
- Und beim letzten Drittel konnte die Gewichtszunahme trotz des regelmäßigen Fastens nicht gestoppt werden – jedoch war die Gewichtszunahme nicht erheblich.

Arteriosklerose

Durch eine extrem fettarme Diät, Bewegung und Meditation erzielte der Amerikaner Dean Ornish Rückbildungen von Gefäßablagerungen (Arteriosklerose) und damit eine Verbesserung bei Herz- und Gefäßerkrankungen.

Es kann vermutet werden, dass der totale Fettentzug beim Fasten, begleitet von Bewegung und Meditation, ähnliche Wirkungen entfaltet. Nachlassende Herz- oder Beinbeschwerden nach einer Fastentherapie sowie Verminderung aller Risikofaktoren für Herz- und Gefäßerkrankungen (bauchbetontes Übergewicht, Bluthochdruck, Hyperlipidämie, Diabetes Typ 2, Stress, Bewegungsmangel, Rauchen) lassen auf einen positiven Effekt bei Arteriosklerose schließen.

Verdauungspause

Der Verdauungskanal ist eine Einheit, die aus Mundhöhle, Speiseröhre, Magen, Dünn- und Dickdarm bis zum Enddarm besteht. Mit Hilfe der Sekrete von Magen, Leber und Bauchspeicheldrüse wird die von außen zugeführte Nahrung zerkleinert und so aufbereitet, dass deren Bestandteile durch die Wände des Verdauungstraktes in das Blut gelangen und von dort alle Körperzellen mit Brenn- und Aufbaustoffen versorgen. Die oft durch reichliches Essen überstrapazierten Verdauungsorgane legen eine Pause ein und regenerieren sich – allerdings nur, wenn das Fasten stressfrei ist. Besonders die reduzierte Magensäureproduktion führt zur Besserung einer Magenentzündung und mindert Sodbrennen (dennoch ist bei Gastritis Vorsicht geboten). Auch die Bauchspeicheldrüse reduziert ihre Verdauungsaktivitäten und produziert weniger Insulin. Hinzu kommt, dass die Sensibilität der Zellrezeptoren für Insulin zunimmt: Davon profitieren besonders Diabetiker. Fasten normalisiert die Darmflora und führt daher zu einer verbesserten Immunität: Sowohl eine verminderte chronische Müdigkeit als auch nachlassende entzündliche Beschwerden können die Folge sein.

WISSEN

Fasten – Urlaub für Magen-Darm-Trakt und Immunsystem

- Durch das Fasten werden die Verdauungssäfte (Magensäure, Galle, Pankreas- und Darmsekrete) auf ein Minimum reduziert, ebenso die wellenartigen Darmbewegungen (Peristaltik).
- Durch das Fasten wird die Darmflora saniert, da die pathologischen Bakterien keine Nahrung (Substrat) mehr bekommen.
- Die Darmschleimhaut geht vorübergehend zurück.
- Durch das Fasten wird die Zufuhr von Nahrungsantigenen und -allergenen sowie entzündlichen Substanzen unterbrochen.

Allergien und entzündliche Erkrankungen

Weil man aufhört, Nahrung zu sich zu nehmen, endet auch die Aufnahme von Fremdsubstanzen, die mitaufgenommen werden können. Dadurch wird das Immunsystem, ganz besonders das »darmassoziierte Immunsystem«, entlastet, das diese Fremdsubstanzen sonst beseitigen müsste: Entzündungen und Allergien verbessern sich. Mit der großen Vielfalt an Lebensmitteln, aber auch an industriell verarbeiteten Nahrungsmitteln, besteht heute eine sehr allergenreiche Ernährungsweise. Wussten Sie, dass Sie in den Industrieländern durch die tägliche Nahrungsaufnahme mit ca. 150 verschiedenen Allergenen in Kontakt kommen und sich dadurch die Tendenz zu Allergien erhöht? Im Vergleich dazu sind es maximal 10 – 12 Allergene bei Völkern, die naturnah leben, und nur 4 – 10 beim Heilfasten.

Meine Allergiegeschichte

Jedes Frühjahr leide ich unter einer saisonalen Pollenallergie. Es sind die Birkenpollen, die mir besonders zu schaffen machen, aber ich bin auch gegen diverse andere Frühblüher allergisch.

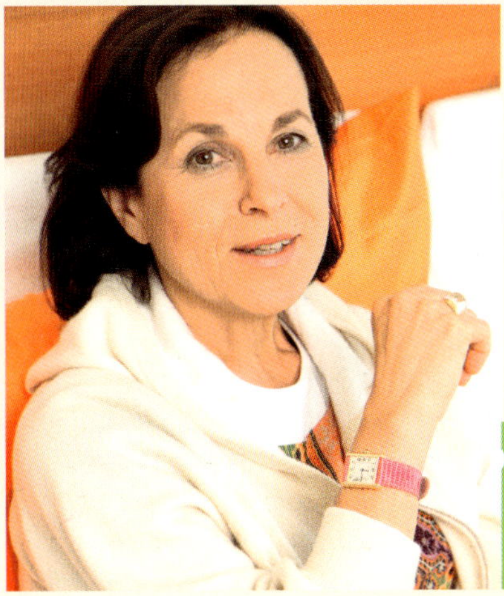

Diese Allergie trat zuerst vor 20 Jahren nach meiner zweiten Schwangerschaft auf. Mein Immunsystem war damals durch Schlafmangel, Beruf und die Kinderbetreuung – die ich leidenschaftlich betrieb – geschwächt. So traten im Erwachsenenalter plötzlich allergische Beschwerden auf, die zeitweise so stark waren– die Augen brannten, die Nase war komplett verstopft –, dass ich im Bett bleiben musste und mich wirklich krank fühlte. Vor allem nachts konnte ich kaum atmen. Zu der Zeit gab es noch nicht das ganze Arsenal an Medikamenten, das einem heute bei Allergie und Asthma zur Verfügung steht. Was also tun?
Es war wieder einmal das Fasten und eine gezielte Reduktion der Nahrungsmittel vor und nach der Fastenzeit, die mir geholfen haben. Wenn ich faste, kann ich bei voll blühender Birke spazieren gehen, ohne Beschwerden zu bekommen. Reibe ich meine Augen, merke ich sehr wohl, dass sie reaktiv sind, aber es ist kein Vergleich mit den heftigen Symptomen, die ich früher hatte. Die Allergie ist also nicht geheilt, aber die Symptome kann ich reduzieren.

Fasten, aber auch die Nahrungsmittelreduktion und das Weglassen von Kreuzallergenen vermindert die Beschwerden bei Pollenallergie.

Allergenbelastung vermindern

Durch die deutliche Verminderung der Allergenbelastung während des Fastens wird das Immunsystem, insbesondere das darmassoziierte Immunsystem entlastet. Die Einschränkung der Anzahl der verzehrten Nahrungsmittel vor und nach dem Fasten verfolgt das gleiche Ziel. Hier sollten nur 10–12 Nahrungsmittel gegessen werden, die nicht als Kreuzallergen wirken können. Bei einer Kreuzallergie kommt es nach Sensibilisierung auf ein bestimmtes inhalatives Allergen – beispielsweise Birkenpollen – auch zu einer allergischen Reaktion auf botanisch nahe verwandte Nahrungsmittel – beispielsweise Äpfel.

Kreuzallergene vermeiden

Ich versuche grundsätzlich meine Fastenzeit während der Hauptbirkenblüte zu legen; ich beginne mit einer Diät, die aus 10 Nahrungsmitteln besteht. Bei dieser reduzierten Nahrungsmittelauswahl vermeide ich alle für mich relevanten Kreuzallergene wie Haselnüsse, Steinobst, Äpfel (im restlichen Jahr vertrage ich einige Sorten, aber nicht in dieser Jahreszeit), trinke keinen Alkohol, esse kein Weizenbrot und vermeide alle Produkte, die Gluten enthalten. Ich esse kaum Milchprodukte außer etwas Quark.

Fasten in die Allergiezeit legen

Pollenallergikern, die genau wie ich unter saisonalen Beschwerden leiden, empfehle ich, ihre Fastenzeit in die Blütezeit zu legen und vorher und nachher die Nahrungsmittel zu reduzieren. Je nachdem, wogegen Sie allergisch sind, muss auch die Nahrungsmittelauswahl unterschiedlich getroffen werden. Das Birke-Nuss-Kernobst-Syndrom, das auf mich zutrifft, ist die häufigste Kreuzreaktion. Wir empfehlen generell auf Alkohol, Milchprodukte und Getreideprodukte, die Gluten enthalten, zu verzichten, zumindest in dieser Allergiezeit. Nach der Allergiezeit kann man alle Speisen wieder integrieren.

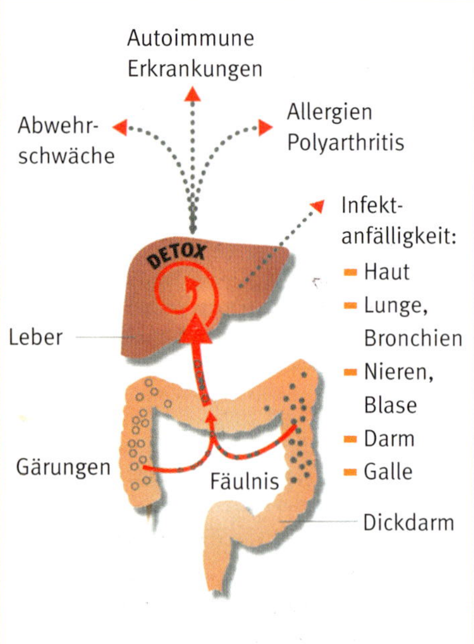

◀ Die »Darmrückvergiftung« – ein naturheilkundliches Denkmodell für die Entstehung von Krankheiten.

Auch Vorstufen entzündungsfördernder Fettsäuren, z. B. die Arachidonsäure aus Fleisch, Milchprodukten und Wurstwaren, werden beim Fasten nicht mehr zugeführt. So kommt es zu einer Linderung entzündlicher Beschwerden, z. B. der Gelenke, die schnell innerhalb von wenigen Tagen abschwellen und wieder beweglich werden können.

»Rückvergiftung« aus dem Darm

Der Dickdarm wird bei der Geburt mit Bakterien besiedelt, die aus der Umwelt stammen und daher für ihn fremd sind. Diese Mikroorganismen (400 verschiedene Spezies) leben innerhalb des Darmes in Frieden mit ihrem Gast – solange Ernährungs- und Verdauungsvorgänge normal verlaufen. Gelangen unvollständig verdaute Nahrungsreste in den Dickdarm, vermehren sich in Übermenge Fäulnis- und Gärungsbakterien, die toxische Substanzen und Gase produzieren: Es kommt zu Blähungen und Bauchbeschwerden. Dieser toxische Darminhalt kann durch die hauchdünnen Darm- und Gefäßmembranen ins Blut gelangen, besonders, wenn diese Membranen zu durchlässig sind. Das darmassoziierte Immunsystem sowie die Leber können das toxische Material noch neutralisieren. Sind diese jedoch überfordert, gelangen die Toxine zunächst in die Ausscheidungsorgane und verursachen dort chronische Störungen (Blasenentzündungen, wiederkehrende Oberatemwegsinfekte, Darmträgheit). Entwickelt sich der Prozess weiter, so gelangen die Toxine in die Körperzellen und verursachen verschiedene Krankheiten, je nach individueller Ausgangslage.

Die Ernährung, die individuelle Verdauungskraft sowie das Essverhalten (besonders wenn unter Stress gegessen wird) können an der Entstehung von »Darmtoxinen« beteiligt sein.

Beim Fasten gehen diese Gärungs- und Fäulnisprozesse zurück, was eine große Entlastung des Immunsystems und der Leber mit sich bringt.

Rückgang der Darmschleimhaut

Bei Tieren konnte beobachtet werden, dass im Laufe des Fastens eine Tendenz zum Rückgang der Darmoberfläche besteht. Nach wenigen Tagen Fasten bei Ratten ist die typische Darmoberfläche mit ihren Zotten flach geworden. Wenige Stunden nach erneuter Nahrungszufuhr bauen sich die Darmzotten zügig wieder auf. Auch beim Menschen ist dieses Phänomen nach langen Phasen der Nulldiät beschrieben worden. Es liegt nahe zu denken, dass die riesige Darmoberfläche (ca. 200 – 600 m^2) als Eiweißvorrat dient. Einige Fastenexperten sehen darüber hinaus in dieser selektiven Umbaufähigkeit ein großes therapeutisches Potential für die Heilung von Kolitis und anderen Erkrankungen des Verdauungstrakts.

Der Aufbau müsste dann äußerst vorsichtig und schrittweise geschehen – auf alle Fälle unter ärztlicher Aufsicht: In einer Studie des norwegischen Forschers Kjeldsen-Kragh wurde ein Nahrungsmittel nach dem anderen wieder eingeführt. Nahrungsmittel, die Symptome ausgelöst hatten, wurden aus der Diät gestrichen.

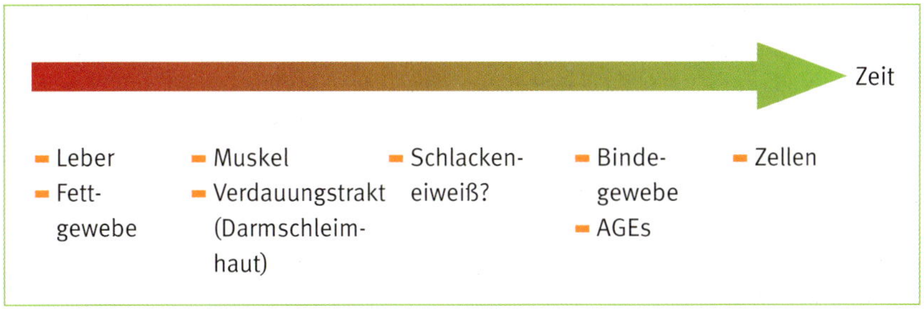

◀ Eiweißquellen beim Fasten.

Entwässerung/Entsalzung

Das Fasten bietet eine natürliche Möglichkeit, gestautes Wasser und überschüssiges Salz auszuscheiden. Abnormale Wassereinlagerungen (Ödeme), die durch Herzschwäche oder zu schlaffe Venen entstanden sind, z. B. in den Beinen, entleeren sich in den ersten Fastentagen. Die Entleerung des Verdauungstraktes sowie die Freisetzung des an Glykogen und Eiweiß gebundenen Wassers verstärkt ebenso die Wasserausscheidung. Diese Entwässerung kann bei sog. Plethorikern (Menschen, die oft an Bluthochdruck leiden, ein bauchbetontes Übergewicht haben, vital und rot im Gesicht sind) in der ersten Woche bis zu 1 Liter Flüssigkeit pro Tag betragen – sie fühlen sich wie befreit. Im späteren Fastenverlauf ist die tägliche Wasserausscheidung geringer.

Auf die anfängliche Entwässerung reagieren die Nieren mit der Produktion des Hormons Aldosteron, das der Natriumausscheidung entgegenwirkt: Der Körper hält das Salz zurück. Aus diesem Grund sollte der Salzkonsum während des Aufbaus in den ersten Tagen sehr gering gehalten werden: der Körper ist »gierig« danach. Also Vorsicht mit Brot, Käse und Fertigprodukten unmittelbar nach dem Fasten, denn sie enthalten viel Salz.

Eiweißabbau

Der Eiweißbestand eines Menschen kann mit einem Wald verglichen werden: Braucht man Holz, wird man zunächst die alten Äste vom Boden aufsammeln und die geschädigten und älteren Bäume fällen. Der Wald kann hinterher besser gedeihen.

So geht es im Fasten: Wenn kein Eiweiß von außen zugeführt wird, ist der Körper auf den eigenen »Eiweißpool« angewiesen, den er umverteilt und zur Zell- und Strukturerneuerung und Glukoseneuerstellung verwendet. Eiweißquellen beim Fasten sind Leber, Muskulatur, Darmschleimhaut, der Eiweißanteil des Fett- und Bindegewebes sowie mögliche »Schlackeneiweiße« intra- und extrazellulär. In der Naturheilkunde sieht man in dem geringen fastenbedingten Eiweißverbrauch die Chance, auch alte, pathologische und entbehrliche Eiweißstrukturen oder -moleküle mit zu verstoffwechseln und dadurch Zellen und Bindegewebe davon zu befreien.

» Fasten ist eine Operation ohne Messer. Es schneidet das Überflüssige weg und schont das Gesunde.«
Erwin Hof

Körperzellen weisen einen komplizierten Mechanismus zum Eiweißabbau auf. Falsch gefaltete oder denaturierte Eiweiße werden selektiert und wieder neu gefaltet oder in ihre Bestandteile zerlegt, damit sie andernorts wieder für Synthesen verfügbar sind. Zu denaturierten, körperfremden Eiweißen gehören Antigen-/Antikörper-Immunkomplexe, durch freie Radikale geschädigte Proteine, infolge von Bräunungsreaktionen quer vernetzte Eiweiße, nicht enzymatische Glykolisierungsendprodukte (AGEs – advanced glycation endproducts oder Immunkomplexe), z. B. kanzerogene Acrylamide, die in Chips und Pommes frites zu finden sind. Es ist plausibel, dass diese beim Fasten verstoffwechselt werden. Beim Abbau pathologischer Eiweiße verbessert sich nach Lothar Wendt die Mikrozirkulation, der Gas- und Nährstoffaustausch zwischen Blut und Zelle.

Lösung zum Rätsel auf S. 17

Aber keine Panik vor dem Eiweißabbau – die Zugvögel machen es uns vor: Der Vogel nutzt seine Fettreserven als Hauptenergiequelle und verliert daher kontinuierlich an Gewicht. Der nun leichter werdende Vogel braucht, um die gleiche Leistung zu erbringen, sowohl weniger Flügelmuskulatur als auch weniger Herzmuskel.

Fazit: Auch stark aktive Tiere können ohne Schäden Eiweiß in kleinen Mengen aus aktiven Muskelgruppen wie auch aus dem Herzmuskel mobilisieren. Einmal angekommen, werden sie sich wieder ernähren und Fettgewebe und Muskelmasse aufbauen, bis das Ausgangsgewicht wieder erreicht ist. Erlauben Sie mir noch eine kleine Spekulation: Eiweiß, das im Muskel, aber auch in anderen Körperstrukturen konzentriert ist, bindet viel Wasser an sich. Auch geringe Mengen Eiweiß, wenn sie beim Fasten verstoffwechselt werden, befreien Wasser: So trägt der Vogel also einen Reiseproviant mit sich, bestehend aus Nahrungsmitteln und Getränken.

Herz-Kreislauf-Entlastung

Durch die Umstellung auf innere Ernährung und die Ruhigstellung des Magen-Darm-Traktes entstehen Veränderungen im Herz-Kreislauf-System. Die Verringerung der Flüssigkeit im Blut, im Gewebe und im Bauchraum (wo auch das Fettgewebe abnimmt) führt zu einer Entlastung des Herz-Kreislauf-Systems beim Fasten, dabei gehen Blutdruck und Pulsfrequenz zurück. Die Leistungsfähigkeit des Herzmuskels nimmt im Laufe des Fastens zu, und zwar besonders ab der 2. Woche, vor allem durch ein begleitendes Trainingsprogramm.

Hemmung der Blutgerinnung

Das Fasten bewirkt eine natürliche Hemmung der Blutgerinnung, genauso wie bestimmte Medikamente (z. B. Marcumar), deswegen sollten Menschen, die diese Mittel einnehmen, z. B. nach Venenthrombose, nur unter ärztlicher Betreuung fasten.

Abneigung gegen das Rauchen

Im Gegensatz zu der häufigen Beobachtung, dass Menschen, die sich Gewichtsreduktionsdiäten unterwerfen, oft noch mehr Kaffee trinken und mehr Zigaretten rauchen als zuvor, ist es in den Kliniken Buchinger bekannt, dass Fastende spontan weniger rauchen bzw. mit dem Rauchen ganz aufhören können. Oft fällt das sogar erstaunlich leicht.

Dieses Phänomen konnte in einer Statistik dokumentiert werden: Es wurde festgestellt, dass

- ca. 50 % der Raucher komplett aufhörten,
- mehr als 45 % rauchten weniger und
- weniger als 5 % rauchten unverändert viel.

Indikationen und Kontraindikationen

» Maria Buchinger, die viele Jahre Mitarbeiterin ihres Vaters war und seine Korrespondenz führte, fragte ihn: »Viele Menschen möchten wissen, was das Fasten letztlich alles heilen kann?« Otto Buchinger antwortete: »Frag' mal was leichteres! Frag' mal, was das Fasten nicht heilen kann – das sind nur wenige Erkrankungen: Tuberkulose, Schilddrüsenüberfunktion und fortgeschrittener Krebs. Bei allen anderen, ganz besonders bei chronischen Erkrankungen, lohnt sich der Versuch.«

Die nachfolgenden Indikationen und Kontraindikationen wurden im Rahmen der Erstellung von »Leitlinien zur Fastentherapie« (siehe Anhang oder www.buchinger.com) durch eine Expertenrunde erarbeitet anhand der vorhandenen Erfahrung und Ergebnisse wissenschaftlicher Studien. In der folgenden Tabelle sind diese in vereinfachter Form zusammengefasst. Diese Indikationen sind nur für das medizinisch betreute Fasten gültig.

Fasten – Indikationen

Fasten zur Prävention	
Senkung von Risikofaktoren:	▪ Übergewicht ▪ erhöhte Blutfett-, Cholesterin- und Harnsäurewerte ▪ Stress ▪ Diabetes mellitus Typ 2 (Zuckerkrankheit) ▪ Bluthochdruck ▪ Rauchen
Fasten als Therapie	
Herz- und Gefäßerkrankungen:	▪ koronare Herzkrankheit (Arterienverkalkung der Herzkranzgefäße) ▪ Herzinsuffizienz ▪ arterielle Durchblutungsstörungen ▪ venöse Insuffizienz (Venenschwäche und Beinhautgeschwüre)
Rücken- und Gelenkerkrankungen:	▪ degenerative: Arthrose, Arthritis ▪ entzündliche: rheumatoide Arthritis, Morbus Bechterew
Erkrankungen des Verdauungssystems:	▪ funktionelle Magen-Darm-Erkrankungen ▪ chronisch-entzündliche Darmerkrankungen ▪ chronische Verstopfung
chronische Lebererkrankungen	
Allgemeinbefinden:	▪ psychische und körperliche Erschöpfung ▪ depressive Verstimmung ▪ chronische Müdigkeit
verschiedene Erkrankungen:	▪ Infektanfälligkeit (obere Atemwege, Nebenhöhlen, Blase) ▪ Migräne und Kopfschmerzen ▪ Allergien (Asthma, Heuschnupfen), Neurodermitis ▪ Weibliche und männliche Fruchtbarkeitsstörungen ▪ Störungen in der Menopause ▪ Prämenstruelles Syndrom ▪ Fibromyalgie ▪ Glaukom ▪ Akne

Fasten – Kontraindikationen

absolute Kontraindikationen
▪ Kachexie (extremes Untergewicht) ▪ Anorexia nervosa (Magersucht) ▪ dekompensierte Schilddrüsenüberfunktion ▪ fortgeschrittene Störungen der Gehirndurchblutung ▪ Fortgeschrittene Leber- oder Niereninsuffizienz ▪ Schwangerschaft und Stillzeit
relative Kontraindikationen, Zustände, die ein Risiko darstellen
Die Betreuung durch eine/n erfahrene/n Fastenarzt/-ärztin ist erforderlich! ▪ Suchterkrankungen (Alkohol, Essstörung) ▪ Magen-, Zwölffingerdarmgeschwüre ▪ fortgeschrittene koronare Herzerkrankung ▪ Netzhautablösung ▪ Psychose ▪ Diabetes mellitus Typ 1 ▪ Bösartige Erkrankungen (Krebs)

Psychische Wirkungen des Fastens

Fasten als ganzheitliche Methode wirkt nicht nur auf körperlicher Ebene, sondern es harmonisiert auch die Psyche. Die meisten Menschen, die regelmäßig fasten, freuen sich Wochen im Voraus darauf, weil sie erlebt haben, wie wohl sie sich beim Fasten fühlen. Ein mir bekannter Internist dagegen, der vom Fasten nichts hält, hat schon Angst davor, mehr als einige Stunden ohne Nahrung zu sein, weil er sich dabei einen »Raubbau an seinem Körper« vorstellt. Es kommt also auf die innere Einstellung an!

Der erfahrene Faster weiß, dass das Hungergefühl ausbleibt, der andere stellt sich vor, mehrere Tage wie ein hungriger Wolf unter größtem Stress leiden zu müssen. Die im Jahr 1956 durchgeführte Minnesota-Studie ergab, dass Soldaten, die 35 Tage lang in die Wüste geschickt wurden und so gut wie nichts zu essen bekamen, aggressiv oder depressiv wurden. Man sprach von »dieting depression« (Gewichtsreduktionsdepression). Inzwischen wurde diese Ansicht korrigiert: Gute Gewichtsreduktionsprogramme und auch das Fasten verbessern eher die Stimmung und das Selbstwertgefühl – vorausgesetzt, sie werden freiwillig durchgeführt und fachkundig betreut. Viele Menschen – besonders Mediziner und Ernährungswissenschaftler –, die im Krieg Hunger gelitten haben, reagieren auf das Wort Fasten negativ. Sie sind von ihren Vorbehalten kaum abzubringen. Im Unterschied dazu stehen die jüngeren Generationen dem Fasten und einer Selbsterfahrung viel offener gegenüber.

Fastenärzte können beim stationären Fasten bestätigen, dass sich nach wenigen Tagen oder sogar Stunden die Stimmung Fastender allgemein verbessert, bis hin zu spontanen Glücksgefühlen und gelegentlichen euphorischen Zuständen. Heutzutage ist dies durch international anerkannte Fragebögen zur Lebensqualität mehrmals dokumentiert.

Befragung

In einer Studie wurden 372 Patienten, die in den letzten 40 Jahren mehr als 10-mal in unserer Klinik gefastet hatten, befragt: »Was fanden Sie am Fasten besonders positiv?« Hier sind die Antworten in der Reihenfolge:

1. Wohlbefinden, erhöhte Vitalität
2. innere Harmonie, Stabilisierung
3. Abstand von Alltagsproblemen/ regenerierende Pause
4. Stressabbau
5. Besinnung
6. Lösungsfindung bei Problemen

WISSEN

Die innere Einstellung ist entscheidend

»Beim freiwilligen Heilfasten und religiösen Fastenritualen kommt es offenbar zu besonderen psychischen Effekten«, sagt der Neurobiologe Professor Gerald Huether aus Göttingen. Seine Untersuchungen bei Tieren sowie bei Menschen in einer Fastenklinik zeigten, dass beim Fasten die Wirkung des Botenstoffes Serotonin verstärkt wird. Serotonin ist bekannt als »Glückshormon«, weil es im gesamten Nervensystem einen langanhaltenden Harmonisierungseffekt entfaltet. Bei den Stresshormonen (Adrenalin, Noradrenalin, Cortisol) machte Huether bei Fastenden ebenso interessante Beobachtungen: Nach kurzem anfänglichen Anstieg sinken diese Stresshormone unter den Ausgangswert bei freiwillig Fastenden, steigen jedoch bei Menschen, die zum Hungern gezwungen werden. Somit ist bewiesen, dass die innere Einstellung eine entscheidende Rolle spielt.

» Eine Art Lösung und Lockerung des verkrampften seelischen Gefüges ist erkennbar, eine Klärung der Lage und eine höhere Feinfühligkeit. Das analytische Denken ist anfangs erschwert, die Intuition vertieft und erleichtert.«

Dr. Otto Buchinger, aus »Das Heilfasten«

Fasten ist nicht Hungern

» Beim freiwilligen Fasten kann Einsicht und klare Wahrnehmung der eigenen Lebenskohärenz einsetzen. In diesem Sinne gehört das Fasten zu den Methoden, die heute unter dem Begriff »vision quest« (Suche nach der eigenen Lebensvision) eingestuft werden. Im Hunger wird dagegen Angst und Frustration erlebt, der Hungernde steht unter Druck und fürchtet um sein Leben. Er bleibt unter Stress. Die harmonisierende Wirkung des Serotonins ist durch Unruhe und Nahrungssuche verdeckt. Hier sind in erster Linie chronische Hungersnöte und Mangelernährung gemeint.

Es gibt heutzutage Situationen, in denen das Hungern selbst herbeigeführt wird: An Hungerstreiks und Magersucht (Anorexia nervosa) ist zu denken, aber auch an einige Methoden der Gewichtsreduktion, wie Jaw wiring (Gebissverdrahtung), den Magenballon, der Raum im Magen einnimmt, und das Gastric Banding (Magenband), eine chirurgische Reduktion des Magens, bei der nur noch kleine Nahrungsmengen aufgenommen werden können.

Zu Recht werden Sie sich fragen, ob ein Mensch nach solchen Operationen hungert oder es schafft, den erzwungenen Verzicht innerlich zu bejahen und die gleiche Einstellung wie ein Fastender zu erlangen. Sonst kann es in der Phase der Entfernung des Magenrings zu unkontrollierten Essattacken kommen sowie zu schneller Wiederzunahme des Gewichtes.

Mit dem kirchlichen Zwangsfasten haben manchmal auch die Religionen eine Art des Hungerns initiiert, anstatt die befreiende Vision des Heilfastens zu erschließen. Manche Fastende setzen sich selbst so stark dem Zwang der Gewichtsreduktion aus, dass kein innerer Raum entstehen kann und sie eher als »Hungernde« bezeichnet werden müssten. Hier können fastenbegleitende psychotherapeutische Maßnahmen hilfreich sein.

» Jeder kann zaubern, jeder kann seine Ziele erreichen, wenn er denken kann, wenn er warten kann, wenn er fasten kann.«

Hermann Hesse, Siddhartha

Umgekehrt kann sich eine Zwangssituation, in der man eigentlich hun-

▶ A: Fasten ist nicht hungern: Die richtige innere Einstellung zum Fasten führt zu innerem Wachstum.

B: Zwang und Unfreiwilligkeit führt zum Hungern.

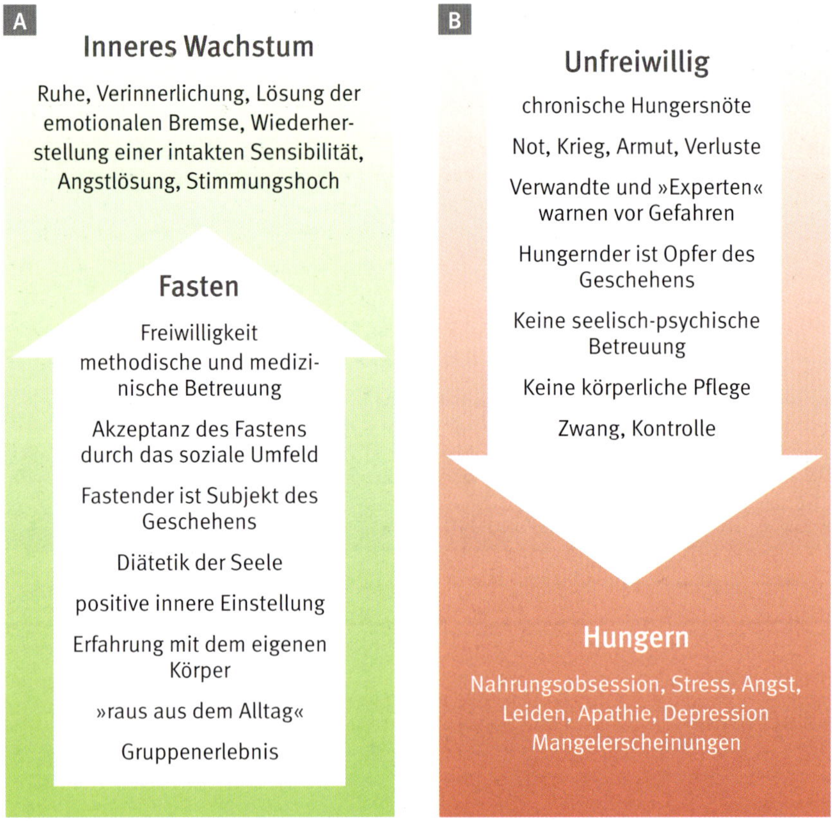

gern würde, in freiwilliges Fasten umwandeln: Meinem Cousin, einem routinierten Faster mit starkem Übergewicht, wurden eines Tages die Mandeln entfernt. Er hatte nach der Operation massive Schluckbeschwerden und konnte nichts mehr essen. Man wollte ihn mit Infusionen ernähren, was er strikt ablehnte – und er fing an zu fasten. Die Heilung wurde dadurch beschleunigt und eine Gewichtsreduktion war der willkommene Zusatzeffekt.

Grundsätzlich besitzt ein Mensch die innere Freiheit, sein Hungern in ein Fasten zu verwandeln – umso mehr, wenn es sich um vorübergehenden Nahrungsentzug handelt und bereits Fastenerfahrung besteht.

Wie verändert sich die Psyche?

» Man kann nur staunen über die spontane und physiologische Art, mit der beim Fasten die harmonisierende Serotoninwirkung im Gehirn verstärkt wird. Die meisten Menschen nehmen heute Psychopharmaka, um den gleichen Effekt zu erlangen. Beim Fasten wirken der Urlaubseffekt und das Gruppenerlebnis anregend und erneuernd, ebenso wie eine wohltuende Massage, der Abstand von Stressoren und die zeitlich begrenzte freiwillige Trennung von Partnern, Freunden und Angehörigen. Hinzu kommen spezifische Fastenwirkungen, die den Menschen zu seiner existenziellen Wahrheit zurückbringen können, indem er sich aus festgefahrenen Bahnen löst. Einige dieser Aspekte wollen wir jetzt betrachten.

Selbstheilungskraft spüren

Wenn beispielsweise Gelenkschmerzen innerhalb kürzester Zeit spontan nachlassen und man sich wieder bewegen kann oder sich ein Bluthochdruck normalisiert, obwohl lebenslange Medikamenteneinnahme in Aussicht stand, Kopfschmerzen, Heuschnupfen oder Hautkrankheiten innerhalb von wenigen Tagen verschwinden, wie es im Fasten häufig geschieht, verspürt man ein Stimmungshoch sowie Hoffnung und Vertrauen in die eigenen Selbstheilungskräfte.

Das bewusste Erleben der Selbstheilungskräfte ohne medikamentöse Unterstützung ist für Menschen selten geworden. Dieses Erlebnis versetzt den Betroffenen in einen Zustand des Staunens über das eigene Heilungspotenzial.

Verhaltensmuster unterbrechen

Typisch für heute sind überarbeitete Menschen, die in einen Teufelskreis des zu viel Arbeitens und Essens und zu wenig Schlafens geraten. Womöglich haben sie auch zu wenig Freude, vernachlässigen ihre Beziehungen und wachen morgens mit dem Gedanken auf: »So kann es nicht mehr weitergehen! Ich muss etwas tun!« Das Fasten bietet die Chance, alle Verhaltensmuster, besonders die gestörten und krankmachenden, zu unterbrechen und weg von den alltäglichen Tagesstrukturen wieder zu einem inneren Gleichgewicht zu gelangen.

Mehr Zeit

Dieses himmlische Gefühl, nicht mehr unter Zeitdruck zu stehen, ist die erste Belohnung für den Fastenden: Man braucht nicht mehr zu kochen, sich zum Essen nicht mehr an einen Tisch setzen; und damit entfallen auch andere Aktivitäten wie Einkaufen und Essenszubereitung. Der Mensch lebt auf »Autopilot«: Er wird nach Bedarf aus seinem Speicher versorgt, ohne Einfluss des Bewusstseins und des Willens.

» Der berühmte Künstler Günter Uecker beschrieb dies mit den Worten: »Ich kann beim Fasten

WISSEN

Das serotonerge System

Die Informationsverarbeitung im Gehirn ist ein integrativer Prozess, bei dem die unzähligen Erregungen, die von den Sinnesorganen sowie aus verschiedenen anderen Gehirngebieten zusammenströmen, zu einem inneren Bild zusammengefügt werden. Beim Integrationsprozess so unterschiedlicher Informationen herrscht immer eine gewisse Unruhe. Dafür, dass diese Unruhe nicht zu stark wird und die unterschiedlichen Erregungsmuster harmonisiert und sinnvoll verarbeitet werden können, sorgen übergreifende Systeme. Eines von ihnen wirkt über die Ausschüttung des Botenstoffes Serotonin, man nennt es daher »serotonerges System«. Rhythmisch und mehrmals pro Sekunde wird das Gehirn mit einem kleinen Schwapp Serotonin überflutet. Auf diese Weise werden die in verschiedenen Regionen des Gehirns ablaufende Erregungen und Verarbeitungsprozesse harmonisiert. Anschließend wird wie durch kleine Staubsauger das Serotonin wieder in die Zellen zurückgeholt. Solche Staubsauger können in ihrer Aktivität gebremst werden, sodass sich der harmonisierende Effekt verstärkt und ein Glücksgefühl entsteht und sogar länger andauert – genau das passiert mit dem Serotonin beim Fasten.
Das Gleiche bewirken auch Medikamente wie Antidepressiva oder illegale Drogen wie Ecstasy; allerdings ist die Freisetzung von Serotonin bei Ecstasy so massiv, dass es im Gehirn zu Schäden kommt. Auch fett- und zuckerhaltige Speisen (z. B. Schokolade, Chips) führen zu einer vermehrten Serotoninausschüttung und machen uns glücklich, allerdings nur kurzfristig! (Zusammenfassung aus Gerald Huether: »Die unbewusste Manipulation von Stimmungen und Gefühlen«.)

WISSEN

Der Darm – das 2. Gehirn

Forscher sind dabei zu dokumentieren, dass mit Hilfe eines wichtigen Nervensystems (Plexus von Auerbach und Meissner) das Darmmilieu ständig »analysiert« und seine Informationen an Gehirnzentren weitergeleitet wird. Je nach Situation, je nach Gesundheit des Darmes und seiner Flora (bakterielle Besiedlung) und der vorhandenen Gärungs- und Fäulnisprozesse wird die Stimmung beeinträchtigt. Schon die Sprache verrät, dass der Melancholiker (Melancholie: aus dem Griechischen: schwarze Galle), dessen gestörte Gallenfunktion die Verdauungsprozesse beeinträchtigt, eine Tendenz zu Depressivität und Apathie aufweist. Der rundwüchsige Pykniker, bei dem die Verdauungsfunktion kräftig ausgeprägt ist, ist hingegen eher fröhlich. Die Wechselwirkung zwischen Darmgesundheit und Stimmungslage ist bekannt. Durch die Ruhigstellung des Magen-Darm-Traktes und das Verschwinden einer krankhaften Darmflora, die während des Fastens nicht mehr genährt wird, ist es plausibel, dass den Gehirnzentren Frieden und Harmonie als Botschaft vermittelt wird.

stundenlang damit verbringen, die Bewegungen eines Grashalmes im Wind auf der Wiese zu beobachten. Die Zeit im Fasten ist nicht mehr zerteilt, nicht mehr durch den Rhythmus von Hunger und Sättigung geprägt. Ich komme von der Erschöpfung zur Schöpfung.«

Es entsteht ein Zeit-Raum. Einige Fastende genießen die Stille und die Einsamkeit. Andere verspüren den Drang nach Aktivitäten, für die es sonst keine Zeit gibt: ein Zimmer aufräumen, eine längst fällige Arbeit erledigen, einen Brief schreiben, in ein Konzert gehen, Zeit für Kunst, Tanzen, Spielen haben. Zeit und Raum zu haben kann den Zugang zur eigenen Kreativität eröffnen und neue Erfahrungen bringen. Menschen, die seit dem Kindergarten nicht mehr gemalt haben, ergreifen plötzlich den Pinsel oder wagen es, wieder zu singen oder zu dichten.

Veränderte Schlafqualität

Mit fortschreitendem Fasten nimmt der Schlafbedarf ab – auch ein Zeitgewinn! Nachtstunden haben eine andere Qualität als Tagesstunden, deswegen wird in der Tradition das Fasten oft mit dem Wachsein verbunden. Die besondere Qualität des Fühlens und Denkens in der Nacht werden erschlossen. Besonders, wenn sie mit Traumerlebnissen verbunden sind, können sie zu Bewusstwerdungsprozessen und sogar zu kleinen »Erleuchtungen« führen. Die Gelassenheit im Umgang mit dem Wachsein in der Nacht ist deshalb möglich, weil man am nächsten Tag keinem Leistungsdruck ausgesetzt ist, am nächsten Morgen länger ausschlafen oder sich in der Mittagspause erholen kann.

»Dematerialisierung«

Statt der üblichen Verdauung von materieller Nahrung stellt der Körper beim Fasten auf eine Art virtuelles Essen um: Der Bauchraum wird ruhig. In metaphorischer Sprache könnte man diesen Vorgang als eine Art »Dematerialisierung« beschreiben. Der Fastende wird in eine Stoffwechsellage versetzt, die einen Gegenpol zum Konsum darstellt.

Einige Menschen erleben das Gefühl, eins zu sein mit den kosmischen Kräften, etwa bei einer Wanderung am frühen Morgen oder beim Baden im See. Der Fastende verspürt keinen körperlichen Hunger – er ist bereit für die Diätetik der Seele. Er öffnet sich für eine Welt der feineren Wahrnehmungen: Christianne Méroz spricht von einer Mystik des Alltags, die zugänglich wird durch das Staunen, die Neugier, die Aufmerksamkeit, die Träumerei und schließlich durch den Segen: Alte Worte können sich Fastenden neu erschließen.

Geschärfte Sinne

Tatsächlich berichten fastende Menschen, dass sie eine erhöhte Sensibilität für alle Sinneswahrnehmungen erleben: »Meine Augen öffneten sich wie neu für den Reichtum der Farben und Formen.« »Noch nie im Leben habe ich Gerüche so intensiv wahrgenommen wie beim Fasten.«

» Der Verzicht nimmt nicht. Der Verzicht gibt. Er gibt die unerschöpfliche Kraft des Einfachen.«
Heidegger

Eines ist sicher: Wenn man nach dem Fasten wieder mit der Nahrungsaufnahme beginnt, schmecken einfache Lebensmittel wie ein Apfel oder eine Kartoffelsuppe geradezu grandios. Eines der großen Geheimnisse des Fastens ist, dass beim Genuss kein Verlust eintritt. Sie werden zu Recht fragen: »Was soll ich genießen, wenn ich nichts esse?« Das Fasten entpuppt sich als ein Raum zum Genießen subtilerer Botschaften: Je mehr sich die Genussmittel reduzieren, desto mehr steigert sich die Genussfähigkeit.

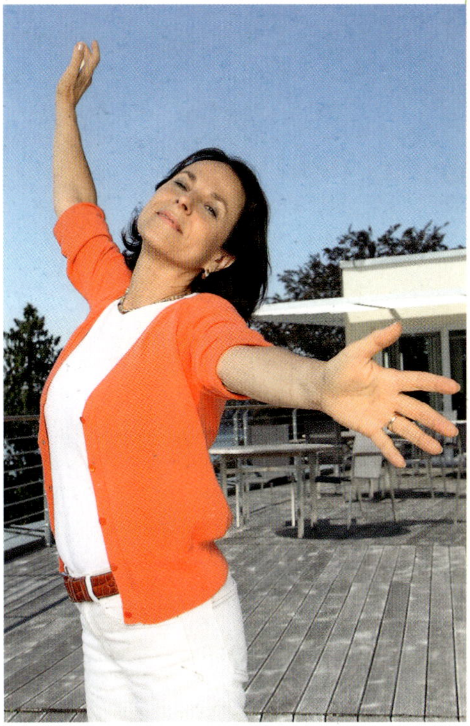

▶ Beim Fasten kann ein Gefühl der Leichtigkeit und Freiheit entstehen.

Loslassen

Die Kontrolle über das Essverhalten aufzugeben, um die Versorgung mit Energie auf Autopilot umzuschalten, ist eine Schule des Loslassens. Der Fastenrhythmus ist langsamer, aber intensiver. Man ist auf Fett angewiesen, das für langandauernde, aber gemäßigte Leistungen zuständig ist. Man muss sparsam umgehen mit dem Beschleunigungsmittel Zucker (Glukose). Somit wird man in die Welt des »slow food« versetzt. Die gleiche seelische Dynamik wie das Loslassen ist die der Versöhnung und Vergebung. Jom Kippur, der große jüdische Fastentag, heißt »Tag der großen Versöhnung«. Loslassen ist das Thema aller Meditationsformen, daher kann das Fasten als eine Art Körpermeditation betrachtet werden. Weiterhin geht es bei jedem Fasten um eine symbolische Übung des heiteren Sterbens. Ein alter Fastenarzt vertritt wie die Inder die Mei-

WISSEN

Essen aus Frust: bewusst erlebt

Ein amerikanischer Musikliebhaber war beunruhigt, weil er während seines ersten Fastens beim Hören seiner Lieblingsstücke von Bach in einen Glückszustand versetzt wurde, den er noch nie zuvor erlebt hatte. Wir beruhigten ihn und empfahlen ihm, sich diesem Glückszustand hinzugeben. Dann hatte er ein Schlüsselerlebnis: Während einer seiner Musik-»Trancen« bekam er einen Telefonanruf von seiner Firma aus New York. Obwohl die Nachrichten nicht schlecht waren, spürte er einen Drang zum Essen, den er schon seit mehreren Tagen nicht mehr verspürt hatte. Herausgerissen aus diesem Erfüllungszustand reagierte er also mit Gier nach Nahrung. Seelische Frustrationen werden zu oft mit Nahrung verdrängt.

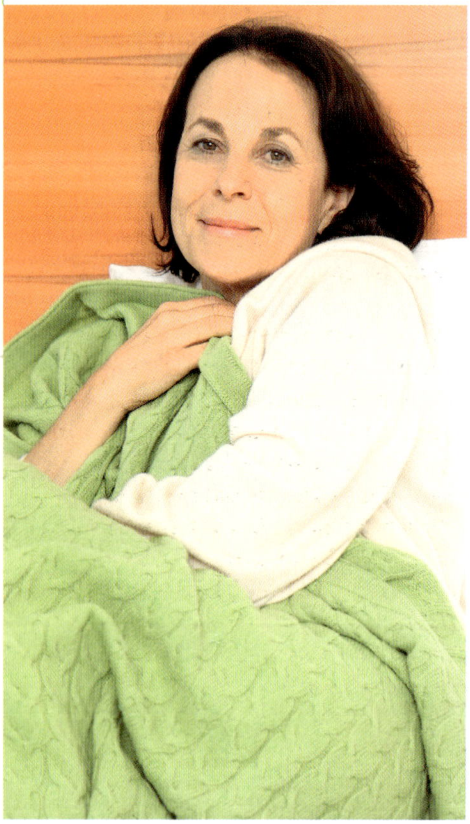

▲ Hören Sie auf Ihr »inneres Kind«: Was braucht es gerade? Geborgenheit, Bemuttern, körperliche Nähe?

nung, dass man sich, wenn die Zeit des Sterbens gekommen ist, einfach in das Fasten begeben sollte.

Dr. Otto Buchinger selbst starb im 89. Lebensjahr, umgeben von wenigen vertrauten Angehörigen. Er wusste, es war Zeit für ihn »heimzugehen«, wie er selbst sagte. Dieser friedliche Tod ist seinen Angehörigen in bleibender Erinnerung. Hat ihm seine langjährige Fastenerfahrung dazu verholfen?

Das »innere Kind«

Beim betreuten Fasten haben Sie die Chance, Zuwendung, Berührung und Kontakt zu erleben, aber auch Gefühle zuzulassen und zu empfinden wie ein Kind. Um diese sog. »therapeutische Regression« erleben zu können, sollten Fastende sich geborgen fühlen und betreut werden. Viele naturheilkundliche Anwendungen wie Wickel, Massagen sowie warme und feuchte Behandlungen und auch die Darmhygiene setzen voraus, dass wir Therapeuten in unsere Intimsphäre eintreten lassen. Fastende sollten mittags liegen, können vorübergehend Schwäche erleben und können es besser zulassen, bemuttert und berührt zu werden. Die zugelassene Regression ins Kindesalter löst die Emotionen und befreit den Kreislauf der Tränen. Sie bietet die Chance, wahrzunehmen, wie viele unerfüllte Bedürfnisse wir haben und somit adäquate Bewältigungsstrategien zu entwickeln.

»Rückkehr in den Mutterleib«

Als Fötus im Mutterleib wurden Sie über die Plazenta direkt aus dem Blut Ihrer Mutter mit Nährstoffen versorgt. Ihr eigener Verdauungstrakt wurde nicht in Anspruch genommen, dabei sind Sie gewachsen und gediehen. Nach der Geburt waren Sie für Ihre Nährstoffversorgung auf Ihr eigenes Verdauungssystem angewiesen. Im Erwachsenenalter stellt das Fasten eine dem Leben im Mutterleib symbolisch vergleichbare Situation dar: Ein Fastender lebt von gespeicherten Nährstoffen, hauptsächlich Fett, die direkt in sein Blut gelangen. Dabei sind, wie beim Fötus, seine Verdauungsorgane ruhiggestellt. Das Fastenbrechen mit einer Geburt zu vergleichen liegt nahe, deshalb lautet der Titel eines Fastenratgebers: »Wie neugeboren durch Fasten.« Den Fastenden umgeben ähnlich wie in einer Gebärmutter eine Reihe von Schutzschichten: die Fastenklause, die Fastengruppe, eine Institution mit einem therapeutischen Team, und beim religiösen Fasten eine Glaubensgemeinschaft. Sich selber immer wieder zu gebären, ist eine symbolische Botschaft des Fastens.

Neue Horizonte

Die Faszination, die einige Menschen ergreift, wenn sie beim Fasten feststellen, dass sie sich weder schwach noch hungrig fühlen, sondern vital und befriedigt, ist ein wesentliches psychologisches Moment: »Wenn diese ungeahnte Fähigkeit in mir steckt, wenn das möglich ist, dann kann ich auch andere Grenzen versetzen.«

WISSEN

Einige menschliche Grundbedürfnisse

- Ernährung, Bewegung
- eine Heimat, ein Zuhause
- eine Arbeit mit den nötigen Pausen
- Sexualität, Liebe geben und bekommen
- Kontakte, Beziehungen
- verstanden, gesehen, gehört, berührt werden (Zuwendung, Anerkennung, Respekt)
- etwas bedeuten, dazugehören
- Freiheit, Autonomie

Adäquate Bewältigung von unerfüllten Bedürfnissen

- unerfülltes Bedürfnis wahrnehmen
- Suche nach Befriedigung des Grundbedürfnisses
- Ersatzhandlung (bewusst)
- Kampf gegen die Hindernisse zur Befriedigung (z. B. politisches und soziales Engagement)
- Trauerarbeit, mit Mangel und Frustration umgehen lernen, Mängel sublimieren, z. B. Kunst, karitative Arbeit, Spiritualität

Psychische Kontraindikationen

» Wie ist Ihre psychische Verfassung? Sind Ihre Grundbedürfnisse (siehe Kasten) ausreichend befriedigt? Verfügen Sie über gesunde Bewältigungsstrategien für Angst, Frustration und emotionale Mängel? Empfinden Sie sich als psychisch gesund und stabil? Psychisch gesunde Menschen können ohne weiteres fasten. Dennoch können Fastenkrisen auftreten. Wie man damit umgeht, schildere ich im nächsten Abschnitt. Wissen oder vermuten Sie, dass Sie psychisch nicht ganz gesund bzw. angeschlagen sind, sollten Sie sich an einen fastenerfahrenen Facharzt oder Psychologen wenden, um zu klären, ob Fasten im Moment für Sie ratsam ist oder nicht. Zum Beispiel wenn Sie

- emotional instabil sind,
- ein gestörtes Essverhalten haben, also unter Magersucht, Bulimie oder Binge Eating (Essattacken) leiden,
- suchtkrank sind oder
- andere psychische Störungen haben und Psychopharmaka oder Drogen einnehmen.

Falls der Fastenexperte Ihnen zurät, sollten Sie einen stationären Fastenaufenthalt in einer Klinik planen. Nur dort ist gewährleistet, dass Sie bei Bedarf zeitnah die nötige ärztliche und psychotherapeutische Unterstützung erhalten. Erfahrene Faster nutzen die Fastenzeiten bewusst, um Lebenskrisen oder -entscheidungen zu bearbeiten, einen verlorenen Menschen zu betrauern oder andere Schicksalsschläge zu verarbeiten. Ich empfehle, sich dazu ebenso in eine Fastenklinik zu begeben.

Was tun bei Fastenkrisen?

» Im Fastenverlauf können unterschiedliche »Fallen« und Herausforderungen auftauchen. Wie sie diese als Chance zum Wachstum und zur Weiterentwicklung nutzen können, will ich nun kurz skizzieren. Weil es so griffig ist, werden häufig auftauchende Erscheinungen von mir als »Syndrom« bezeichnet. Das ist aber weder abwertend noch pathologisierend gemeint.

Kofferpacken-Syndrom

»Warum tue ich mir das an?« denkt mancher am Anfang des Fastens. Alles erscheint mühsam. Man hat möglicherweise Beschwerden aufgrund der körperlichen Umstellung von der äußeren auf die innere Ernährung. Man ist unruhig, fühlt sich nicht recht wohl. Und da haben die Zweifel ein leichtes

Spiel. Kämpfen Sie nicht dagegen an, sondern spüren in sich hinein. Warum fühle ich mich unwohl? Was kann ich dagegen tun? Lassen Sie sich helfen. Nach einer Weile ist man heilfroh, der Versuchung, den Koffer zu packen und abzureisen bzw. mit dem Fasten aufzuhören, nicht nachgegeben zu haben. Vielleicht beruhigt es Sie zu wissen, dass das Kofferpacken-Syndrom eine häufige Erscheinung ist. Mit der Erfahrung lernt man, über diese immer wiederkehrenden Momente des Zweifelns zu lächeln.

MEINE ERFAHRUNGEN

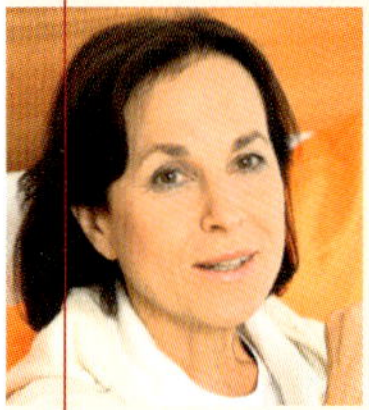

Es fällt mir leichter, meinen Körper zu lieben

Wenn ich faste, beruhigt sich nach ein paar Tagen alles in mir. Ich habe Zugang zu meiner inneren Ruhe, meiner inneren Stille. Die Ordnung und die Pünktlichkeit entstehen mühelos, anders als im Alltag. Ich nehme die Wirkung meiner Gefühle auf meinen Körper unmittelbar war: Tränen fließen leichter, Angstgefühle können im Magen, Hals, Herz fast anatomisch wahrgenommen werden. Es ist, als ob es keine Distanz zwischen meinen Wahrnehmungen und meinem Ich gäbe. Auch die »pathologische« Kritik, diese Tendenz, mental zu urteilen, zu etikettieren, zu kritisieren – mich selbst und meine Umgebung – lassen nach. Stattdessen fühle ich mit meinen fünf Sinnen: Düfte der Natur (sowie leider Abgase von Motoren), die Landschaft durch mein Fenster und auch den Gesichtsausdruck meiner Mitmenschen, feine Geräusche und innere Stimmen, Eindrücke auf der Haut, die Hand des Masseurs, das Wasser des Sees beim Schwimmen zwischen Bergen und Wiesen, die Sonne, die meinen – manchmal fröstelnden – Körper erwärmt. Es fällt mir leichter, meinen Körper zu lieben, und für die vielen Sensationen, die er mir beschert, dankbar zu sein.
So bewusst möchte ich bleiben, auch nach dem Fasten.

Krückenverlust-Syndrom

Der Fastende verzichtet auf Rauchen, Alkohol, ggf. Partydrogen oder Spiel sowie auf Aktivitäten, die im Übermaß auch Ersatzhandlungscharakter haben können, z. B. Arbeiten, soziale Aktivitäten und sogar Sex. Somit gibt er einige Krücken auf, die ihm bisher im Alltag geholfen haben. Die Lösung ist: Nahrung für die Seele! Als da wären: Kunst, Kreativität, Humor, Natur, Beziehungen, Spiritualität. Schauen Sie noch einmal auf S. 24 – 27. Was spricht Sie an? Was brauchen Sie jetzt?

Das Essen von fetten und süßen Speisen ist bei Übergewichtigen oft auch eine »Krücke«, ein Genuss der als Bewältigungsstrategie für eigene Ängste und Mängel herangezogen werden kann. Fällt diese Krücke im Fasten weg, kann die emotionale Balance gestört werden. Neue Bewältigungsstrategien sind nötig. Da helfen Gespräche, Psychotherapie, Tagebuch schreiben.

Katharsis

Bisher verdrängte negative Emotionen und nicht verarbeitete Schicksalsschläge können beim Fasten wieder bewusst werden. Psychische Krisen beim Fasten zeigen sich als plötzliches Stimmungstief, Tränenausbruch oder auch durch körperliche Symptome wie Essgelüste oder Beschwerden. Es ist die Aufgabe des Fastenbegleiters (Fastenarzt, Psychologe, Seelsorger) einzuschätzen, ob es sich um eine primäre körperliche Störung oder um eine sog. Heilkrise handelt, die die Chance bietet, verdrängte Gefühle in einer geborgenen Atmosphäre wahrzunehmen und durch empathische Gespräche dafür Lösungsstrategien aufzuzeigen.

Rekordleistungs-Syndrom

Der Fastende will einen Fastenrekord aufstellen. Davor muss gewarnt werden, weil die Gefahr besteht, die vernünftige Fastenzeit zu überschreiten.

Nicht-landen-wollen-Syndrom

Besonders am Ende des Fastens will man manchmal in der serotonergen Harmonie des Fastens bleiben – ein Ruck ist dann notwendig!

Innere Widerstände

Innere Widerstände entstehen, wenn Ängste (oft unbewusste) nicht wahrgenommen werden. An diese Widerstände müssen bei folgenden Verhaltensmustern und Symptomen gedacht werden:

- zu viele Aktivitäten
- zu viele Anwendungen
- Essfantasien, Reden über das Essen
- übertriebene Fokussierung auf die Gewichtsreduktion
- körperliche Symptome
- Hypochondrie, Angst
- Hungergefühle
- Schlafstörungen
- andauernde Müdigkeit

Was hilft, um Widerstände abzubauen?

- Der Fastenarzt, der die Symptome untersucht.
- Probieren Sie aus, was Ihnen guttut (Bewegung, schlafen, baden, schreiben, singen etc.).
- Sprechen Sie mit einem fastenerfahrenen Psychotherapeuten, Ihrem Fastenleiter oder Ihrem Seelsorger.

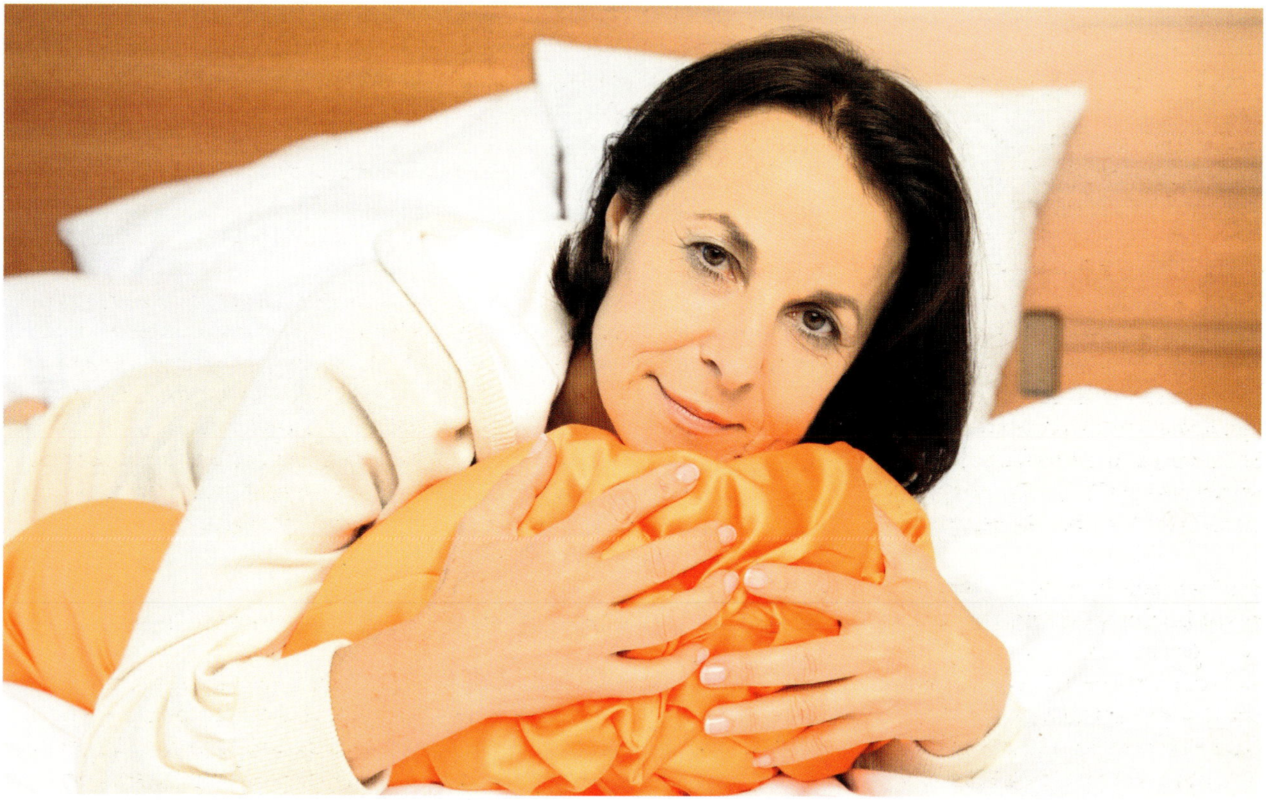

Erfahrungen: Wann und warum fasten?

Fasten kann in vielen Situationen und Lebenslagen hilfreich sein. Bei zahlreichen körperlichen Beschwerden und Krankheiten bringt es Linderung oder gar Heilung.

Ich faste bei fast allen körperlichen Beschwerden. Wenn ich eine Magenverstimmung habe oder mein Darm nicht in Ordnung ist, faste ich, bis ich wieder hungrig bin. Genauso, wenn rheumatische Beschwerden auftreten. Meine Allergiezeit im Frühjahr überstehe ich dank Fasten mit nur minimalen Beschwerden (siehe S. 41). In allen Lebenskrisen habe ich gefastet. Meine persönliche Existenz ist durch das Fasten geprägt. Egal was passiert, meine erste Antwort ist oft Fasten (ein paar Stunden bis ein paar Tage).

Aber jeder Mensch ist unterschiedlich und reagiert anders. Damit Sie sich ein umfassenderes Bild machen können, kommen hier auch weitere Fastenerfahrene zu Wort. Fragen wir zunächst meinen Mann, Raimund Wilhelmi, wann und warum er fastet.

R. Wilhelmi über das körperliche Bäuchlein

» Ich gehöre zu meiner eigenen Zielgruppe: Ich genieße leckeres Essen und feine Weine. Ich bewege mich zu wenig, bin beruflich stark belastet. Und bin politisch engagiert: Nach der Sitzung werden die eigentlichen Dinge besprochen, es wird heftig weiterdiskutiert, es fließt der Wein, es gibt italienische Gerichte bis spät in die Nacht. Das bleibt um die Taille herum nicht ohne Folgen. Mit dem Fasten, das ich mindestens einmal im Jahr für drei bis vier Wochen mache, steuere ich gegen. Dabei nehme ich rund 10 Kilogramm ab. Diese lange Fastenzeit lege ich an den Anfang eines Jahres. Manchmal faste ich auch im Herbst noch eine Woche. In der Fastenzeit regulieren sich meine Leberwerte, mein Gewicht, die Blutfettwerte und der Blutdruck. Neben diesen positiven körperlichen Effekten gewinnt das Fasten zuneh-

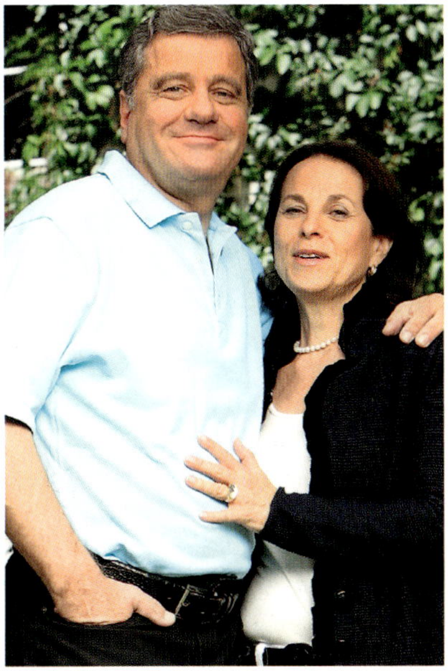

◀ Der Klinikdirektor fastet auch regelmäßig.

mend an Bedeutung für mich, als eine Zeit, in der ich mir selbst begegne.

Ich denke über meinen Weg nach, habe Zeit, bestimmte Themen meines Lebens zu bearbeiten. Es geht um spirituelle Fragen, die Zukunft, meine Umgebung. Es ist für mich ein sehr tiefer Prozess geworden. Ich freue mich schon immer darauf und habe danach ein ziemliches High. Mein Ziel ist, einmal 40 Tage zu fasten. Bisher waren 20 reine Fastentage das längste.

Ein weiterer positiver Nebeneffekt ist, dass ich unser Unternehmen aus der Sicht des Gastes kennenlerne. Denn ich faste grundsätzlich hier in der Überlinger Klinik. Früher war ich zum Fasten auch bei meiner Mutter in Marbella, aber dort kam ich nicht zur Ruhe, Hunde bellen, Telefone klingeln. Nein, ich beziehe wie jeder andere Gast auch ein Zimmer in der Klinik, lerne Patienten und neue Mitarbeiter kennen. Auch zu Hause würde das nicht funktionieren.

Aber ich bin noch kein Mineralwasser trinkender Asket geworden. Vielleicht schlägt irgendwann mein Großvater – Dr. Otto Buchinger – auch bei mir durch. Wobei er von seiner ganzen Konstitution her auch kein Asket war. Er hat auch gefastet, weil er zwischendurch wieder »gesündigt« hat, allerdings nicht mit Alkohol oder Fleisch – er war ja Vegetarier –, sondern mit Kuchen und Schlagsahne.«

Günter Jena über das »seelische Bäuchlein«

» Mit 65 Jahren hatte ich ein Leben hinter mir, in dem viel Sitzen und ungesundes, nämlich nächtliches Essen (nach Proben oder Konzerten) zum Beruf gehört hatten. Ich wollte noch ein interessantes und gesundes Leben vor mir haben und besuchte zum ersten Mal die Klinik Buchinger, um zu fasten.

Ich lernte, dass ein kulturelles Angebot integral zum Klinik-Alltag gehöre – frei nach dem Motto des Gründers Otto Buchinger: ›Dem Körper geht es gut im Fasten, aber die Seele hungert, sie braucht Nahrung, geistige Nahrung.‹ Ich hielt meinen ersten Vortrag in der Klinik, aus dem sich eine nun zehnjährige Verbundenheit ergab, die mich seit einigen Jahren nahezu monatlich zu einem Vortrag in die Klinik führt. Einmal im Jahr faste ich und nutze dabei neben der fachärztlichen Betreuung und Beratung gern und mit Gewinn die vielen Angebote der Klinik: Schwimmen, Gymnastik, Wandern und nicht zuletzt manche wunderwirkende Therapie.

Dabei erlebe ich eine bedenkenswerte Parallele zum Musizieren:
Wir setzen nicht nur am Körper schnell ein kleines Bäuchlein an, sondern tragen auch in unserer Seele einen Bauchladen an überflüssigem Ballast, an alten Gewohnheiten und hinderlichen Obsessionen. Wir haben dies oder jenes, diesen oder jenen Menschen mit bestimmten Gefühlen erlebt und erwarten, dass alles sich nun immer so verhält. Dabei berücksichtigen wir nicht, dass das Leben fließt und auch Menschen sich ändern.

Der Bauch des Körpers ist nicht nur ästhetisch unwillkommen, sondern bedroht mit seinem toxischen Fett auch unsere Gesundheit. Der Bauch unserer Psyche lässt uns nicht nur langweilig und rechthaberisch werden, sondern er bedroht auch unsere Seele, da Bewegung und Veränderung zur Gesundheit der Seele ebenso gehören wie zu der des Körpers.

Musik wie Fasten machen frei für Neues, neue Gefühle, neue Einsichten. Das Bäuchlein des Körpers wird im Fasten bekämpft. Das der Empfindungen, das uns zu gefährlichen Einseitigkeiten verleitet, kann durch Musik reduziert oder ganz beseitigt werden: Denn Musik erweitert unsere Gefühlsbereitschaft, vertieft eigene Gefühle, konfrontiert uns aber auch mit Gefühlen, die uns scheinbar ferne liegen.

Wie jede Medizin oder Fasten nur wirken, wenn man sie regelmäßig einnimmt oder wiederholt, so Musik nur, wenn man sie immer und immer wieder hört. Das Beste also, wir unterziehen uns regelmäßig beidem: Musik und Fasten. Dazu lädt die Klinik ein. Dazu wünsche ich ihr und Ihnen, den Besuchern, weiterhin Erfolg.«

Karl Duschek – von bescheiden zur feinsten Ästhetik

» ›Komm doch mal mit‹ – so Walter Storms, der renommierte Galerist aus München, im Sommer 1991 zu mir. Also gut, so kam ich im August 1991 zum ersten Mal zu Buchinger. Fasten oder nicht war mir ziemlich egal. Untergebracht war ich unten am Ende der Parkvilla, also der bescheidenste Ort am Platz. Seinerzeit habe ich alles ausprobiert – Massagen, Heupackungen, Krankengymnastik, Ausflüge etc.

Dann kam der Effekt beim Fasten, den mir später auch andere, z. B. Günther Uecker, nannten. Man muss unbedingt etwas machen – die Aktivität, die Welt zu verändern, lässt einen nicht los. Also schrieb ich ein Buch. Es ist mein bislang erfolgreichstes. ›Visuelle Kommunikation‹ wurde ein Standardwerk, Pflichtlektüre für alle Studenten und Dozenten zum Grafik-Design. Einziges Problem: Schwester Renate hatte mich hinterm Haus beim Rauchen erwischt. ›Das melde ich der Klinikleitung‹, so die pflichtbewusste Mitarbeiterin – und das hat mich dann die ganze Zeit bewegt.

Ich war danach fast jedes Jahr in Überlingen, wurde so etwas wie ein Insider, hatte mein eigenes Programm, das da hieß: ausruhen, Rad fahren, schwimmen und sonst nichts. Ich habe dann auch das Fasten lieben gelernt – ich wurde ja mit den Jahren älter und hatte auch mehr Gewicht. Aber der Hauptgrund der Aufenthalte war dieses runtergefahrene Leben im ›Nichts‹. Ich liebe die ›Leere‹. Die erhobenen Zeigefinger der Ärzte ignoriere ich trotz ernsthafter Gesundheitsprobleme. Die Buchinger Welt ist meine Welt geworden – der See, die Umgebung und das strenge Grundprinzip sind das Beste für mich. Die großen Manager der Industrie, für die ich als Designer und Künstler tätig bin, bewundern oft meine Erzählungen, würden das alles aber wohl nicht einfach so mitmachen.

Zum Jahr 2000 hin entwickelte ich mit Spaß und Kenntnis um die Dinge ein Jubiläumslogo. Dazu gehört natürlich eine einheitliche visuelle Konzeption. Zu meiner Freude wurde dieses Logo so positiv aufgenommen, dass es heute für »Buchinger« steht. Die Farbharmonie, Typografie und die Gestaltungslinie unterstützen diese Form.

Erst kürzlich habe ich auf besonderen Wunsch für den Neubau der Villa Bellevue meine Erfahrung im Kunstbereich eingebracht. Der Bereich Kunst – hier ist zu sagen, dass Raimund und Françoise Wilhelmi allein durch ihre Mitgliedschaft in der Busch-Reisinger-Gesellschaft ein fundamentales Wissen mitbringen. Eine überzeugende Lösung ist also wichtig. Ein besonderes Konzept auch mit funktionellen Aspekten war hier angebracht. Ich habe den großartigen Neubau der Villa Bellevue mit Kunst und Design, gestalteten Raumziffern, Installationen in den Fluren, Originalgemälden und Fotocollagen in den Gästezimmern ausgestattet. Das Prinzip der Leichtigkeit mit visuellen Elementen hat mich geleitet. Es sind Farbakzente, die ›dienend‹ integriert sind. Nichts soll niemand stören, Kunst und unterstützendes Design sollen selbstverständlich und zeitlos wirken. Hier ist man dann wirklich im Umfeld der reinen Ästhetik. Kürzlich war ich Gast in der Villa Bellevue, ein wunderbares Bauwerk, funktional und sehr ästhetisch. Es ist der absolute Gegensatz zu meinem bescheidenen Anfangsaufenthalt in der Parkvilla vor 18 Jahren.

Ich habe natürlich mehr Jahre und ein paar Kilo mehr Körpergewicht, bin aber nach wie vor mit der gleichen Einstellung bei Buchinger – nicht das Abnehmen, sondern der geistige Ausgleich und die Erholung sind meine Welt.«

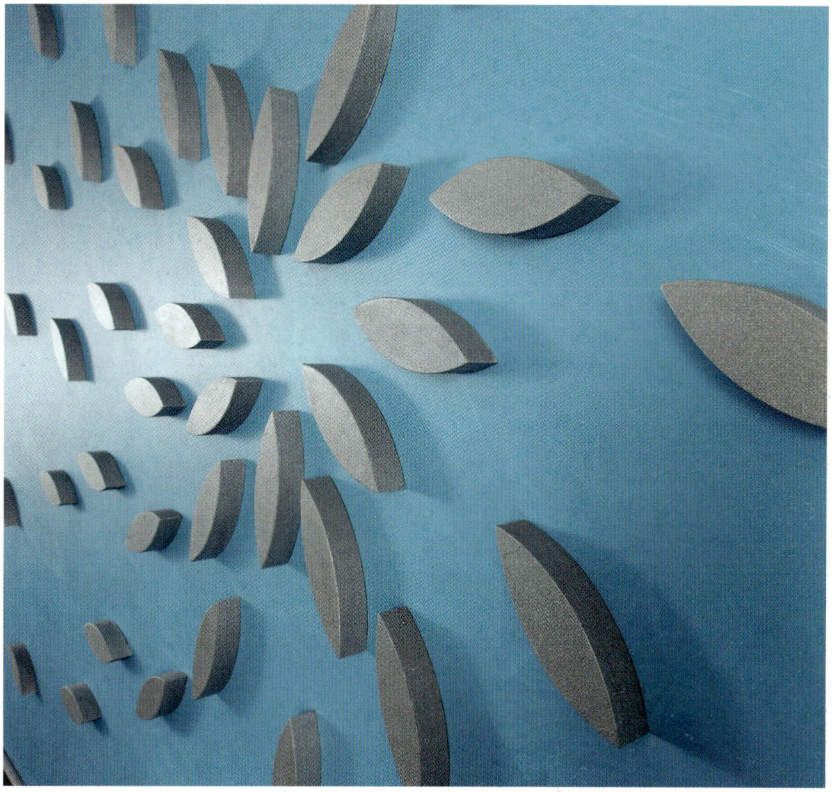

Marie-Jo Lafontaine: »Ich liebe das Fasten«

» Ich liebe das Fasten, ...

- weil Körper und Seele dabei zur Harmonie zurückfinden – fern vom alltäglichem Gewusel.
- denn es schenkt mir mehr Lebensbewusstheit – Konflikte verlieren an Bedeutung.
- denn mein Körper ist wach und flüstert subtile Botschaften.
- weil mein Körper sich mit Gefühlen der äußeren und der inneren Welt in Einklang bringt.
- wegen der jungen Energie, die ich dann verspüre. Ich tauche in die Natur ein.
- weil sich dabei Wehwehchen verflüchtigen und es mich von meiner Migräne befreit.
- weil die Nahrung mir plötzlich etwas bedeutet.
- denn es führt meinen Geist in lichterfüllte Schichten meines Bewusstseins und öffnet mir neue Räume.

Fasten ist mehr als ein Brunnen – es ist eine Quelle.«

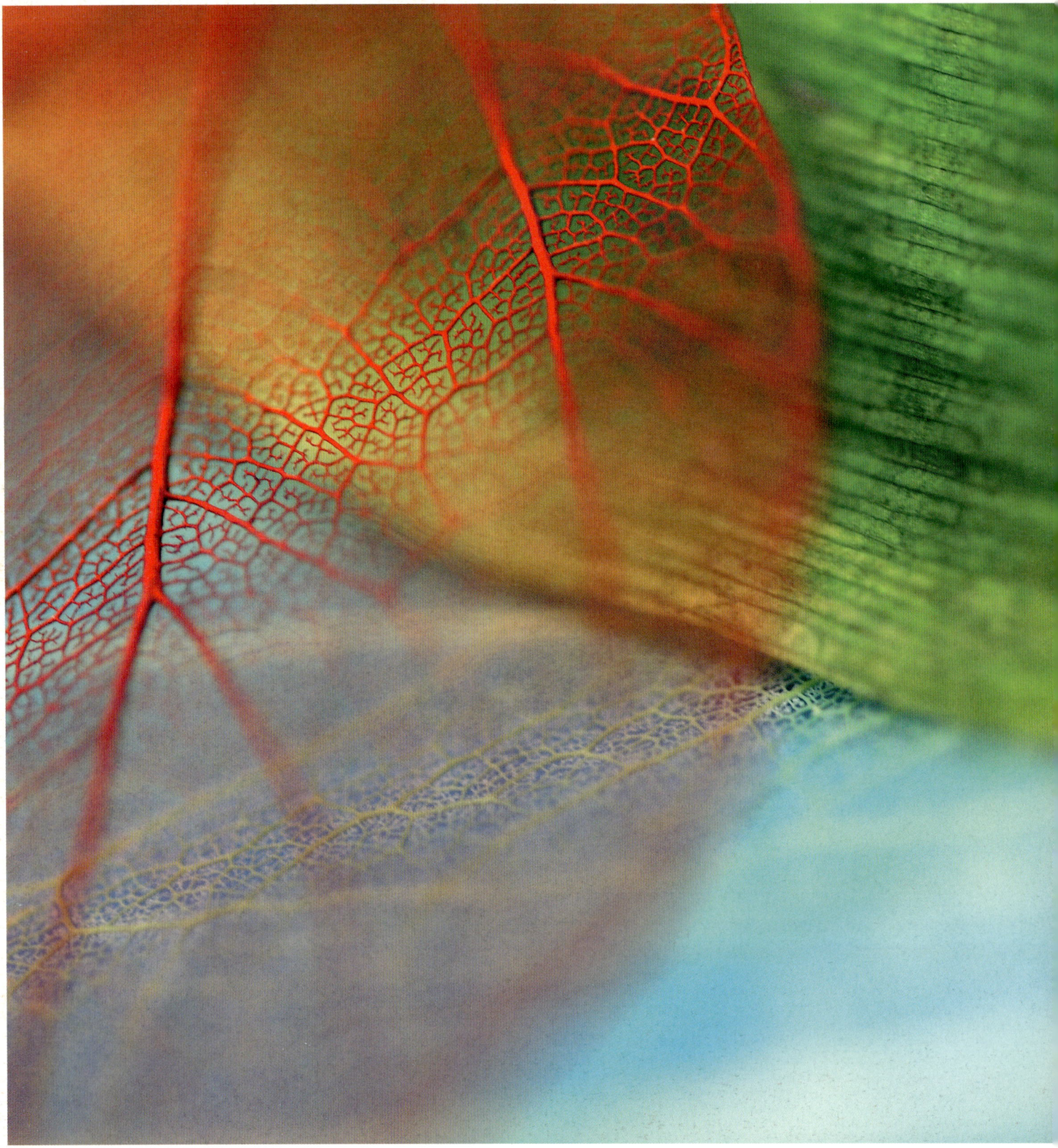

Ihr Fastenprogramm

Nun stelle ich Ihnen alle Elemente, die zum Buchinger-Heilfasten gehören, im Einzelnen vor. Sie erhalten alle notwendigen Anleitungen, lernen hilfreiche Übungen kennen und bekommen zahlreiche Tipps für Ihr Fastenprogramm. Auf S. 108 – 109 finden Sie eine Tabelle, die Ihnen Vorschläge für ein 10-tägiges Fasten macht.

Das eigene Fasten planen

Es ist empfehlenswert, beim ersten Fasten nach einer bestimmten Methodik vorzugehen – z.B. nach dem hier vorgestellten Buchinger-Heilfasten – und bei der Wiederholung des Fastens den eigenen Instinkt immer mehr miteinzubeziehen.

Ich empfehle Ihnen, auch wenn Sie sich körperlich und psychisch gesund fühlen, bei Ihrem ersten Fasten eine fastenerfahrene Betreuung aufzusuchen: einen Fastenarzt oder einen gut ausgebildeten Fastenleiter. Beim Wiederholen des Fastens lernen Sie, auf Ihre Körpersprache zu hören und zu spüren, was Ihnen guttut und unter welchen Bedingungen Sie am besten fasten können.

Das Buchinger-Heilfasten ist ein ganzheitliches Fasten mit drei Dimensionen (siehe S. 20–23). Es ruht methodisch auf sieben Säulen und war von Dr. Otto Buchinger als Klinikaufenthalt konzipiert. Heute wird es in den Bu-

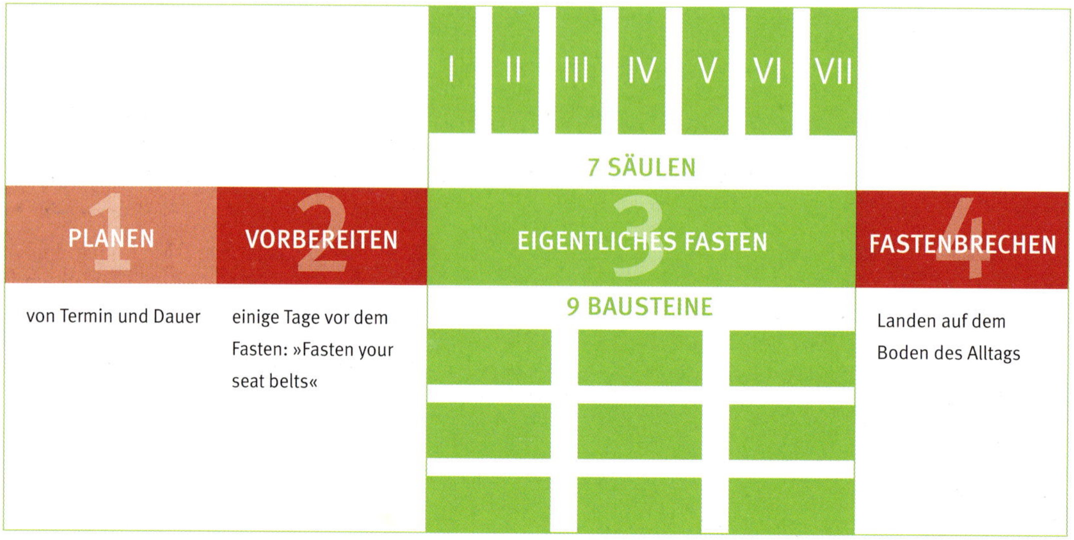

▶ Fasten gliedert sich in vier Phasen, die in der Abbildung dargestellt sind.

chinger Fastenkliniken in Überlingen und Marbella durch das Programm »Amplius« mit seinen neun therapeutischen Bausteinen ergänzt.

In den achtziger Jahren entstanden Heilfastenvarianten mit Erlebnis- und Erwachsenenbildungscharakter unter dem Begriff »Fasten für Gesunde«, »Fasten und Wandern« oder »Fasten im Kloster«. Nur ein Teil der Methode kann dabei zur Verfügung stehen, denn diese Angebote haben keine therapeutische Intention. Eine Ausbildung zu Fastenleitern wurde initiiert, ursprünglich um den niedergelassenen Arzt zu unterstützen. Heute bieten Fastenleiter Fastengruppen in eigener Regie an.

Wie und wo?

» Ich empfehle bei jedem Fasten, einen Arzt mit Fastenerfahrung zur Verfügung zu haben. Wenn Sie gesund sind, kann er im Hintergrund bleiben und ein gut ausgebildeter Fastenleiter kann Sie betreuen. Sich vom Alltag zu entfernen, vertieft das Fastenerlebnis. Fasten Sie zu Hause, helfen regelmäßige Tagesabläufe und Rituale, um sich innerlich vom Alltag zu lösen.

Vor- und Nachteile der unterschiedlichen Rahmenbedingungen

Wie und wo?	Vorteile	Nachteile
mit medizinisch-therapeutischer Begleitung und ggf. Fastenleiter		
▪ in einer Klinik – fern vom Alltag ▪ bei einem niedergelassenen Arzt im Alltag, berufsbegleitend oder im Urlaub	▪ Ärzte und Therapeuten begleiten das Fasten auch bei Krankheiten ▪ große Sicherheit	▪ kostspielig (aber sinnvolle Geldinvestition) ▪ wenige Kliniken oder Praxen bieten es an
mit Begleitung eines gut ausgebildeten Fastenleiters und ggf. Arzt im Hintergrund		
▪ in einem Hotel oder einem Kloster – fern vom Alltag ▪ zu Hause im Urlaub oder berufsbegleitend	▪ geringere Kosten ▪ viele interessante Angebote ▪ spirituelle Begleitung im Kloster	▪ nur für psychisch-körperlich Gesunde, die keine Medikamente nehmen ▪ das Fasten kann nicht als Therapie von Erkrankungen angeboten werden ▪ große Unterschiede in der Qualität der Angebote
selbstständig ohne Begleitung		
▪ zu Hause im Urlaub oder berufsbegleitend Diese Variante empfehle ich nur bei sehr erfahrenen Fastern, welche die Fähigkeit haben, diszipliniert sowohl das Fasten als auch den Aufbau durchzuführen.	▪ kann sofort eingesetzt werden, wenn man es braucht ▪ geringe Kosten	▪ keine Sicherheit

Wann?

» Dort, wo Religionen Fastenrituale pflegen, sind die regelmäßigen, meist jährlich wiederkehrenden Fastenzeiten allen bekannt. Die Gemeinden werden durch Gebete und Bräuche darauf vorbereitet.

Wenn Sie Ihr Fasten selbst planen, ist es empfehlenswert, den Zeitraum länger im Voraus festzulegen und diesen in Ihrem Jahresplan einzubauen, um sich darauf einstellen zu können. Die rechtzeitige Planung ermöglicht eine harmonische Stoffwechselumstellung Ihres Körpers auf das Fasten – genauso wie die Vorstellung einer Mahlzeit bereits die ersten Verdauungsvorgänge in Gang setzt.

Sie könnten sich für eine liturgische Zeit entscheiden, z. B. die Fastenzeit vor Ostern, in der Ramadan-Zeit oder um den Jom Kippur. Die Fastenzeit kann auch nach Jahreszeit gewählt werden: Diejenigen, die sich gern zurückziehen wollen, könnten z. B. im Herbst oder Winter fasten, und diejenigen, die mit dem Fasten gern ein Urlaubsgefühl verbinden, werden eher Frühling oder Sommer vorziehen. Wer leicht friert, wird warme Jahreszeiten bevorzugen oder eine warme Gegend. Wer einen niedrigen Blutdruck hat, kann in die Berge gehen. Es ist wichtig, eine Zeit auszuwählen, in der keine dringenden familiären und beruflichen Verpflichtungen anstehen.

Fasten jedes Jahr

Wenn Sie zum ersten Mal fasten, werden Sie Ihren Körper besonders beobachten, sich diesen neuen Stoffwechsel aneignen und neue Erfahrung mit sich machen. Beim zweiten Mal ist alles bereits viel vertrauter, und wenn Sie regelmäßig fasten, werden Sie sich zunehmend psychisch-seelische Dimensionen erschließen. Jedes Fasten ist ein neues Abenteuer und bringt neue Erfahrungen. Jährliche Fastenerlebnisse sind wie Abschnitte eines »roten Fadens«, der sich durch die Jahre zieht oder wie »Wirbelkörper« des Rückgrates. Regelmäßiges Fasten kann als innere Einkehr verstanden werden, bei der man eine Bilanz zieht, den Körper reinigt, neue Weichen stellt und neue Perspektiven entdeckt.

Christlicher, jüdischer und islamischer Kalender mit Ostern, Jom Kippur, Ramadan

christlicher Kalender Fastenzeit: von Aschermittwoch bis Ostern		jüdischer Kalender Jom Kippur		islamischer Kalender Ramadan	
Jahr		**Jahr**		**Jahr**	
2010	17. Februar – 04. April	5771	18. September	1431	11. August – 09. September
2011	09. März – 24. April	5772	08. Oktober	1432	01. August – 29. August
2012	21. Februar – 08. April	5773	26. September	1433	21. Juli – 19. August
2013	13. Februar – 31. März	5774	14. September	1434	10. Juli – 09. August
2014	05. März – 20. April	5775	04. Oktober	1435	29. Juni – 29. Juli
2015	18. Februar – 05. April	5776	23. September	1436	18. Juni – 17. Juli
2016	09. Februar – 27. März	5777	12. Oktober	1437	07. Juni – 07. Juli
2017	01. März – 16. April	5778	30. September	1438	27. Mai – 26. Juni

Kurzfristig entschlossen

Neben dem längerfristig geplanten Fasten kann man sich auch kurzfristig zum Fasten entscheiden, z. B. wenn eine wichtige Entscheidung zu treffen ist (heirate ich oder nicht, wechsle ich meinen Wohnort, meine Arbeit), oder bei Verlust eines nahestehenden Menschen, um die Trauer zu verarbeiten. Wenn Gesundheitsstörungen oder Krankheiten eingetreten sind, kann ein Fasten schwerwiegende Behandlungen vermeiden helfen – routinierte Faster legen eine spontane Fastenzeit ein bei den ersten Symptomen eines Grippalinfekts, aber auch bei Magenverstimmung, Gewichtszunahme und Gelenkbeschwerden. Für unerfahrene Faster sollte dann eine ärztliche Betreuung vorhanden sein. Lernen Sie zu fasten, wenn Sie gesund sind: Erstens haben Sie bessere Chancen, gesund zu bleiben, und, falls Sie krank werden, haben Sie die Vorgehensweise schon geübt und können gleich reagieren.

Arbeit oder Urlaub?

Allgemein gilt im Fasten das Motto: »Gönnen Sie sich die Freiheit, das zu tun, wonach Ihnen gerade zumute ist.« In unserer Klinik gab es sowohl Fastende, die ein ganzes Buch oder ein Filmdrehbuch geschrieben haben als auch andere, die 20 kg Akten mitgenommen und unausgepackt zurückgenommen hatten. Wenn Sie es sich leisten können, fasten Sie ohne Zwang zum Arbeiten! Falls Sie zu Hause bleiben, arbeiten Sie in den letzten Tagen vor der Fastenzeit unerledigte Dinge auf und räumen Sie sich während des Fastens täglich mindestens drei Stunden Zeit ein, in der sie völlig frei von Verpflichtungen sind.

MEINE ERFAHRUNGEN

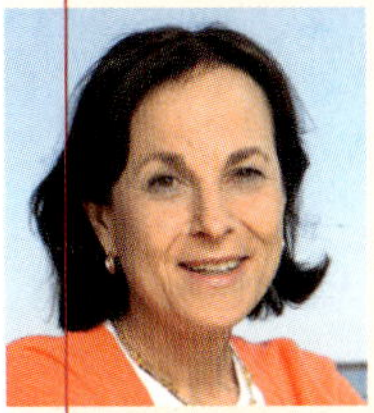

Die Fastenzeit fest einplanen

Als Beispiel für eine Fastenplanung könnte meine eigene Erfahrung dienen: Ich faste seit 30 Jahren jährlich für zwei Wochen am gleichen Ort mit einer Gruppe. Zum Ende dieser Fastenzeit wird das Datum des nächsten Fastens fixiert. In meinen noch jungfräulichen Kalender für das nächste Jahr trage ich die Fastenzeit ein – mit Anreise, Entlastungstag und Aufbauzeit. Ich vermerke zusätzlich eine Stress-Sperre in der Woche vor und auch nach der Fastenzeit, um mich vorbereiten zu können bzw. wieder sanft in meinem Alltag landen zu können. Neben meiner Fastenzeit markiere ich die Ferienzeiten und lege alle weiteren Jahrestermine in die freien Zeiträume.

Wie lange?

» Das Optimum des therapeutischen Heilfastens (das sog. »Buchinger classic«) liegt zwischen 2 bzw. 3 Wochen stationär mit ärztlicher Betreuung. Allerdings sind immer die individuelle Ausgangslage und der Verlauf maßgebend für die Dauer des Fastens. Kürzere Fastenperioden können von Vorteil sein, besonders bei untergewichtigen Menschen. Zur Umstimmung kommen einzelne Fasten- oder Entlastungstage infrage. Bei entsprechender Indikation können auch längere Fastenzeiten (bis zu 6 Wochen oder mehr) sinnvoll sein.

Empfehlenswert für eine Fastentherapie ist eine Mindestdauer von 10 Tagen: also 1 Entlastungstag, 5 Tage Fasten, 1 Tag Fastenbrechen und 3 Aufbautage. Einen Vorschlag, wie diese 10 Tage gestaltet werden könnten, finden Sie in der Tabelle auf den S. 108 – 109.

Ohne medizinische Betreuung empfiehlt sich die sogenannte »Fastenwoche für Gesunde«, mit einem Entlastungstag, der zugleich der Anreisetag ist, fünf Fastentagen und anschließend zwei bis vier Aufbautagen.

Was brauche ich?

» Fern vom Alltag oder zu Hause: Was brauche ich? Einer der Genüsse des Fastens ist das Auskommen mit wenigen Dingen – überfrachten Sie daher nicht Ihren Koffer, falls Sie zum Fasten verreisen, oder legen Sie die wichtigen Dinge, die Sie brauchen, zu Hause bereit:

- warme Kleidung (Pullover, Socken, Schal, Mütze, Handschuhe)
- Wanderkleidung und -schuhe
- Regenkleidung
- Badezeug
- bequeme Kleidung (Trainingsanzug, Bademantel)
- Wärmflasche und dünnes kleines Frottiertuch (stehen in einer Klinik zur Verfügung)
- elegante Kleidung, falls Sie die Lust packt, feierlich auszusehen.
- Körperbürste oder Massagehandschuh, Zungenschaber, Nasendusche, Einlaufgerät, Vaseline
- Körperlotion oder -öl (biologische Qualität)
- Tagebuch
- Bücher, die Sie schon lange lesen wollten
- Ihre Lieblingsmusik

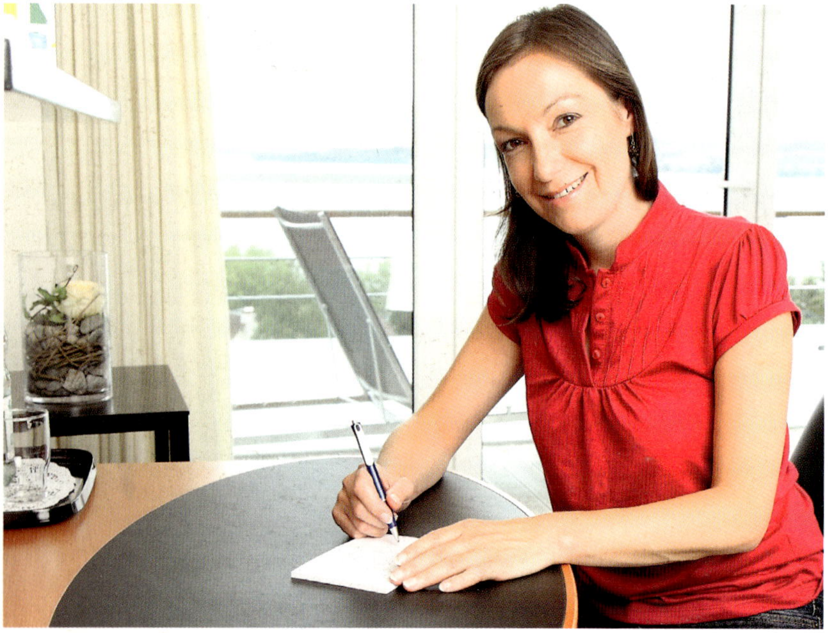

Einkaufsliste

Falls Sie für Ihre Fastenverpflegung selbst sorgen müssen, sollten Sie Folgendes einkaufen (für ca. 5 – 7 Fastentage):

- ca. 3 kg Gemüse für die Gemüsebrühe (¼ Liter täglich, siehe Rezept S. 125)
- biologische Obst- oder Gemüsesäfte (2 Flaschen zu 1 Liter oder kleinere Flaschen, die eine größere Sortenauswahl erlauben). Alternativ frisches Obst für ca. 1,5 Liter Saft zum selber pressen.
- 1,5 Kilo Obst bzw. 150 g Vollkornreis für den Entlastungstag (siehe Rezepte S. 120 – 124)
- frische biologische Kräutertees verschiedener Sorten z. B. Kamille, Linde, Pfefferminze, Eisenkraut oder Apfeltee
- 5 biologische Zitronen
- 10–15 Liter Mineralwasser (still oder mit wenig Kohlensäure)
- 40 g Glaubersalz, erhältlich in Apotheken ohne Rezept (Dosierung siehe S. 82)
- etwas Weizenkleie bei Darmträgheit
- bei Bedarf fünf Magerjoghurts und ein Fläschchen Leinöl (100 ml) für die tägliche Einnahme von einem Joghurt glattgerührt mit einem Teelöffel Leinöl

Den Einkauf für die Aufbauverpflegung sollten Sie am letzten Fastentag erledigen. Rezepte für die Aufbauphase finden Sie auf S. 126 – 134.

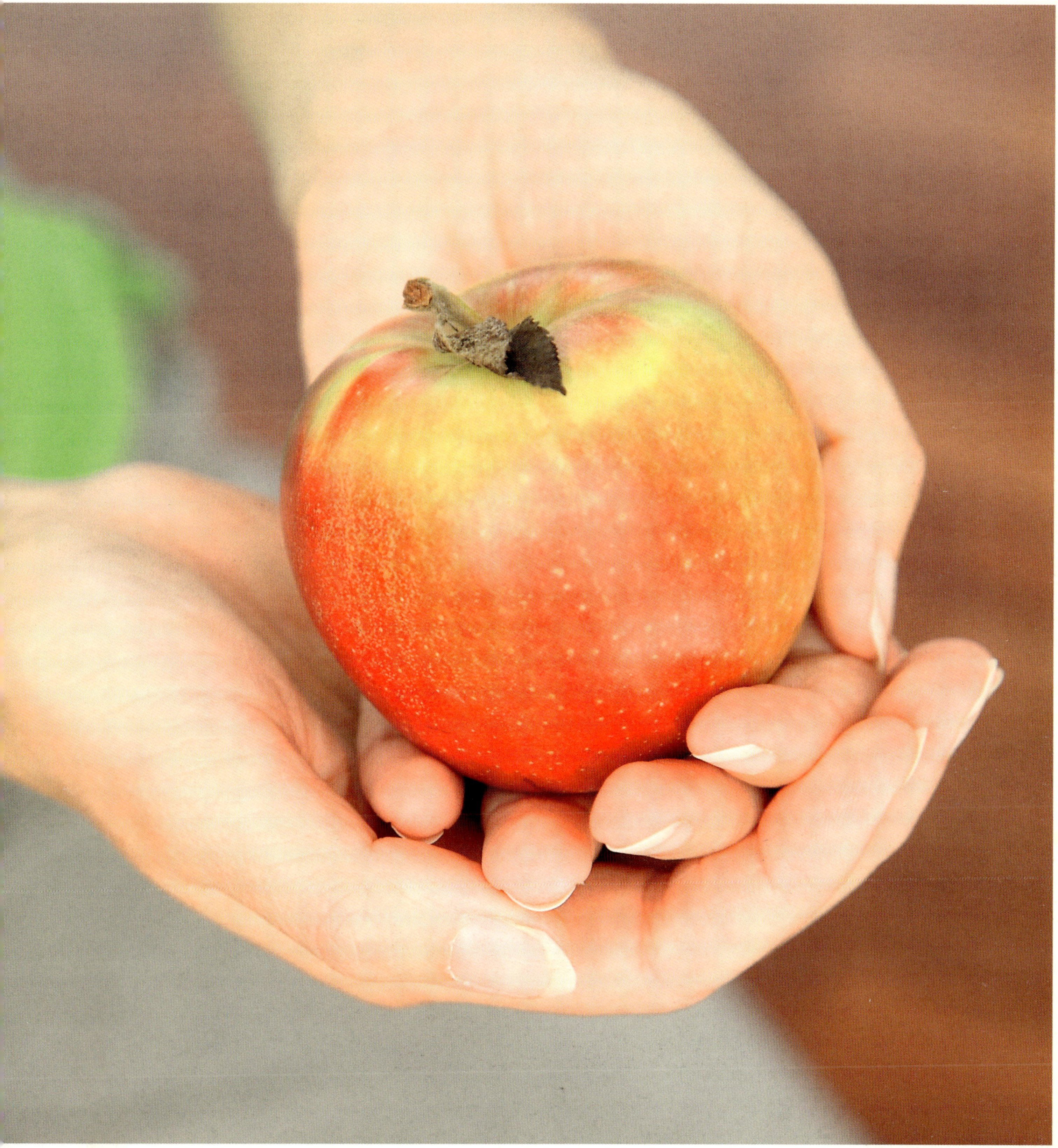

Die sieben Säulen des Fastens

Egal für welche Fastenvariante Sie sich entschieden haben, kommen ab dem ersten Fastentag die sieben Säulen zum Tragen, die ich Ihnen nun im Einzelnen vorstelle.

Je umfangreicher die Betreuung, desto einfacher ist es, alle sieben Bereiche voll zu verwirklichen. Bei den Hilfsmethoden allerdings müssen Faster, die zu Hause bleiben, wandern oder in einem Hotel sind, sich gut organisieren, z. B. im Voraus einen Masseurtermin vereinbaren, sich über Wanderwege erkundigen, ein Fitnessclub auswählen etc.

Fasten und Konstitution

Bevor es um die sieben Säulen des Fastens geht, sollten Sie noch einen Blick auf Ihre Konstitution werfen. Sind Sie eher erschöpft, müde und blass, haben kalte Extremitäten, Ihr Blutdruck ist eher niedrig (unter 110 mmHg systolisch) und neigen Sie vielleicht auch zu einem niedrigen Körpergewicht? Dann gehören Sie zu der Kategorie Leere-Typ und sollten sorgfältig mit sich umgehen:

- langsamer Übergang in das Fasten und aus dem Fasten: z. B. 2–3 Entlastungstage einlegen statt nur einem,
- Stressfreiheit, keine Hektik
- warme Getränke (auch Wasser kann warm getrunken werden)

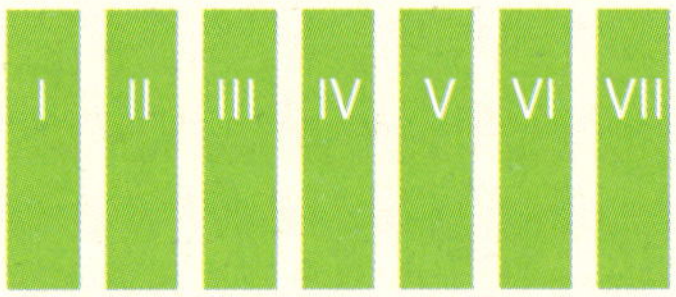

7 SÄULEN

1. Ruhe, Stille und Entspannung
2. Bewegung
3. Förderung der Ausscheidung (»Detox«)
4. Hilfsmethoden
5. Betreuung
6. Fastengetränke
7. Nahrung für die Seele

- warme Zimmer, warme Kleidung
- vitalisierende Behandlungen (Trockenbürsten, häufige, mittellange körperliche Aktivitäten, warme Fuß- und Handbäder)
- vorsichtiger langer Aufbau (nicht zu viel Rohkost)

Im Gegensatz zum Leere-Typ ist der Plethoriker durch folgende Merkmale gekennzeichnet:
Hitze, gerötetes Gesicht, Bluthochdruck, oft Übergewicht mit abdominellem Fettansatz. Plethoriker fasten meist ohne Schwierigkeiten und sehen ihr Wohlbefinden von Tag zu Tag wachsen. Sie verspüren keinen Hunger und können sich körperlich belasten (vorausgesetzt Herz und Kreislauf weisen keine Störungen auf).

Ruhe, Stille und Entspannung

Lassen Sie sich Zeit. Wagen Sie sich an die Grenze der Langeweile – es wird sich ein Zeitraum öffnen, in dem Myriaden von unbeachteten Dingen und Zusammenhängen sichtbar werden.

Gönnen Sie es sich, während des Fastens tatsächlich zur Ruhe zu kommen; vermeiden Sie alle Stressoren, lassen Sie die Hektik des Alltags ausklingen. Nach der Umstellung läuft das vegetative Nervensystem; die Verdauungsorgane haben Urlaub. Suchen Sie während der Fastentage bewusst schöne Orte auf, an denen Sie zur Ruhe kommen können – setzen Sie sich still an einen See, in den Wald, auf eine Wiese oder in einen Garten. Für viele Menschen stellt die Natur einen Ort der Erholung dar, hier fällt der Alltag von einem ab. Äußerlich ist es nun ruhig. Und wie sieht es innen – in Ihrem Kopf – aus? Da rumort es oft gewaltig. Hier kreisen die Gedanken unermüdlich um Probleme, man macht sich Sorgen, inszeniert Dramen. Oft spürt man diese innere Unruhe erst dann besonders deutlich, wenn die äußerlichen Ablenkungen und Aktivitäten wegfallen. Ich möchte Ihnen nun eine gute Übung vorstellen, um auch innerlich zur Ruhe zu kommen.

Körper-Geist-Stimmungs-Check

Diese Übung können Sie jederzeit machen. Setzen oder legen Sie sich bequem hin, schließen Sie die Augen und schalten Sie auf »Spürprogramm«. Dabei schaltet sich die mentale Aktivität, die permanent kommentiert, bewertet, verurteilt und kritisiert, aus. Es handelt sich um eine Übung der Selbstbeobachtung ohne mentales Urteil.

Den Körper scannen

Nachdem Sie die Augen geschlossen haben, richten Sie Ihre Aufmerksamkeit zunächst auf die Geräusche um Sie herum: Was höre ich im Raum und außerhalb?

Was sehen Sie (bei geschlossenen Augen: Licht, intensive Farben)?

Spannung? Schmerz?

Wie fühlt sich mein Körper auf dem Boden/Sessel an? Welche Körperbereiche haben Kontakt mit dem Boden oder dem Sessel? Spüre ich Schmerzen, Spannungen oder bin ich beschwerdefrei? Gehen Sie dazu mit Ihrer Aufmerksamkeit langsam durch den gesamten Körper:
Fangen Sie beim Kopf an. Spüren Sie zunächst, ob es eine Stelle in Ihrem Körper gibt, an der Sie sich unwohl fühlen oder die schmerzt. Sie wandern wie mit einem Scanner durch Ihren gesamten Körper und nehmen eventuelle Beschwerden wahr. Wenn Sie eine Stelle finden, die schmerzt oder verspannt ist, zum Beispiel Ihr Nacken, dann verweilen Sie mit Ihrer Aufmerksamkeit dort und atmen in diesen Bereich hinein. Nach einer Weile wandern Sie mit Ihrer Aufmerksamkeit weiter durch den Körper. Wenn Sie beschwerdelos sind, verweilen Sie einen Moment in Dankbarkeit.

Kälte? Wärme?

Gehen Sie nun noch einmal durch Ihren Körper und spüren die Tempe-

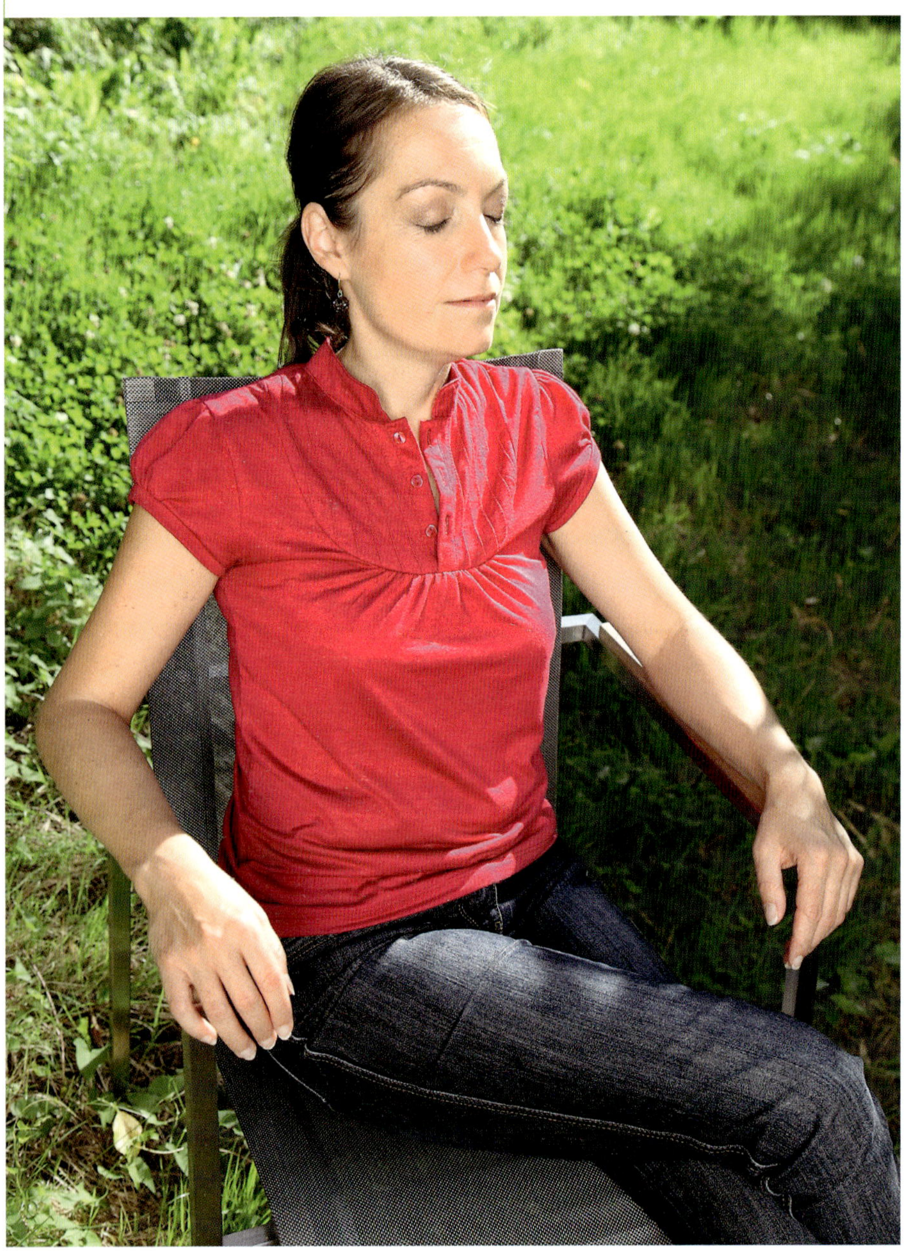

ratur. Fühlen Sie Kälte oder kalte Stellen? Oder fühlen sich Stellen zu heiß an? Beschränken Sie sich auf die reine Wahrnehmung und bleiben im Spüren. Spüren Sie die Wärme im Brustkorb, wie sie bis zu den Fingerspitzen ausstrahlt. Spüren Sie, wie es in den Handflächen und Handrücken kribbelt? Wenn die Hände kalt sind, spüren Sie in sich hinein. Fühlen Sie die Ausstrahlung der Wärme vom Bauch in die Oberschenkel, die Waden bis zu den Zehenspitzen und wie es in den Fußsohlen, Zehen und Zehenspitzen kribbelt?

Fühlt sich Ihr gesamter Körper angenehm an? Nicht zu kalt und nicht zu warm? Lassen Sie Dankbarkeit aufleben. Sollten Sie kalte Stellen gespürt haben, können Sie später ein warmes Fuß- oder Handbad nehmen, um den Wärmemantel wiederherzustellen.

Körperliche Bedürfnisse oder Bedürfnislosigkeit?

- Checken Sie auch Ihre Bedürfnisse:
- Sind Sie müde und wollen schlafen (siehe Minischlaf S. 73)?
- Haben Sie Bewegungsbedarf?
- Besteht ein Entleerungsbedarf (Blase/Darm)?
- Sind Sie hungrig? Durstig? Oder satt?

◀ Den Körper-Geist-Stimmungs-Check können Sie jederzeit machen: Schließen Sie die Augen und spüren in sich hinein.

Wie ist Ihr psychisch-seelischer Zustand?

Nun folgt ein kurzer Ausflug in Ihren mentalen und psychisch-seelischen Zustand. Dafür genügen ein paar Sekunden mit der Vorstellung, eine große Schublade zu öffnen, den Inhalt emotional wahrzunehmen und wieder zu schließen.

Wie ist mein Familienbeziehungsnetz?

- Vater, Mutter, Partner, Kinder, Geschwister? (Checken Sie einfach, ob es Harmonie, Indifferenz oder Konflikte gibt.)

Wie ist meine berufliche Situation?

- Spannungen mit Kollegen, Chef, Kunden?
- Wichtige Verträge, Geschäfte, »Baustellen«, die offen sind?
- Finanzielle Schwierigkeiten?
- Oder ruhige Situation, die »Basics« stimmen?

Wie fühle ich mich persönlich?

- Gesundheit?
- Wohnort: Lebe ich gern dort, wo ich wohne?
- Fühle ich mich an meiner Arbeitsstelle wohl?
- Fühle ich mich in meiner Partnerschaft wohl?
- Bin ich in meiner Lebensvision oder bin ich entgleist?

Stimmungs-Check

Wie fühlen Sie sich gerade? Was empfinden Sie?

Welche Adjektive treffen im Moment auf mich zu?

erstaunt	erfüllt	beängstigt	nervös
fröhlich	sicher	hoffnungslos	gelähmt
wohl	überrascht	wütend	entmutigt
bewegt	begeistert	ungeduldig	verwirrt
vertrauensvoll	gerührt	ärgerlich	verlegen
optimistisch	zufrieden	irritiert	zögernd
angeregt	glücklich	besorgt	frustriert
stolz	hoffnungsvoll	beunruhigt	traurig
kräftig	dankbar	einsam	hilflos
erleichtert		enttäuscht	

Schublade auf, Schublade zu

Zunächst mag Ihnen diese Übung befremdlich erscheinen. Vielleicht haben Sie bisher versucht, an ein belastendes Thema gerade nicht zu denken. Mit dem Ergebnis, dass es sich unermüdlich wieder in Ihre Gedanken schleicht. Probieren Sie es aus. Je öfter Sie die Übung machen, desto besser wird es gelingen. Unser Unterbewusstsein spricht sehr gut auf Bilder an. Ihre Sorgen und Probleme sind nach wie vor da. Aber im Moment liegen sie alle sicher verwahrt in den Schubladen. Sie brauchen keine Verdrängungsenergie mehr aufzubringen. Ihr Geist wird frei, um den Moment, in dem Sie sich gerade befinden, wahrzunehmen.

Wenn Sie bei einem Thema ins Grübeln kommen oder sich doch wieder Sorgen machen, vergegenwärtigen Sie sich, welche Wirkung diese Vorstellung auf Ihren Körper hat, zum Beispiel weil Ihr Sohn gerade auf einer Auslandsreise ist und sie nicht wissen, wie es ihm geht, wo er steckt. Allmählich beschleunigt sich das Herz, der Hals wird dick, der Magen flau, die Hände kalt. Wenn Sie tatsächlich im Spüren bleiben, werden Sie merken, wie Ihr Kopfkino, wie der Sorgenkreislauf Ihren Körper »vergiftet«. Gerade noch lagen oder saßen Sie entspannt in sicherer Umgebung, Ihnen mangelte es an nichts, und so wie Sie dem Sorgenkarussell erlauben, sich zu drehen, fühlen Sie sich elend.

Im Spüren bleiben

Diese Übung macht spürbar, was man sich selbst antut, wenn man sich permanent Sorgen macht oder von negativen Gedanken beherrscht wird. Dabei können Sie entscheiden, die Schublade wieder zu schließen. Wenn Sie mögen, können Sie auch einen Satz dazu sprechen oder denken. Zum Beispiel »Ich wünsche dir das Beste und verlasse mich darauf, dass du in

WISSEN

Schweigen

In religiösen Einrichtungen wird eine Kombination von Fasten und Schweigen praktiziert. Auch wenn Sie auf das Sprechen nicht ganz verzichten wollen, ist es ratsam, das Blabla zu vermeiden und stattdessen Worten, die aus dem Herzen kommen, aus der inneren Stille und eine persönliche Bedeutung haben oder dem Schreiben den Vorzug zu geben. Wenn Sie gemeinsam mit anderen fasten, verabreden Sie, eine Wanderung im Schweigen zu machen oder ein paar Stunden der Stille am Tag einzulegen. Mir selbst geht es oft so, dass ich im Fasten gern schweige. In unserer Klinik trägt jeder Faster, der gern schweigen möchte, einen Button »Ich schweige«, damit die anderen Gäste Bescheid wissen und nicht irritiert sind, wenn er auf eine Ansprache nicht reagiert bzw. er sich nicht gezwungen fühlen muss, sein Schweigen zu brechen.

guten Händen bist.« Dann können Sie sich leichter lösen. Denn Sie haben im Moment keine Möglichkeit, etwas für Ihren Sohn zu tun. Im Moment dürfen Sie das, was das Leben Ihnen jetzt anbietet, erhalten und kosten. Sinn der Übung ist, sich darüber klar zu werden, was einen gerade umtreibt. Dadurch, dass man die Themen benennt, wird die diffuse innerliche Unruhe aufgelöst. Wichtig ist, tatsächlich im Spüren zu bleiben; kommentieren und werten Sie nicht. Das ist eine sehr gute Übung, um im Jetzt zu sein und das, was das Leben uns beschert, voll zu empfangen.

Entspannen

Es gibt viele unterschiedliche Entspannungsmethoden. Welches Verfahren man anwendet, kann man von seinen individuellen Vorlieben abhängig machen. Vorausgehende sportliche Betätigung oder körperliche Bewegung erleichtern die Entspannung. Nehmen Sie sich während der Fastenzeit täglich Zeit und Raum, um tatsächlich zur Ruhe zu kommen. In den Kliniken Buchinger werden dazu verschiedene Entspannungsmethoden vermittelt, wie Yoga-Übungen (siehe S. 75 – 79) oder die bewährte Technik des Autogenen Trainings. Abgeleitet aus der Selbst-Hypnose vom Berliner Arzt Schultz ruht das Autogene Training auf 6 Autosuggestionen:

- »Ich bin ruhig.«
- »Mein ganzer Körper ist schwer.« (Das Gefühl der Schwere wird dadurch spürbar, dass sich der Muskelanspannung löst.)
- »Mein Körper ist warm.« (Durch die Entspannung der Gefäßmuskulatur kommt es zu einer vermehrten Durchblutung.)
- »Es atmet in mir.«
- »Mein Herz schlägt ruhig.«
- »Mein Solarplexus ist warm.«

▶ Während des Fastens sollten Sie die Möglichkeit haben, sich ausreichend Ruhe zu gönnen. Legen Sie sich hin, wenn Sie müde sind.

Die mentale Aktivität reduziert sich in dem Moment, in dem der Mensch sich voll in die Bewusstheit der Körperempfindung versetzt.

Schlafen, wenn man müde ist

Unser Energieniveau schwankt, im Tagesverlauf gibt es Hochs und Tiefs. Ungefähr alle vier Stunden lässt unse-

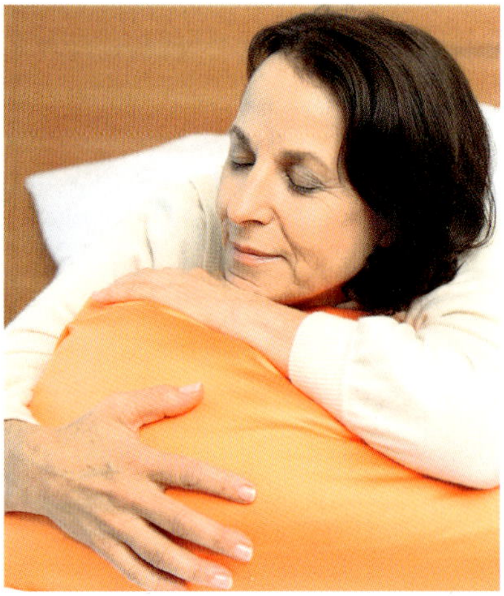

re Energie nach und wir können eine große Müdigkeit verspüren, manchmal schließen sich die Augen von allein. Diese Zeit wird als Schlaffenster bezeichnet, denn hätte man die Möglichkeit, sich nun auszuruhen und der Müdigkeit nachzugeben, schliefe man ein. Im Arbeitsalltag wird aufkommende Schläfrigkeit meist mit Kaffee vertrieben.

In der Fastenzeit dürfen – und sollten Sie – dem körperlichen Signal nachgeben und sich ausruhen, wenn Sie müde sind. Kaffeegenuss ist während der Fastenzeit ohnehin tabu. Möglicherweise werden Sie diese Schlaffenster während der Fastenzeit häufiger und auch deutlicher spüren. Sie können die Gelegenheit nutzen, um die Fähigkeit zu einem erholsamen, aber kurzen (1 – 20 Minuten) Schlaf zu trainieren, dem sogenannten Minischlaf. Der Körper lernt, bei Müdigkeit auch tagsüber tief zu schlafen, um seine Energie zu erneuern. Diese Fähigkeit kann man im Alltag nutzen.

WISSEN

Minischlaf

- Bitte nutzen Sie für diese Übungen unbedingt ein Schlaffenster oder die im Alltag oft auftretende Nachmittagsschläfrigkeit. Es funktioniert am besten, wenn bis dahin weder Kaffee noch Tee getrunken wurden.
- Sobald Sie Schläfrigkeit verspüren und die Möglichkeit gegeben ist, legen Sie sich auf eine vorbereitete Liege. Für manchen ist die Bauchlage von Vorteil. Probieren Sie, wie es am besten geht.
- Prägen Sie sich vor dem Einschlafen die genaue Zeit, bei der Sie erwachen wollen, ein.
- Sorgen Sie dafür, dass während der Übung möglichst kein Störfaktor wirkt (z. B. Telefon etc.).
- Beauftragen Sie sicherheitshalber jemanden, er solle Sie von weitem beobachten und Sie 10–15 Minuten, nachdem Sie eingeschlafen sind, wecken, damit Sie nicht in einen unbeabsichtigt langen tiefen Schlaf verfallen.
- Nach dem Erwachen erheben Sie sich gleich. Danach reißen Sie sich aus dem Schlaf, indem Sie z. B. eine kurze Gymnastik machen oder das Gesicht kalt abwaschen. Danach versuchen Sie, gleich wieder sinnvoll tätig zu sein bzw. während der Fastenzeit machen Sie z. B. einen Spaziergang.

Je häufiger Sie diese Übung durchführen (möglichst täglich einmal), umso schneller werden Sie den Tagesminischlaf beherrschen. Etwas Geduld ist beim Üben erforderlich. Verzagen Sie nicht, wenn es nicht sofort oder nicht immer klappt, und bitte versuchen Sie nicht, den Minischlaf willkürlich zu erzwingen. Damit würden Sie gegen ein natürliches Prinzip verstoßen, und das Gegenteil tritt ein.

Bewegung

II Die körperliche Aktivität beeinflusst – wenn sie richtig dosiert ist – alle Systeme des Menschen positiv, ganz besonders Atmung und Durchblutung. Sie fördert schnellere und tiefere Atemzüge und aktiviert zugleich das Herz; das Blut wird durch große und kleine Gefäße schneller befördert und als Ergebnis erhöhen sich der Gasaustausch und die Ernährung der Zellen (Zufuhr von Sauerstoff und Nährstoffen, Entsorgung von Kohlendioxid und Abbauprodukten). Die Durchblutung aller Gewebe und deren Stoffwechsel wird angeregt – wie ein Feuer durch einen Blasebalg. Zu dieser allgemeinen Wirkung der Bewegung kommen spezifische Wirkungen hinzu, die für Fastende von besonderer Bedeutung sind:

WISSEN

Jeder Atemzug ist eine Massage für die Bauchorgane

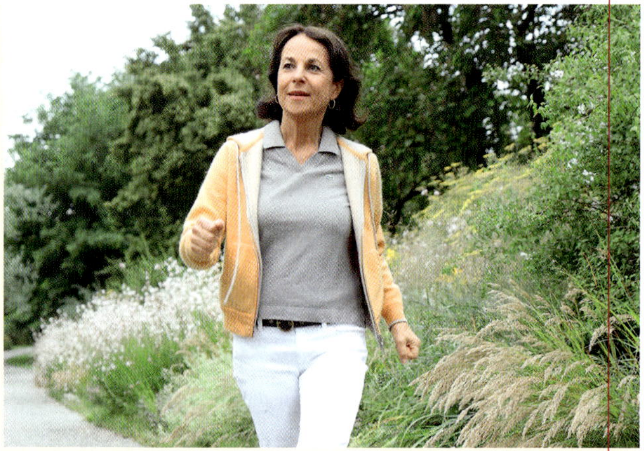

Die beiden Lungenflügel wären zwei regungslose Beutel, wenn sie nicht mit dem Zwerchfellmuskel zusammenhängen würden. Dieser zeltförmige Muskel, gespannt zwischen Brustkorb und Bauchhöhle, senkt sich beim Einatmen und hebt sich beim Ausatmen. Infolgedessen bewirken freie Atemzüge eine Massage der von unten durch die Beckenknochen gehaltenen Bauchorgane (Darm, Magen, Leber, Bauchspeicheldrüse, Nieren).

Bei der Einatmung wird das Zwerchfell kontrahiert und drückt in den Bauchraum, dadurch werden alle Bauchorgane, vor allem die Verdauungsorgane wie Magen, Leber, Gallenblase, Bauchspeicheldrüse, der gesamte Darmtrakt, aber auch die Nieren, die Milz zusammengedrückt und verbrauchtes Blut wird ausgepresst. Gleitet das Zwerchfell bei der Ausatmung in seine Ausgangsstellung zurück, dehnen sich die Organe wieder aus und saugen sauerstoff- und nährstoffreiches Blut an. Ein- und Ausatmen ist für die Bauchorgane bezüglich des Blutflusses wie Ebbe und Flut – wie Entgiften und Nähren.

Diese permanente stimulierende Massage ist ein Geschenk der Natur und kann intensiviert werden, wenn die Atemzüge durch körperliche Aktivität tiefer und schneller werden oder durch entsprechende Atemübungen.

Das Zwerchfell wird in der Populärliteratur manchmal das zweite Herz genannt – warum? Es erzeugt eine Sogwirkung durch Unterdruck: Zunächst beim Einatmen im Brustkorb mit der Folge, dass die Luft in die Lungen eindringt. Beim Ausatmen entsteht ein Unterdruck in der Bauchhöhle, der eine Sogbewegung auf die unteren Extremitäten ausübt und die Flüssigkeit in Richtung Herz zurückbefördert.

- Erhaltung/Erhöhung der Leistungsfähigkeit von Muskulatur inkl. Herzmuskel
- Vermeidung eines immobilitätsbedingten Eiweißverlustes
- Vermehrung der Säureabatmung über die Lungen und vermehrte Sauerstoffextraktion durch die Muskelzellen
- Stimulation der Fettverbrennung
- Gewichtsabnahme und Stabilisierung des Normalgewichts
- Erzeugung von Körperwärme, da die Wärmeproduktion aus den ausbleibenden Verdauungsvorgängen abnimmt
- Verbesserung des Wohlbefindens und des Selbstwertgefühls

Körperliche Bewegung regt nicht nur die Durchblutung und Atmung, sondern auch die Ausscheidungsorgane an und fördert somit die Eliminations- und Regenerationsprozesse:

- Anregung der Nierentätigkeit mit Ausscheidung von Säuren durch gesteigerte Durchblutung, wenn täglich ausreichend getrunken wird (1 – 2,5 Liter Flüssigkeit/Tag)
- Anregung der Darmtätigkeit durch Zwerchfellmassage
- Anregung der Lungentätigkeit mit Ausscheidung von Säuren als Kohlendioxid und anderen Gasen
- Anregung der Hautdurchblutung sowie des aktiven Schwitzens

Hilfreiche Yogaübungen

Im Folgenden stelle ich Ihnen einige Yogaübungen vor, die für die Fastenzeit besonders wertvoll sind. Die Hauptwirkungen der Übungen werden jeweils kurz skizziert. Nehmen Sie sich ausreichend Zeit, um sich mit den Übungsabläufen vertraut zu machen. Die Übungen sollten in einer entspannten und ungestörten Atmosphäre durchgeführt werden. Führen Sie die beschriebenen Bewegungen nur so weit aus, wie es Ihnen angenehm ist.

Gaslösende Übung

Diese Übung massiert und aktiviert den Dickdarm, löst vorhandene Gase oder Luft vom gesamten Darmtrakt, entstaut die Darmlymphe, aktiviert die Darmperistaltik und reinigt die Lungen durch die verstärkte Ausatmung.

Legen Sie sich ausgestreckt auf den Rücken, beide Arme liegen an den Körperseiten.

- einatmend Arme gestreckt hinter den Kopf bringen (Bild 1)
- ausatmend rechtes Knie angewinkelt zum Oberkörper ziehen (Bild 2)
  - gleichzeitig Kopf zu den Knien ziehen
  - Hände umfassen das Knie
- einatmend Arme gestreckt hinter den Kopf bringen und rechtes Bein wieder strecken
- ausatmend linkes Knie zum Oberkörper ziehen
  - gleichzeitig Kopf zu den Knien ziehen
  - Hände umfassen das Knie
- einatmend Arme gestreckt hinter den Kopf bringen und linkes Bein wieder strecken
- ausatmend beide Knie angewinkelt zum Oberkörper ziehen (Bild 3)
  - gleichzeitig Kopf zu den Knien ziehen
  - Hände umfassen die Knie

Wiederholen Sie den gesamten Zyklus drei- bis fünfmal.

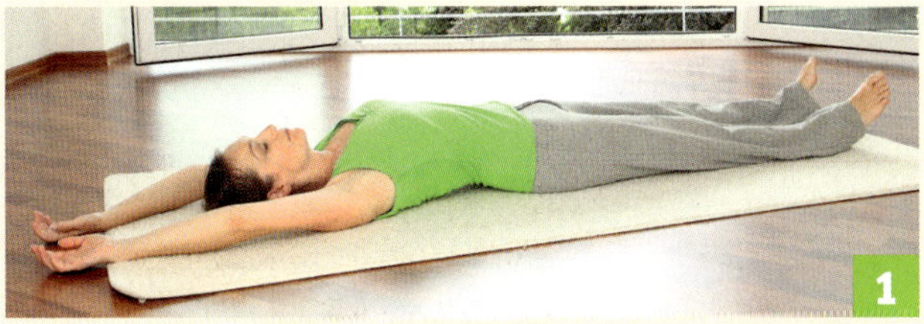
1

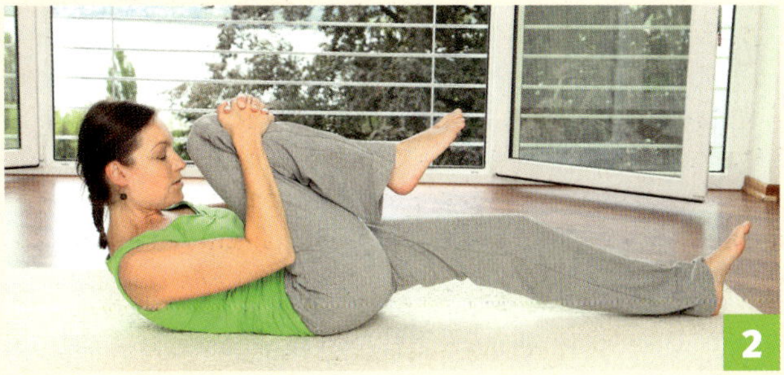
2

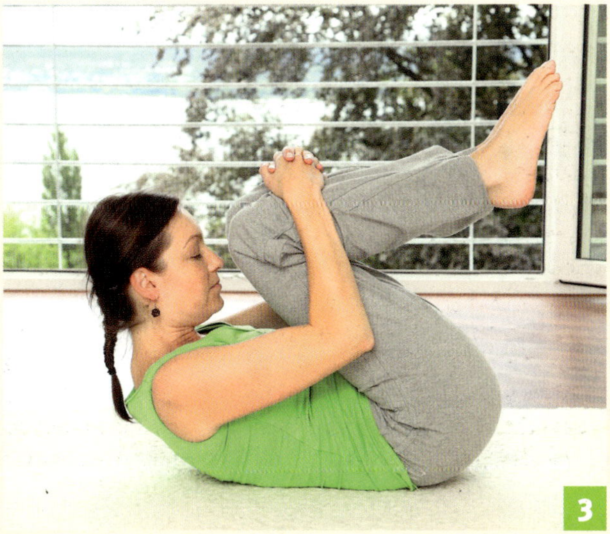
3

Das Krokodil

Das Krokodil löst Spannungen im Rücken, sowohl im muskulären System als auch in der Wirbelsäule als knöchernes System, es dehnt die Körperseiten, entspannt das Zwerchfell und öffnet den Atemraum.

Legen Sie sich ausgestreckt auf den Rücken und stellen beide Beine angewinkelt auf, beide Arme liegen gestreckt über dem Kopf (Bild 1).

- ausatmend die aufgestellten Knie langsam nach links senken, gleichzeitig den Kopf nach rechts drehen (Bild 2)
- einatmend die Knie wieder langsam aufstellen und den Kopf in mittige Haltung zurückbringen
- ausatmend die aufgestellten Knie langsam nach rechts senken, gleichzeitig den Kopf nach links drehen (Bild 3)

Wiederholen Sie den gesamten Zyklus fünf- bis siebenmal.
Bei dieser Übung kommt es besonders darauf an, die Bewegungen langsam, gleichmäßig und in Ihrem Atemrhythmus durchzuführen. Lassen Sie die Knie immer nur so weit zur Seite sinken, bis Sie eine angenehme Dehnung spüren. Akzeptieren Sie eine mögliche Blockierung oder Schmerz als natürliche Grenze und bewegen sich immer nur in der schmerzfreien Zone.

Den Atem fließen lassen

Bleiben Sie in Rückenlage liegen, legen die Hände sanft auf den Bauch und beobachten Ihre Ein- und Ausatmung. Wenn sich bei der Einatmung die Bauchdecke hebt und bei der Ausatmung senkt, fließt der Atem gut. Wenn Sie weder beim Ein- noch beim Ausatmen eine Bewegung der Bauchdecke wahrnehmen, atmen Sie zu flach.

Sie können den Atem mit folgender Übung vertiefen: Atmen Sie normal ein und aus und halten nach der Ausatmung den Atem wenige Sekunden an. Was passiert bei der nächsten Einatmung? Die nächste Atemwelle erfolgt tiefer und langsamer.
Und genau auf diesen langsamen und tiefen Atem kommt es an. Eine tiefe Entspannung erreicht man erst durch einen entspannten und tiefen Atem.

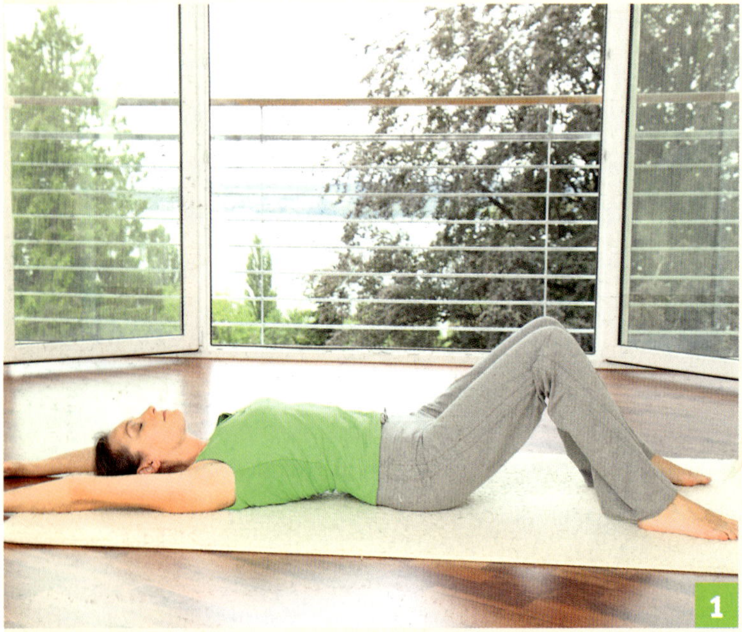

1

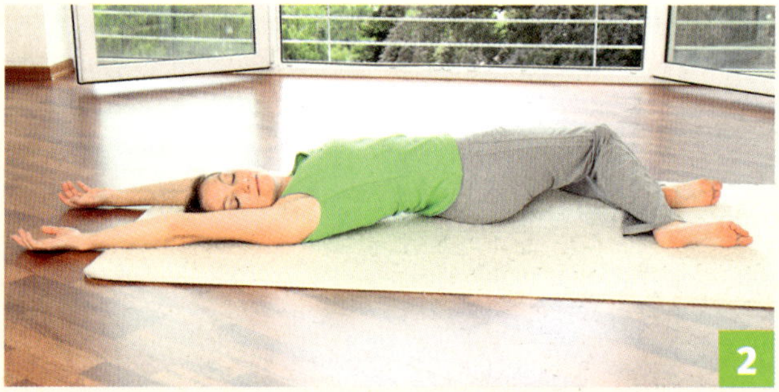

2

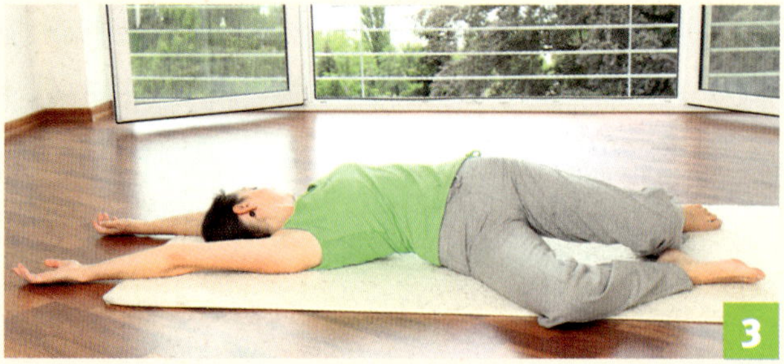

3

Die Yoga-Atmung

Das natürliche Atmen bzw. die Yoga-Atmung ist die Basis des Yoga. Hier werden drei Atemräume beschrieben: der Bauchraum, der Brustraum und die Schlüsselbeinregion. Die Einatmung geschieht durch die Kontraktion des Zwerchfells, das flach wird, sodass die Luft zuerst die unteren Lungenspitzen füllt. Dann fließt der Atem in den Brustraum, sichtlich erkennbar durch die Ausdehnung der Rippenbögen. Zuletzt füllt der Atem den oberen Teil der Lungenflügel – in der Schlüsselbeinregion. Ihre Vorstellungskraft hilft Ihnen dabei, die Yoga-Atmung zu praktizieren und alle drei Atemräume beim Einatmen zu füllen und beim Ausatmen zu leeren.

Sie liegen in Rückenlage, die Beine sind ausgestreckt und ruhen locker auf dem Boden, die Hände liegen sanft auf Ihrer Bauchdecke, Ihre Augen sind geschlossen.

Stellen Sie sich vor, wie bei der Einatmung die Luft in die unteren Lungenspitzen strömt, spüren Sie, wie sich dabei die Bauchdecke anhebt, stellen Sie sich weiter vor (in derselben Einatmung), wie die Luft in den Brustraum strömt, spüren, wie sich dabei die Rippenbögen dehnen und lassen den Rest der Einatmung in den oberen Teil der Lungenflügel, in die Schlüsselbeinregion, fließen.

Bei der Ausatmung entleeren Sie zunächst die unteren Lungenspitzen, dann den Brustkorb, zuletzt die Schlüsselbeinregion. Atmen Sie auf diese Weise ruhig und tief ein und aus.

Die Katze

Diese Übung wirkt auf alle Organe entspannend und durchblutungsfördernd, sie löst innere sowie muskuläre Spannungen und macht die Wirbelsäule flexibel. Begeben Sie sich dazu wie abgebildet auf Hände und Knie in den »Vierfüßlerstand«. Nun

- ausatmend den Rücken nach oben wölben und den Kopf zwischen die Arme nehmen – Katzenbuckel (Bild 1)
- einatmend den Kopf aufrichten und den Rücken so lang wie möglich strecken (Bild 2)

Wiederholen Sie diesen Zyklus fünf- bis siebenmal.

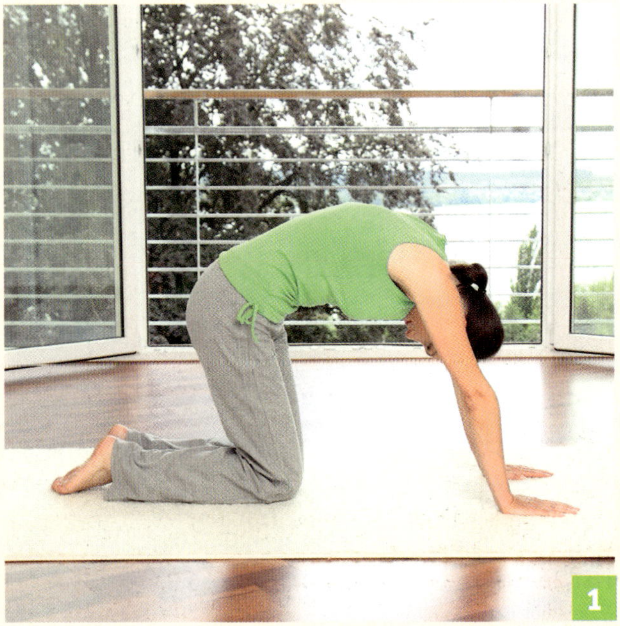

1

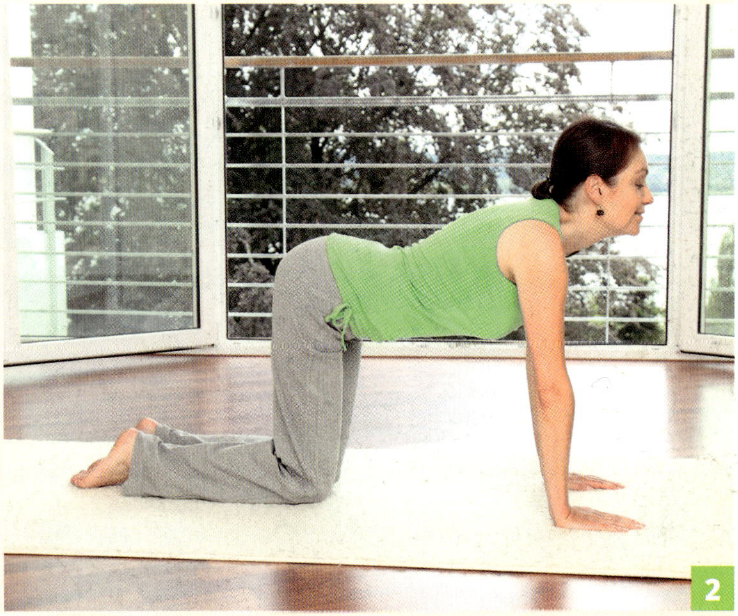

2

Der ruhende Frosch

Dies ist eine optimale Haltung, um den Rücken zu entspannen, zusätzlich wird der Kopf gut durchblutet und der Ischiasnerv gedehnt.

Hocken Sie sich auf Ihre Fersen, die Knie sind gespreizt; legen Sie den Oberkörper auf die Oberschenkel und den Kopf auf den Boden ab (Bild unten); die Hände können Sie nach vorn ausstrecken oder seitlich abstützen. Variieren Sie die Position nach Bedarf so, dass sie sich für Sie angenehm und entspannt anfühlt, Sie könnten den Kopf beispielsweise auch auf einem festen Kissen ablegen.

- Bleiben Sie 10 bis 15 entspannte Atemzüge in dieser Haltung und
- richten dann einatmend den Oberkörper und den Kopf wieder auf, lassen Sie die Arme locker herabhängen, verweilen Sie wiederum 10 bis 15 entspannte Atemzüge in dieser Haltung.

Wechselseitiges Atmen

Das wechselseitige Atmen balanciert die aufbauenden und abbauenden Stoffwechselprinzipien aus, wirkt reinigend auf das ganze System und stärkt die Nervenkraft.

Setzen Sie sich mit verschränkten Beinen und aufgerichtetem Rücken auf den Boden oder setzen Sie sich gerade auf einen Stuhl.

- Schließen Sie mit dem rechten Daumen das rechte Nasenloch (Bild 1),
- atmen Sie durch das linke Nasenloch ein und aus.
- Atmen Sie 2 Minuten lang auf diese Weise durch das linke Nasenloch.
- Danach verschließen Sie mit dem Ringfinger und dem kleinen Finger der rechten Hand das linke Nasenloch (Bild 2),
- atmen Sie durch das rechte Nasenloch ein und aus.
- Atmen Sie 2 Minuten lang auf diese Weise durch das rechte Nasenloch.

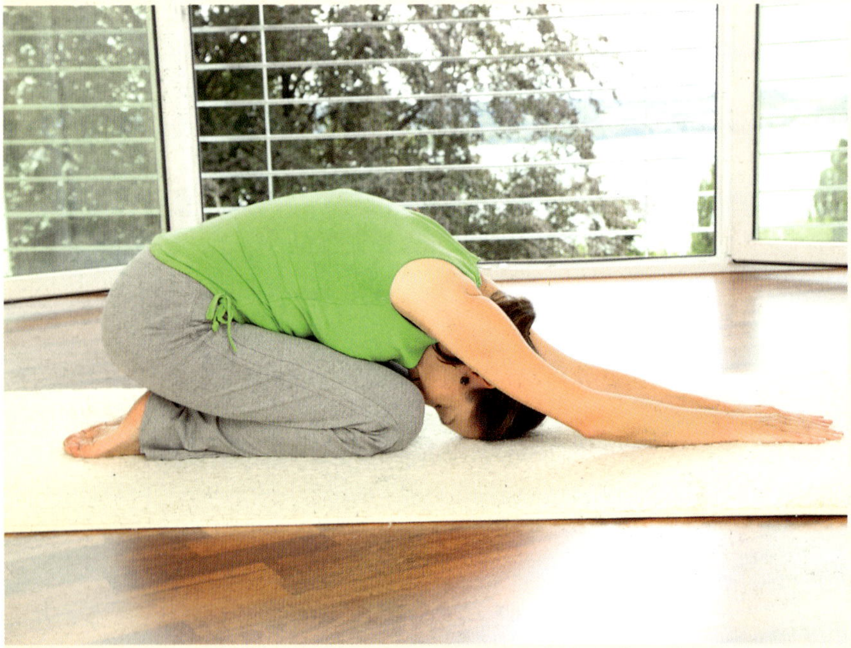

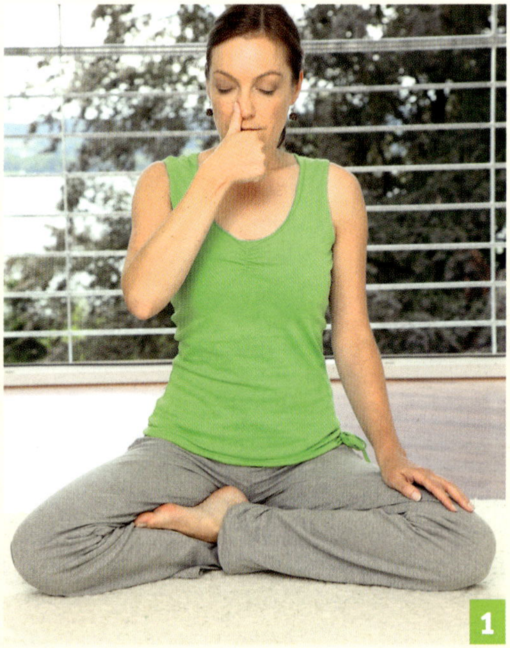

Der reinigende Yoga-Atem – Sitali Pranayama

Diese Atemübung reinigt das Blut und wirkt kühlend. Setzen Sie sich mit verschränkten Beinen und aufgerichtetem Rücken auf den Boden oder setzen Sie sich gerade auf einen Stuhl.

- Falten Sie wie abgebildet die Zunge zu einem U, das von den Lippen umschlossen wird (Bild rechts)
- und ziehen beim Einatmen die Luft über das Zungen-U ein (man fühlt fast einen metallischen Geschmack)
- zum Ausatmen schließen Sie den Mund und lassen die Luft durch die Nase ausströmen.

Atmen Sie auf diese Weise 15–20-mal ein und aus.

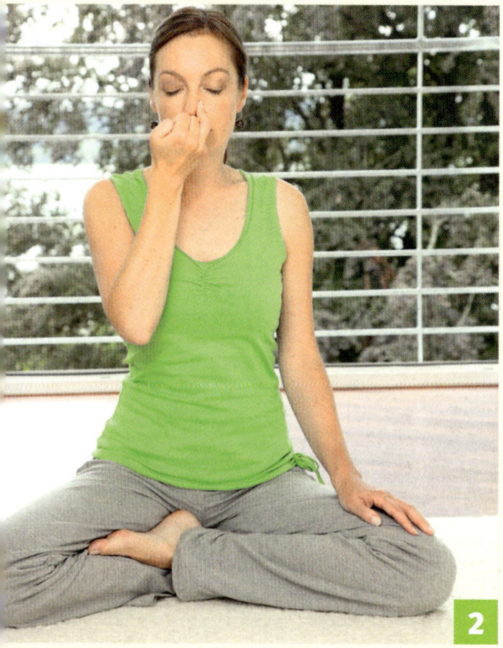

2

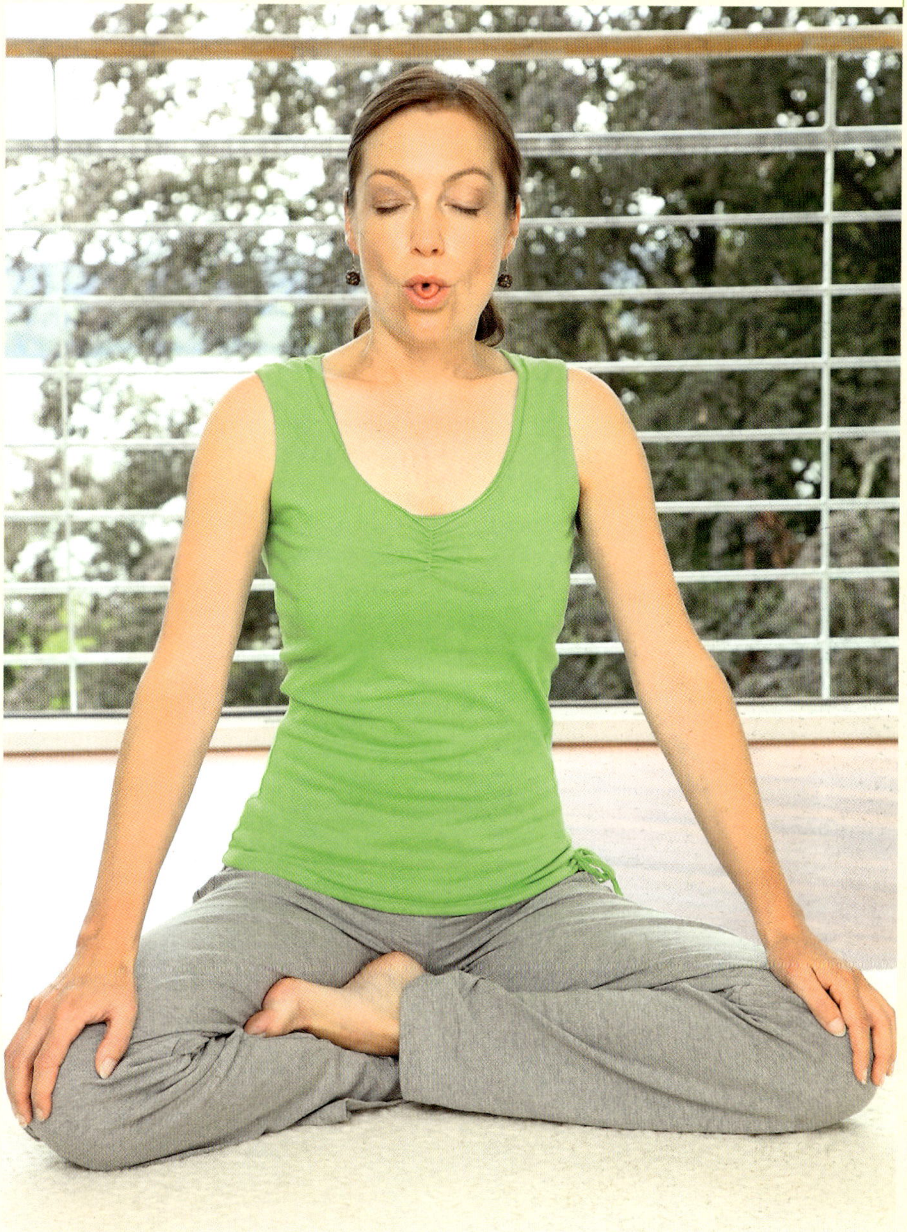

Förderung der Ausscheidung (»Detox«)

III »Detox«, Entgiftung, Entschlackung sind Begriffe, die immer wieder mit dem Fasten in Verbindung gebracht werden. Im Folgenden lernen Sie wichtige Methoden kennen, die die Ausscheidungsorgane anregen und während einer Fastenzeit unverzichtbar sind, wie der – zu Unrecht gefürchtete – Einlauf.

Was gehört zu einem »Detox-« (Entgiftungs-)Programm?

- Sanierung von möglichen Infektionsherden (Zähne, Nasennebenhöhlen, Blinddarm, Darm)
- Stimulation der Ausscheidungsorgane Leber, Galle, Darm, Haut, Nieren, Lunge (siehe Tabelle)
- psychisch-seelische Ausscheidungen (Ängste, Konflikte, emotionale Mängel, Ohnmachtsgefühle wahrnehmen und adäquat bewältigen)

Im ersten Schritt geht es darum, chronische Infektionsherde zu sanieren, um das Immunsystem zu entlasten: Also Besuch beim Zahnarzt, der mit einer Röntgenaufnahme Infektionsherde an der Wurzel von toten Zähnen, sog. Granulome, finden kann. Diese Ansammlung von anaeroben Bakterien ist kleiner als ein Stecknadelkopf, kann aber Fieber, Müdigkeit sowie unspezifische Beschwerden verursachen. Nach Sanierung durch den Zahnarzt kann sich das Allgemeinbefinden schlagartig verbessern. Das gleiche Symptombild können chronische Nasennebenhöhlen- oder Blinddarmentzündungen zeigen.

Den Darm als infektiösen Herd zu bezeichnen mag eine kühne Behauptung sein, dennoch ist es so, dass eine gestörte Darmflora das Immunsystem stark beansprucht. Im Vergleich mit dem kleinen Zahngranulom ist die Menge der schädlichen Darmbakterien um ein Vielfaches größer. Die weiteren Schritte der Detox betreffen die Stimulierung der Ausscheidungsvorgänge, sowohl körperlich als auch seelisch, was die folgende Tabelle veranschaulicht.

Leberwickel

Hierbei wird die Lebertätigkeit durch tägliche Leberwickel angeregt (z.B. heiße Wärmflasche auf einem feuchten, dünnen Tuch), üblicherweise während der Mittagsruhe über ca. 30–60 Minuten.

Der Leberwickel mit Wärmflasche zur Mittagsruhe ist beim Buchinger-Fasten ein Muss. Der Fastende liegt im Bett, an seinen Füßen hat er eine Wärmflasche. Der Oberkörper liegt auf einer quer ausgebreiteten schmalen Decke. Ein kleines Tuch wird in warmes Wasser getaucht und ausgewrungen. Das nasse Tuch wird auf die Lebergegend gelegt (eine Handbreit rechts vom Nabel auf dem Rippenbogen). Auf das feuchte Tuch kommt eine flach mit heißem Wasser gefüllte Wärmflasche (Luft herauslassen nicht vergessen!). Die ausgebreiteten Deckenenden werden über den Brustkorb gewickelt.

Wenn Sie sich den Leberwickel selbst anlegen wollen, sollten Sie zunächst die beiden Wärmflaschen mit heißem Wasser füllen, das feuchte Tuch vorbereiten und ein enges T-Shirt anziehen. Legen Sie sich ins Bett, die eine Wärmflasche an den Füßen, ziehen Sie das T-Shirt nach oben, platzieren Sie das feuchte Tuch und die zweite Wärmflasche auf die Lebergegend, ziehen Sie

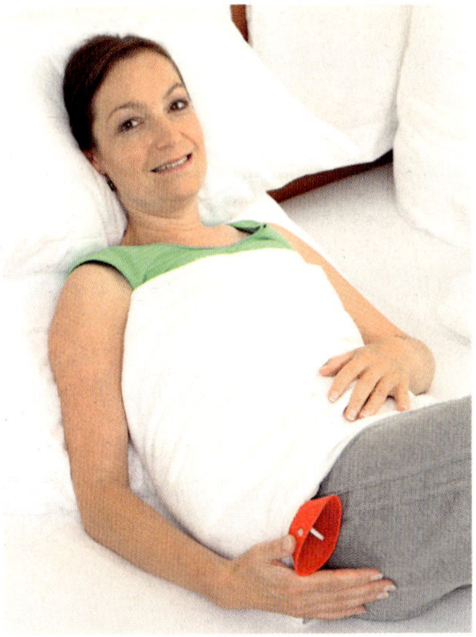

»Detox« – verschiedene Verfahren zur Stimulierung der Ausscheidungsorgane

Leber/Galle	Darm	Haut	Niere	Lunge
erwünschte Wirkungen				
▪ Galleproduktion und -fluss stimulieren ▪ Durchblutung der Leber fördern	▪ Darminhalt ausscheiden ▪ Darmbewegungen aktivieren ▪ Darmflora sanieren	▪ Stimulierung der Durchblutung ▪ Förderung des Schwitzens ▪ Zufuhr von Stoffen durch die Haut	▪ Stimulierung der Durchblutung ▪ Säureausscheidung ▪ Wasserausscheidung	▪ Abatmung von Säuren (Kohlendioxid) ▪ Sauerstoffaufnahme ▪ Flüssigkeitssog aus den Extremitäten ▪ Bauchorganmassage durch Zwerchfellbewegung
hilfreiche Maßnahmen				

▪ Leberwickel
▪ Heilpflanzen: Rosmarin, Boldo
▪ verschiedene Maßnahmen wie Akupunktur, Yoga Asanas, Enzyme
▪ diverse Obst- und Gemüsesorten, z. B. Artischocken, Olivenöl
	▪ Förderung der Zwerchfellaktivität durch Atmung und körperliche Aktivität
	▪ Abführmittel:
	  ▪ Tees (Senna), Rhizinusöl, Sauerkrautsaft
	  ▪ Glauber-, Bittersalz
	  ▪ Einlauf, Colon-Hydrotherapie
	  ▪ Natürliche Füllungsmittel, z. B. Pflaumen, Feigen, Leinsamen, Nahrungsfasern (Ballaststoffe)
	▪ Colon-Massage (auch Selbstmassage) des Dickdarms
	▪ Symbioselenkung (zum Aufbau der Darmflora)
	▪ Vollwerternährung
		▪ körperliche Aktivität (aktives Schwitzen)
		▪ Trockenreiben/-bürsten
		▪ Hydro-, Kneipptherapie, warmes Bad, Sauna, Dampfbad, warmes Luftbad (passives Schwitzen)
		▪ Sonnenbad
		▪ Massage
		▪ Heilpflanzen, z. B. Bourdane
		▪ Öleinreibung
			▪ Wassertrinken
			▪ körperliche Aktivität (Kreislaufbeschleunigung)
			▪ salzarm essen, Obst und Gemüse, z. B. Zwiebeln, Lauch
			▪ Heilpflanzen, z. B. Birke, Linde, Kirsche, Brennnessel
			▪ Wickel, Packungen
			▪ Verschiedenes: Schwimmen, Fußreflexzonenmassage, Traditionelle Chinesische Medizin
				▪ körperliche Aktivität (Beschleunigung der Atemfrequenz und -tiefe)
				▪ Atemtherapie, -massage, Yoga (Pranayama)
				▪ Heilpflanzen (Tees und Inhalationen), z. B. Eukalyptus, Menthol, Pinus, Thymian

das enge T-Shirt über die Wärmflasche und decken Sie sich mit der Bettdecke zu. Man verfällt in einen wonnigen, wohlig-warmen Zustand, dass man beinahe schnurren möchte wie eine Katze.

Da die feuchte Wärme tiefer in den Körper eindringt als die trockene Wärme, werden zwei Ziele erreicht:

- Sowohl durch die feuchte Wärme als auch durch die liegende Position wird die Leber stark durchblutet, was ihre Entgiftungs- und Stoffwechselfunktion stimuliert.
- Der Mensch entspannt sich und regeneriert seine Energie und kann ggf. ein Schlafdefizit ausgleichen.

Darmhygiene beim Fasten

Wenn ein Mensch nur noch Säfte und Brühe zu sich nimmt, ist der Stimulus zur Entleerung des Darmes stark reduziert. Dennoch werden geringe Mengen an Verdauungssäften und Galle produziert, die Schleimhaut schilfert ab, Darmbakterien und Darmepithelzellen müssen entsorgt werden. Die Erfahrung zeigt, dass sich bei Fastenden durch regelmäßige Darmspülungen Wohlbefinden und Leistungsfähigkeit erhöhen, zudem können z. B. Magen-Darm-Beschwerden und Kopfschmerzen vermieden werden.

Glaubersalz

Am Morgen des 1. Fastentages werden ca. 20–40 g Glaubersalz (Natriumsulfat) in ½ – ¾ Liter Wasser aufgelöst und innerhalb von 20 Min. getrunken.

Generell gelten folgende Dosierungsrichtlinien:

- Bereiten Sie sich zunächst die Glaubersalz-Lösung zu:
  - 20 g Glaubersalz, wenn Sie zu Durchfällen neigen und/oder untergewichtig sind
  - 30 g Glaubersalz bei Normalgewicht und regelmäßigen Stuhlentleerungen
  - 40 g Glaubersalz, wenn Sie häufig Verstopfung (Obstipation) haben und/oder übergewichtig sind
- Das Glaubersalz wird in 500–750 ml warmem Wasser aufgelöst.
- Stellen Sie sich zusätzlich ein Glas »Geschmacksverbesserer« her, indem Sie 2 Esslöffel Himbeersirup und 1 Esslöffel Zitronensaft in einem Glas kaltem Wasser vermischen. (Achtung: Diabetiker verzichten auf den Himbeersirup und nehmen nur Zitronensaft!)
- Trinken Sie nun abwechselnd ein Glas Glaubersalz-Lösung und einige Schlucke Ihres Geschmacksverbesserers. Trinken Sie alles innerhalb von 15–20 Minuten aus.
- Eine Stunde nach dem Trinken des Glaubersalzes gönnen Sie sich zwei Tassen Pfefferminztee, dieser regt die Galle an und beruhigt den Darm. Danach trinken Sie viel Wasser.

Die Dickdarmwände werden durch die große Flüssigkeitsmenge, die durch die osmotische Wirkung des Glaubersalzes im Darmlumen bleibt, gedehnt. Sie reagieren mit einer Entleerung.

WISSEN

Sanfter Einstieg in das Fasten

Für manche Menschen ist ein sanfterer Einstieg in das Fasten empfehlenswert, so wird bei

- empfindlichem Magen-Darm-Trakt (z. B. Gallenbeschwerden, Gastritisneigung und/oder Durchfallneigung),
- niedrigem Blutdruck und »Leere-Konstitution«,
- Tendenz zu Kopfschmerzen und Migräne,
- Lendenwirbelsäulenbeschwerden und
- Erschöpfungszustand

entweder eine mildere Form des Abführens (z. B. eine Tasse Abführtee aus der Apotheke) gewählt oder gegebenenfalls stattdessen ein Einlauf, der drei Tage lang täglich wiederholt werden darf, verabreicht. Auch der Aufbau sollte bei solchen Menschen besonders behutsam erfolgen.

WISSEN

Einläufe – auch außerhalb des Fastens

Außerhalb des Fastens empfiehlt sich die Durchführung eines Einlaufes, wenn folgende Zeichen auftreten:

- Blähungen, Bauchbeschwerden
- Bauchformveränderung
- belegte Zunge, Zahneindrücke auf der Zunge
- Mundgeruch
- Müdigkeit, besonders am Morgen und nach dem Essen
- unruhige Nacht, Schlafstörungen
- Inappetenz am Morgen

Diese Symptome sind ein Hinweis darauf, dass Sie Ihre Ernährungsweise und Ihren Lebensstil überdenken sollten.

Kontraindikationen:

- akute Blinddarm- oder Bauchorganentzündung
- akute Divertikulitis

Einlauf

Routinierte Faster wissen oft, wann der richtige Moment für einen Einlauf da ist. Beim ersten Fasten sollte man sich an die Regel halten, ca. jeden 2. Tag eine Darmreinigung durchzuführen. »Wie unphysiologisch« oder »wie unangenehm«, werden einige sagen! »Mittelalterliche Strafmedizin«, werden andere jammern. Die Darmhygiene ist immer noch ein Tabuthema und wird selten freiwillig von Gesunden praktiziert. Auch Zähne putzen ist unnatürlich und dennoch wegen der heutigen Ernährung unentbehrlich geworden. Ein Einlaufgerät sollte in jeder Hausapotheke zu finden sein, denn es handelt sich dabei um ein einfaches, wirkungsvolles und dabei preiswertes Verfahren, um Infekte zu kupieren, Magen-Darm-Verstimmungen zu beheben, manchmal sogar Schübe entzündlicher Erkrankungen, wie z. B. Gelenkentzündungen, zu stoppen.

Trotzdem Vorsicht!

Trotz aller Vorteile ist zu berücksichtigen, dass dem Körper durch einen Einlauf Wasser und Mineralien entzogen werden können. Daher ist es wichtig, viel Wasser zu trinken, auf den Mineralienhaushalt zu achten, wobei die Gemüsebrühen und -säfte (außerhalb des Fastens können auch größere Mengen konsumiert werden) wichtige Lieferanten dieser Stoffe sind. Ansonsten können die Mineralien auch in Tablettenform zugeführt werden. Bei Hämorrhoiden sollte die Einführung eines reichlich eingefetteten Darmrohres sehr langsam und behutsam erfolgen.

Durchführung des Einlaufs:

Wo? An einem ruhigen Ort, bei Selbstdurchführung im Badezimmer.

Wie lange? Insgesamt ca. 20 – 30 Minuten.

Wann? Morgens oder abends bevor man zu Bett geht, ansonsten tagsüber, wenn es entspannt geschehen kann.

Wie? Entweder wird der Einlauf z. B. durch eine Krankenschwester gegeben oder man macht es selber. Im ersten Fall legt man sich im Bett auf eine Plastikauflage in die rechte Seitenlage. Im zweiten Fall empfiehlt sich die Knie-Ellenbogen-Lage.

- Einlaufbehälter mit ca. 1 – 1,5 Liter lauwarmem Wasser (37 °C) füllen.
- Etwas Wasser durch den Hahn ablaufen lassen, damit die Luftblasen aus dem Schlauch entfernt werden, und den Hahn schließen.
- Hängen Sie den Einlaufbehälter an den Türgriff oder einen Handtuchhalter.
- Fetten Sie das Ende des Darmschlauchs mit etwas Vaseline ein.
- Begeben Sie sich auf den Boden in die Knie-Ellenbogen-Lage (stützen sich also auf den Knien und einem Ellbogen ab) und führen den Darmschlauch mit einer Hand in den After ein.

- Falls das unbequem für Sie ist, können Sie auch jede andere Lage ausprobieren. Ihr Körper muss sich nur unterhalb des Einlaufbehälters befinden, damit das Wasser dem Gefälle folgend in den Darm läuft.
- Lassen Sie das Wasser einlaufen, indem Sie den Hahn öffnen.
- Hahn wieder schließen, sobald das Wasser eingelaufen ist, dann das Darmrohr entfernen.
- Einlauf ca. 1 – 3 Minuten halten (wenn möglich).

Nach der ersten spontanen Entleerung kann die Effizienz eines Einlaufs durch eine Colon-Selbstmassage oder durch schnelle Bauchbewegungen erhöht werden.

Colon-Hydrotherapie

Bei der Colon-Hydrotherapie handelt es sich um ein Verfahren, bei dem das Einlaufgerät durch einen Apparat ersetzt wird, mit dem man die kontinuierliche Zufuhr von körperwarmem Wasser in den Darm und die anschließende Entleerung steuern kann: eine Art High-tech-Einlauf! Ein erfahrener Therapeut massiert während der Behandlung den Bauch und gewährleistet eine optimale Darmentleerung.

Colon-Massage

Die Colon-Massage wurde von P. Vogler entwickelt und eignet sich hervorragend, die Darmtätigkeit wieder anzuregen. Nicht nur während und nach dem Fasten, sondern auch bei chronischer Verstopfung. Auch um die Wirkung eines Einlaufes zu beschleunigen, können Sie diese Technik verwenden. Legen Sie sich bequem auf den Rücken und kommen zur Ruhe. Beginnen Sie nun mit warmen Händen Ihren Bauch bzw. den darin befindlichen Dickdarm zu massieren. Dabei behandelt man der Reihe nach 5 Punkte, an denen der Dickdarm an der hinteren Bauchwand fixiert ist, sodass er mit einer ca. 90prozentigen Sicherheit getroffen wird.

Gehen Sie an jedem der 5 Punkte wie folgt vor: Bei der Ausatmung gehen Sie mit Ihren Händen in die Tiefe und führen dort eine schiebende Bewegung in Richtung des Folgepunktes aus. Beim Einatmen lassen Sie Ihre Hände von der Atembewegung der Bauchdecke nach oben tragen. Idealerweise führen Sie Ihre Hände am Anfang jedes Handgriffes zunächst etwas entgegen der Hauptbewegung, um so Zug an der Bauchhaut zu vermeiden. Verweilen Sie in dieser Art an jedem der fünf Behandlungspunkte ungefähr zwei bis vier Minuten; lassen Sie Ihre Hände, auch wenn Sie gerade keinen Druck ausüben, leicht aufliegen, sodass ein beständiger Kontakt zur Haut besteht.

So finden Sie die 5 Punkte (Bilder 1 – 5):

1. Zökalpunkt: etwa zwei bis drei Querfinger, auf einer gedachten Linie zwischen Bauchnabel und dem rechten vorderen oberen Hüftknochen (Darmbeinstachel, lat.: spina iliaca), oberhalb der Hüftknochenspitze, in Richtung Nabel.
2. Ascendenspunkt: unterhalb des rechten Rippenbogens.
3. Lienaler Punkt: unterhalb des linken Rippenbogens.
4. Deszendenspunkt: spiegelgleich zum ersten Punkt, auf der linken Seite.
5. Sigmapunkt: direkt oberhalb des Schambeinknochens, in der Körpermitte. Da die Blase gleich darunter liegt, sollte diese vor der Behandlung unbedingt geleert werden.

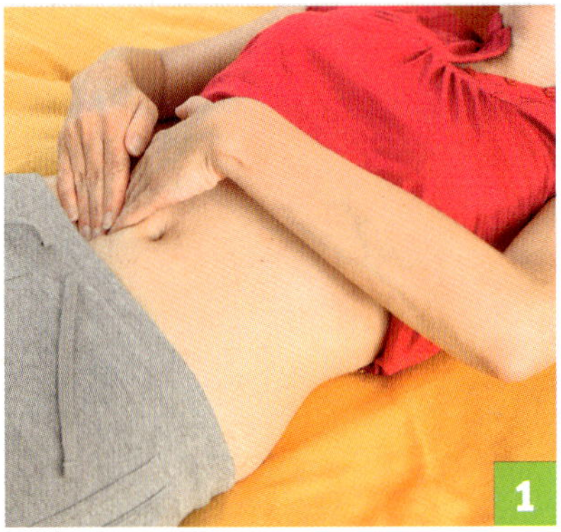

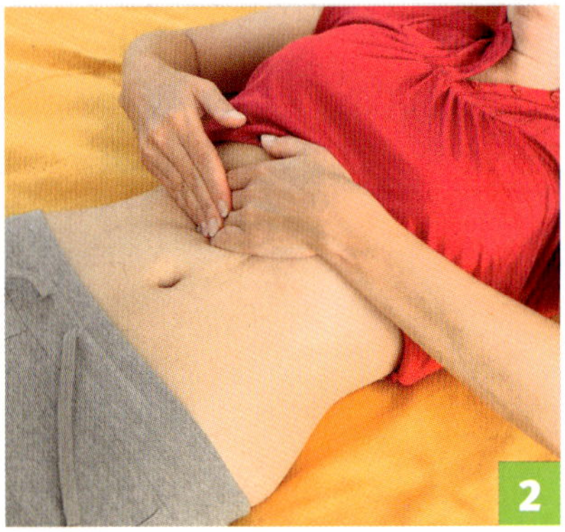

Am Schluss führen sie mit Ihrer rechten flachen Hand ein paar kreisende Bewegungen im Uhrzeigersinn um den Nabel herum auf ihrem Bauch aus.

So ausgeführt dauert die Behandlung 15–20 Minuten.

Trockenreiben/-bürsten und Öleinreibungen

Das Trockenbürsten der Haut, auch Bürstenmassage genannt, ist eine durchblutungsfördernde und hautstoffwechselanregende Anwendung. Die Haut wird dadurch besser mit Nährstoffen versorgt und gleichzeitig entschlackt. Trockenbürsten wirkt ausgleichend auf den Blutdruck. Durch die hauterneuernde, -regenerierende und -tonisierende Wirkung hat es auch einen kosmetischen Effekt.

Die Anwendung ist einfach: Man bürstet kreisend oder in geraden Linien immer in Richtung des Herzens, wobei die Regel »rechts vor links« gilt. Also erst rechtes Bein, dann linkes Bein, dann rechter Arm, dann linker Arm, dann den Bauch im Uhrzeigersinn, sanft den Brustkorb und zum Schluss den Rücken.

Im Anschluss empfiehlt es sich, wechselwarm zu duschen und anschließend die Haut einzuölen. Am sinnvollsten werden Öle von hoher Qualität oder eine Lotion oder Öle mit Pflanzenextrakten in Bio-Qualität ausgewählt, die man großzügig auf die gesamte Körperfläche verteilt und einreibt. Dieses Verfahren ist auch für die alltägliche Körperpflege empfehlenswert.

WISSEN

Nasenspülung

Regelmäßige Nasenspülungen sind nicht nur während der Fastenzeit empfehlenswert, sondern auch als alltägliche Praxis. Sie beugen damit Erkältungen vor, können eine durch Erkältung oder Heuschnupfen verstopfte Nase befreien, verringern Entzündungen von Nasenneben- und Nasenstirnhöhlen und verschaffen sich bei Hausstauballergie Erleichterung.
Im Yoga ist für die Reinigung der Nase und der Nasennebenhöhlen von Schleim und eingeatmeten Umweltprodukten das sogenannte Neti-Kännchen vorgesehen. In Apotheken sind Nasenduschen erhältlich, die demselben yogischen Prinzip folgen. Als Nasenspülung wird isotonische Kochsalzlösung verwendet. Die Lösung können Sie fertig kaufen oder sich selbst herstellen: Lösen Sie 9 g pharmazeutisch gereinigtes Salz in einem Liter abgekochten Wasser auf. Zur Nasenspülung verwenden Sie eine lauwarme Kochsalzlösung.

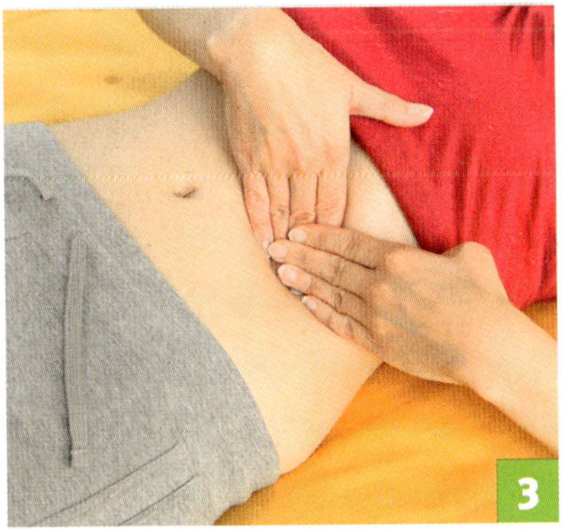

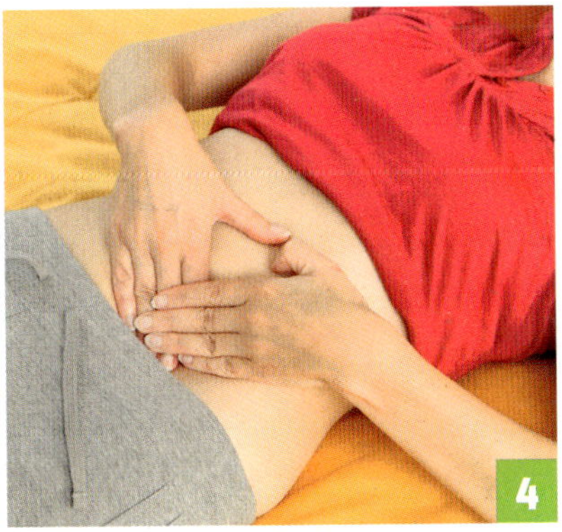

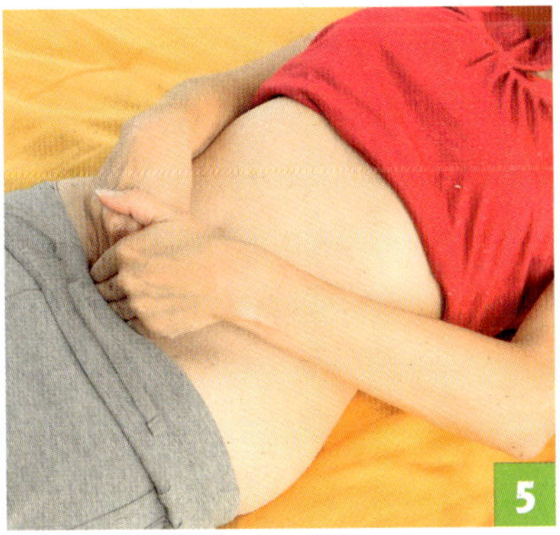

Hilfsmethoden

IV Die Auswahl der Hilfsmethoden hat sich – drei Generationen nach Dr. Otto Buchinger – weiter entwickelt. Infolge der Globalisierung stehen uns nicht nur konventionelle Massage zur Verfügung, sondern auch Behandlungen aus anderen Kulturkreisen. Aus dem europäischen Raum sind dies z.B. Atemtherapie, Hydrotherapie, Kneipp-Verfahren und Osteopathie. Aus dem chinesischen Kulturkreis z.B. Akupunktur, Akupressur und Tuina, aus dem ayurvedischen z.B. Massage oder Chi nei Tsang.

Ganz besonders beim Fasten ist es wichtig, die Dosierung der Anwendungen, d. h. des Reizes, an die individuelle Reaktionsfähigkeit zu adaptieren – entsprechend einer biologischen Grundregel: Zu schwache Reize bewirken nichts, angepasste Reize fördern die Reaktionsbereitschaft des Körpers und zu starke Reize hemmen oder schädigen. Die hier speziell beschriebenen Verfahren werden, neben einer Vielzahl anderer, in den meisten Fastenkliniken angeboten.

Massagen

Im Fasten bevorzugen wir Teilmassagen der schmerzhaften Bereiche oder Vollmassagen. Gemeinsam mit gezielter Bewegung dienen sie der Bewahrung oder Wiederherstellung der Beweglichkeit. Aufgrund ihrer allgemein entspannenden und durchblutungsfördernden Wirkungen sowie dem Kontakt mit der Hand und dem emotionalen Wert der therapeutischen Berührung sind Massagen sehr beliebt. Gönnen Sie sich ½ Stunde Ruhe nach Ihren Anwendungen, um die Nachwirkungen voll auszuschöpfen und dem Körper Gelegenheit zu geben, auf den Massagereiz heilend zu antworten!

Wasseranwendungen

Alle Möglichkeiten der Wasseranwendung, über Kneipp-Güsse, Abwaschungen, Packungen, Wickel bis hin zu den medizinischen Bädern können in individuell dosierter Abstufung angewendet werden. Allerdings ist mit dem thermischen Reiz größte Vorsicht geboten: Kalte Anwendungen nützen nur dann, wenn der Körper reaktionsfähig ist und nachher wieder eine intensive Erwärmung herstellen kann. Fastende neigen zur Kälteempfindlichkeit, da die Wärme, die durch die Verdauungsvorgänge erzeugt wird, beim Fasten ausbleibt. Wärmeanwendungen wie Bäder, Sauna und Wassertreten sind wohltuend, sollten aber nicht zu lange dauern, um den Kreislauf zu schonen.

Atemtherapie

Fasten bietet eine ideale Situation, um die Atmung zu befreien. Spontan führt die Entleerung des Magen-Darm-Traktes und die allgemeine Gewichtsreduktion zur besseren Beweglichkeit des Zwerchfells. Yoga, besonders die Pranayama-Übungen zeigen uns, wie man in drei Phasen die maximale Ausweitung der Atembewegung bei der Einatmung erreichen kann und die maximale Entleerung bei der Ausatmung. Nicht nur enge Kleidung, Fehlhaltungen und Bewegungsmangel können unsere Atemfunktion einengen, sondern auch psychische Einflüsse. Wer hat nicht schon bei angespannten oder beängstigenden Situationen das beengende Gefühl im Brustbereich gespürt? Die Atmung wird automatisch der jeweiligen körperlichen und seelischen Situation angepasst. Wenn diese automatische Anpassung nicht mehr entsprechend funktioniert, müssen durch die Methoden der Atemtherapie diese Mechanismen erneut eingeübt werden. Die Atemtherapie oder -massage nach Glaser oder Middendorf wirkt dabei eher über die durch psychische Störungen hervorgerufene Fehlatmung, während die Atemgymnastik auf der körperlichen Ebene der Muskel- und Faserdehnung die Atmung vertieft und normalisiert; beide Methoden ergänzen sich sinnvoll. Durch den im Atemrhythmus mitgehenden Berührungsdruck der Hand des Therapeuten

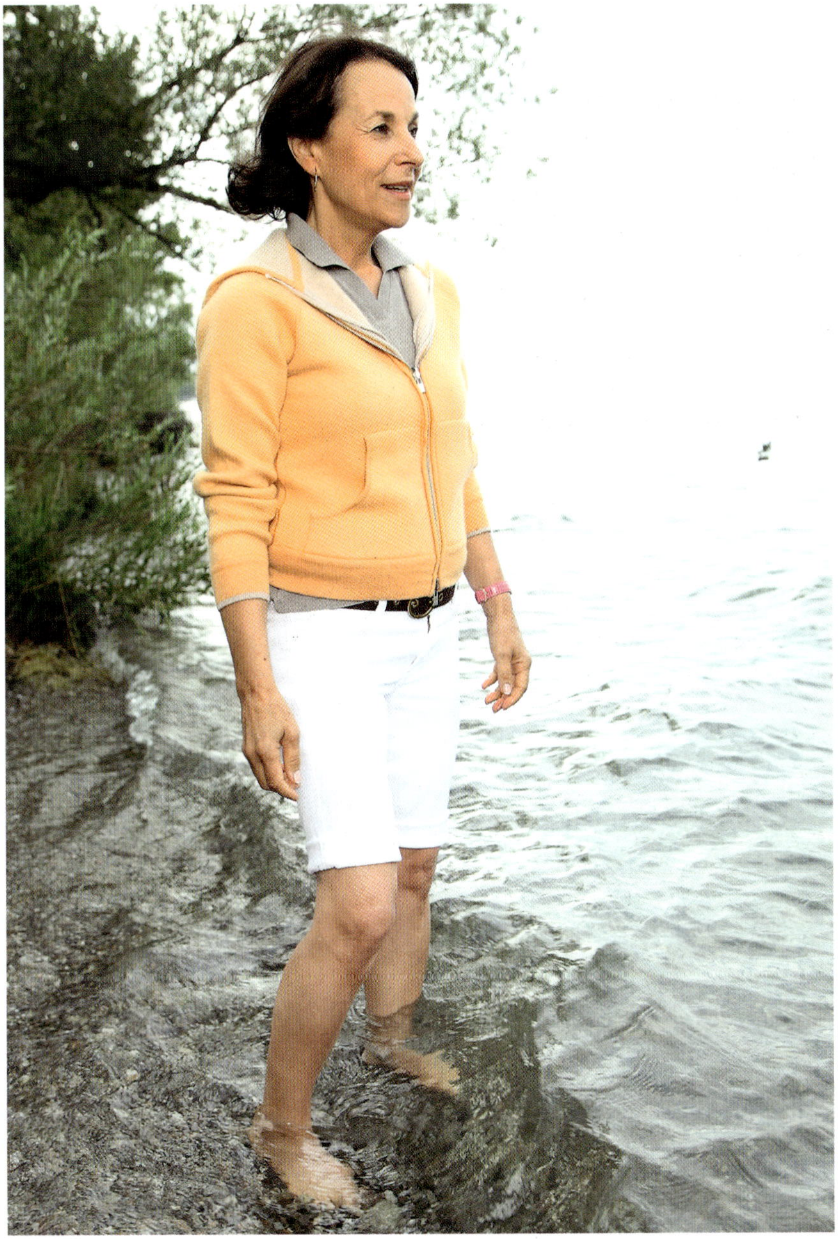

werden blockierte Zonen entkrampft und der normale Spannungszustand in diesen Geweben wiederhergestellt.

Die Roeder-Methode

Bei der Roeder-Therapie werden die Nasenschleimhäute mit einem Wattestäbchen stimuliert. Die Methode des Wuppertaler Arztes Dr. Heinrich Roeder hielt Dr. Otto Buchinger für unentbehrlich beim Fasten. Er war schließlich selbst an den Folgen einer Mandelentzündung schwer erkrankt, und seinerzeit gab es noch keine Antibiotika.

Der Wattebausch wird mit einer Mischung aus ätherischen Ölen benetzt. Dann führt der Arzt das Stäbchen durch die unteren Nasengänge ein, bis er an der Rachenhinterwand anstößt. Damit werden die Reflexzonen der Nasenschleimhäute stimuliert, was zu intensiver Durchblutung führt. Ergänzend dazu kann der Arzt die Gaumenmandeln absaugen und die Rachenmandeln abwischen.

Diese Anwendung eignet sich besonders für Patienten, die häufig an Erkältungskrankheiten leiden. Beim Fastenden bewirkt die Anwendung eine zusätzliche Kreislauf- und Stoffwechselstimulation.

◀ Kneippen im Bodensee, das ist eine herrliche Erfrischung für mich.

Phytotherapie

Neben den individuell verordneten Medikamenten bietet das Teetrinken die Chance, phytotherapeutisch zu behandeln:

- Anis-Fenchel-Kümmel bei Blähungen
- Pfefferminze bei Übelkeit
- Brennnessel zur Entwässerung
- Schwarz- oder Grüntee bei niedrigem Blutdruck
- Ingwertee bei Kälteempfindlichkeit

Magenempfindliche sollten alle »roten« Tees (z. B. Hibiskus, Hagebutte) meiden und »blonden« Tees wie Linde und Kamille den Vorzug geben.

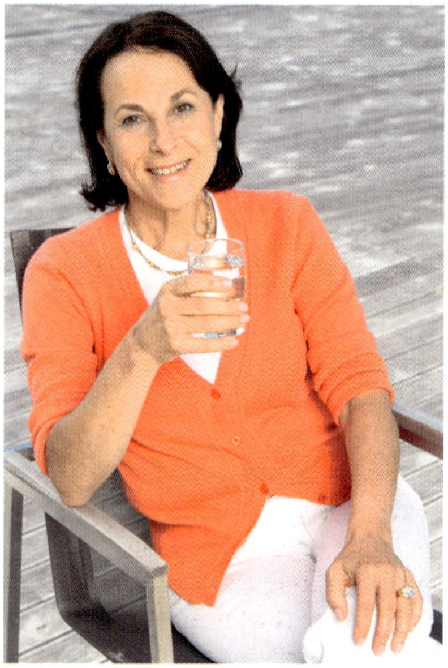

Betreuung

V

Fastende, selbst die routinierten, müssen gepflegt und betreut werden. Auch der beste Ratgeber kann die menschliche Betreuung nicht ersetzen. Deshalb wiederhole ich noch einmal, dass ich selbstständiges Fasten, ohne jegliche Betreuung, nicht empfehle!

- Ordensleute, die routiniert im Fasten sind, lassen sich manchmal durch eine Mitschwester begleiten. Dieses ist möglich, weil der Alltag in einem Orden sehr strukturiert abläuft und die spirituelle Dimension immer präsent ist.
- In einer Fastengruppe wird man durch den Fastenleiter betreut, der möglichst mit einem Arzt im Hintergrund zusammenarbeitet.
- In einer Fastenklinik ist die Betreuung optimal und alle Hilfsmethoden, die mit dem Fasten in Synergie wirken, werden unter einem Dach angeboten (z. B. in den Kliniken Buchinger in Überlingen und Marbella)

(Adressen von Kliniken oder Gruppen erhalten Sie über die Ärztegesellschaft Heilfasten und Ernährung e. V., siehe Service.)

Fastengetränke

VI

Viel Trinken ist das Fastenmotto. Täglich sollten ca. 1½ bis 2 Liter Wasser und kalorienfreier Kräutertee getrunken werden. Viel Trinken verdünnt Ausscheidungsprodukte wie z. B. Harnsäure und regt die Nierenfunktion an. Normalerweise bringen beim Essen den die Nahrungsmittel einen Großteil der Flüssigkeit, deswegen muss beim Fasten mehr getrunken werden. Fastengetränke und -zusätze sollten frisch und naturbelassen zubereitet sein, ebenso wie die Nahrung vor und nach dem Fasten.

Beim traditionellen Buchinger-Heilfasten handelt es sich um folgende Fastengetränke:

- ¼ Liter Frucht- oder Gemüsesaft (möglichst frisch gepresst)
- ¼ Liter Gemüsebrühe
- Tees, evtl. mit Honig (2 – 3 Teelöffel über den Tag verteilt)
- Mineralwasser (natrium-, nitrat- und kohlensäurearm).

Damit werden pro Tag bis ca. 250 kcal Kohlenhydrate sowie Vitamine, Mineralien und sekundäre Pflanzenstoffe zugeführt.

Zu den oben genannten Fastengetränken können im Einzelfall folgende Zusätze notwendig sein:

- Eiweiß
- Mikronährstoffe (Mineralien und Vitamine)
- essenzielle Fettsäuren.

Eiweiß

Eine grundsätzliche Eiweißergänzung halten wir bei dem derzeitigen Eiweißüberangebot für entbehrlich, soweit ein normaler Ernährungszustand vorliegt und das Fasten methodisch richtig durchgeführt wird. Ein vorsichtiger Eiweißabbau kann sogar zum therapeutischen Erfolg beitragen.

Bei geschwächten und älteren Menschen kann eine Eiweißzufuhr mit naturbelassenen Produkten, z. B. Buttermilch, Joghurt, sonstigen Milchprodukten bzw. Mandel- oder Sojamilch (¼ bis ¾ Liter pro Tag), sinnvoll sein. Somit werden »frische« Aminosäuren zugeführt, damit der Fastende nicht nur auf das »recycling« der eigenen Aminosäuren angewiesen ist.

Mikronährstoffe und essenzielle Fettsäuren

Für eine Fastendauer von 2 – 4 Wochen ist bei Menschen mit ausgewogenem Ernährungsstatus ein Zusatz von Mikronährstoffen in der Regel entbehrlich.

Bei Verdacht auf eine Unterversorgung mit Vitaminen und Mineralien oder bei erhöhtem Bedarf kann eine Supplementierung durchgeführt werden, zusätzlich zu der durch Säfte und Gemüsebrühen erfolgenden Zufuhr.

Bei chronisch Kranken werden Mikronährstoffe zugegeben sowie auch naturbelassene essenzielle Fettsäuren der Form cis-cis (kaltgepresstes Sonnenblumen-/Leinöl), z. B. in Form von folgenden Zusätzen:

- Vormittags: 250 ml frisch gepresster Karottensaft und 50 g Magerquark mit 1 Teelöffel kaltgepresstem Sonnenblumenöl
- Nachmittags: 50 g Magerquark oder ein Joghurt mit 1 Teelöffel Leinöl (Quark/Joghurt und Öl gut vermischen).

Versorgung mit Vitaminen und Mineralien

Eine Unterversorgung mit Vitaminen entsteht entweder durch zu geringe Zufuhr (z. B. einseitige oder mangelhafte Ernährung, besonders zu geringe Aufnahme von Obst, Gemüse und frischen Produkten) oder durch erhöhten Verbrauch (z. B. Vitamin C bei Zigarettenrauchern; Vitamin B_1 bei Alkoholikern; Eisen, Calcium und Folsäure in Schwangerschaft und Stillzeit). Bei Stress und Krankheit besteht allgemein ein erhöhter Bedarf an Vitaminen und Mineralien, der gedeckt werden muss. Liegt der Verdacht auf eine Unterversorgung vor, so sollten Säfte und Gemüsebrühen, die bereits Vitamine und Mineralien enthalten, durch Präparate ergänzt werden.

MEINE ERFAHRUNGEN

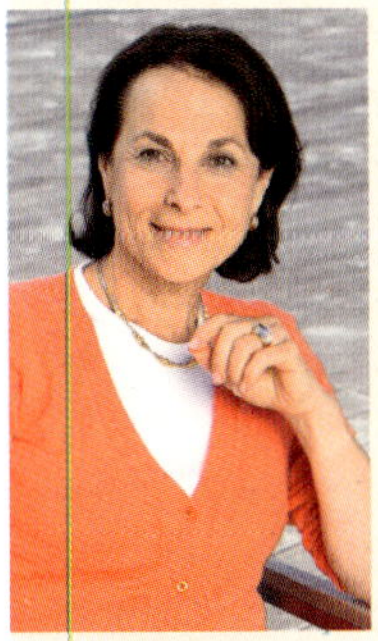

Ich strecke den Obstsaft mit Wasser

Wenn ich faste, neige ich zum Frieren und zu niederem Blutdruck. Daher trinke ich meist warme Getränke. Auch meinen ¼ l Obstsaft verdünne ich mit warmem Wasser (ungefähr 1 Liter) und trinke ihn schluckweise über den Tag verteilt. Traubensaft ist mein Lieblingsgetränk, den hamstere ich regelrecht und verdünne ihn, damit ich den ganzen Tag etwas davon habe. Ein oder zwei Schlucke Grüntee nehme ich nur in Ausnahmefällen, um meinen Kreislauf in Schwung zu bringen.

WISSEN

Traumerlebnisse

Wer sich an seine Träume erinnert, lebt doppelt so intensiv. Das Fasten bietet eine ideale Situation, um Träume wahrzunehmen und mit seinem Unbewussten in Dialog zu treten.

Dazu einige Tipps:

- Papier oder Heftchen und Bleistift auf dem Nachttisch parat haben.
- Sich am Abend kurz vor dem Einschlafen intensiv einen Traum wünschen.
- Beim Erwachen den Traum sofort notieren. Auch die spontan entstehenden Gedankenassoziationen aufschreiben.
- Sich vorstellen, dass alle Elemente und Personen eines Traumes einen Anteil unseres Selbst darstellen können.
- Professionelle Hilfe aufsuchen, um mit Träumen zu arbeiten.

Es stellt sich zudem die Frage, ob das Fasten in so einer Situation ratsam ist oder ob nicht eine andere Form der Ernährungstherapie vorzuziehen ist (z.B. ovo-lakto-vegetarische Kost oder – wenn sie vertragen wird – Rohkost). Der Mineralhaushalt von Natrium und anderen Mineralien wie Kalium, Calcium und Magnesium wird hauptsächlich über die Nieren reguliert, in Zusammenarbeit mit Hormonen der Nebennierenrinde. Die Konzentration dieser Mineralien im Blut bleibt beim Fasten normal, außer, wenn vor dem Fasten regelmäßig Abführ- und Entwässerungsmittel eingenommen wurden. In diesem Fall werden Mineralienpräparate verschrieben.

Nahrung für die Seele

VII Die Pflege bzw. Wiederentdeckung von Quellen positiver Emotionen, wie Kunst, Literatur, Musik, Meditation, Natur sowie auch mitmenschliche Beziehungen und Spiritualität stabilisiert die emotionale Balance eines Menschen. Wie sieht es in Ihrem Leben mit den neun »Diätmitteln der Seele« aus (siehe S. 24–27)? Nutzen Sie die Fastenzeit für neue Entdeckungen. So wird der Verzicht auf krankmachende, aber Genuss bringende Gewohnheiten im Alltag erleichtert, da Quellen der Freude außerhalb der Gaumenfreuden erschlossen werden können. Auch Botschaften aus Träumen gehören zur Diätetik der Seele.

Was freut Sie?

Auf ein weißes Blatt schreiben Sie alles, was Sie freut und was Ihnen Genuss bereitet – ich meine alles, auch was Sie im Alter von 10 oder 16 Jahren mochten! Dann liegt es an Ihnen, zu sortieren und die wichtigsten Genussquellen zu reaktivieren. Viele Menschen haben aus familiären oder beruflichen Gründen ihre Genussquellen auf Essen, Trinken, Arbeiten eingeengt und meinen »schon alles zu haben«. Beim Fasten sollte auch das eigene Beziehungsnetz betrachtet werden.

Pflegen oder vitalisieren Sie Ihr Beziehungsnetz

Die Fastensituation ist ideal, um sich das eigene Beziehungsnetz anzusehen: Wie sind die Beziehungen zu meiner Familie, meinen Freunden, meinen Berufskollegen? Welche Beziehungen sind lebendig und welche blockiert oder schon lange nicht mehr gepflegt worden? Besonders bei Lebenspartnern, Geschwistern, Eltern, Kindern bedeuten Konflikte einen Verlust an emotionaler Energie und viel Stress. Fastenden fällt es leichter, innere Friedensprozesse zu beginnen – zunächst in Gedanken, mit einem Brief oder einem Anruf oder durch einen Dialog mit dem Tagebuch. Es ist verblüffend, wie schnell eine Beziehung wieder lebendig werden kann, wenn sich nur eine der beteiligten Personen öffnet.

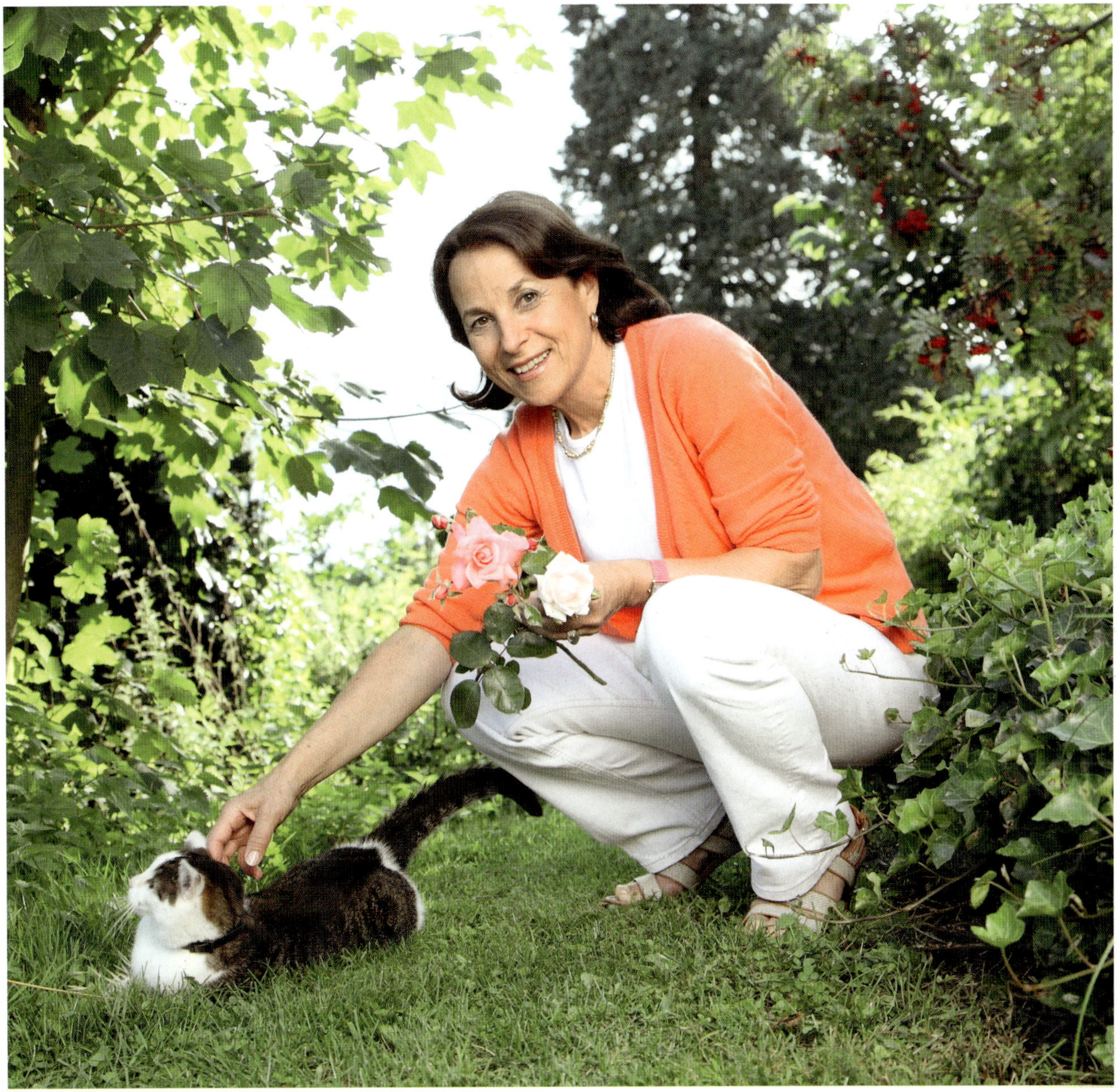

Umgang mit möglichen Beschwerden oder Krisen

Auf den folgenden Seiten möchte ich Ihnen noch einige praktische Tipps geben, was bei Befindlichkeitsstörungen oder auch ernsthafteren Fastenkrisen zu tun ist.

Befindlichkeitsstörungen sind meistens durch kleine Interventionen zu beheben: sich ausruhen, sich aktivieren, ein Gespräch führen zum Angstabbau sowie naturheilkundliche Maßnahmen. Fastenkrisen hingegen sind akute Situationen, die der ärztlichen Behandlung bedürfen und oft als Reinigungs- und Genesungskrisen betrachtet werden können. Sie können aber auch die Folge einer bereits vorher existierenden Krankheit sein bzw. eintreten, wenn Fastenregeln nicht eingehalten wurden.

Nicht rauchen! Kein Alkohol!

» Ebenso unvereinbar wie Essen und Fasten ist Rauchen und Fasten. Rauchen ist bekanntlich ein schwerwiegender Risikofaktor – erst recht beim Fasten.

Schon durch wenige Züge aus einer Zigarette ziehen sich die Haargefäße (Kapillaren) korkenzieherförmig zusammen: Das Blut fließt langsamer. Teilweise kommt es zu Stauungen im Netz der feinsten Äderchen. Die Störungen in diesem System klingen nach dem Genuss nur einer Zigarette erst nach etwa einer Stunde wieder ab. Alle Organe, alle Funktionen sind abhängig von einer guten Durchblutung und müssen vor zusätzlichen Belastungen, z. B. Giften wie Teer und Schwermetallen, die mit dem Rauch eingeatmet werden, geschützt werden. Rauchen belastet den Raucher und die Umwelt mit Blei und Cadmium mehr als die Luftverunreinigung einer Großstadt.

Nikotin ist nachweislich an den Herz-Kreislauf-Erkrankungen beteiligt, die an erster Stelle in der Krankheits- und Todesstatistik stehen. Ca. 40 % aller

Krebserkrankungen wären durch Nichtrauchen vermeidbar. Auch Lungenkrebs – zu 90 % durch Rauchen verursacht – erreicht alljährlich neue Rekorde. Haben Sie Ihre Zigarette schon ausgedrückt oder soll ich fortfahren?

Eine positive Nachricht für alle Raucher, die bisher vergeblich versucht haben aufzuhören: Während des Fastens fällt die Entwöhnung wesentlich leichter. Nutzen Sie also die Fastenzeit, um vom Glimmstängel loszukommen! Ich kenne viele, die es dank des Fastens geschafft haben.

Auch auf Alkohol sollten Sie während des Fastens vollständig verzichten. Vor allem bei Gewohnheitstrinkern finden sich häufig krankhafte Veränderungen am Nervensystem sowie an den inneren Organen Herz, Leber, Bauchspeicheldrüse, Magen und Darm. Sie können durch Fasten behoben und schon bei einer ersten Kur wesentlich gebessert werden.

Kein Schluck Alkohol während des Fastens, denn er

- belastet die Leber,
- regt die Magensäfte an und löst damit auch Magenreizung und Hungergefühle aus,
- raubt Vitamine und
- bremst die Entschlackung.

Anders ist es bei Gesunden, wenn normal gegessen wird. Da wirkt ein schönes Glas Wein sogar stimulierend! Die Dosis macht das Gift!

WISSEN

Probleme beim Fasten

Zu Schwierigkeiten beim Fasten kann es kommen, wenn

- bereits eine Erkrankung vorliegt
- Medikamente eingenommen und nicht angepasst werden
- Fastenregeln nicht eingehalten werden (z. B. viel Wasser trinken, Ruhe und Bewegung in ausgewogenem Verhältnis, Aufbauzeit einhalten)
- es keine adäquate Betreuung gibt.

Mögliche Befindlichkeitsstörungen beim Fasten

» Auch wenn jetzt eine ganze Liste von möglichen Beschwerden folgt – es ist höchst unwahrscheinlich, dass Sie mit allen Bekanntschaft machen, wenn überhaupt, treten nur wenige davon auf und das auch nur vorübergehend.

Kälteempfindlichkeit

Die Wärmeproduktion durch die Verdauungsvorgänge bleibt aus, die Produktion von Schilddrüsenhormonen ist reduziert. Empfehlenswert ist es, sich warm anzuziehen. Von warmen Getränken (auch warmes Wasser!), warmen Bädern und Sauna Gebrauch machen, sich körperlich bewegen oder im Sommer fasten.

Müdigkeit

Die Müdigkeit kann unterschiedlich ausgeprägt sein: von Konzentrationsstörungen bis hin zu Apathie. Es gibt vielfältige Ursachen und entsprechende Lösungen:

- Bei Schlafdefizit und Erschöpfungszustand vor dem Fasten sollte der Schlaf nachgeholt werden. Gönnen Sie sich ausreichend Ruhe.
- Bei niedrigem Blutdruck helfen körperliche Aktivität und kalte Gesichtswaschungen.
- Bei Unterzuckerung gilt es, sich hinzulegen in Wärme und Ruhe und ggf. einen Tee mit Honig trinken. Eine leichte Unterzuckerung mit entsprechendem Erschöpfungsgefühl kann nach körperlicher Überanstrengung und langem Sonnenbad auftreten.
- Chronische Schlappheit kann auch Ausdruck psychischer Blockaden und depressiver Verstimmung sein – hier hilft am besten ein Gespräch, Psychotherapie oder ein nonverbales Verfahren wie Atemtherapie, Energiebehandlungen oder Tagebuchschreiben.

MEINE ERFAHRUNGEN

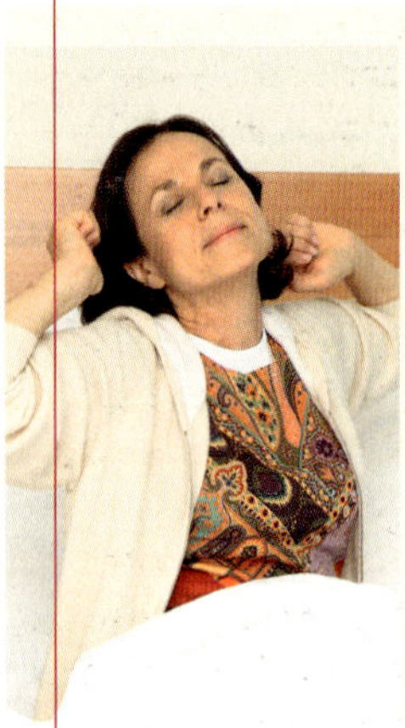

Ich möchte nur noch schlafen

Zu Beginn der Fastenzeit kann mich eine bleierne Müdigkeit überfallen. Ich kämpfe nicht dagegen an, sondern gönne mir die nötige Ruhepause. Wenn mein Körper Schlaf braucht, soll er ihn auch bekommen. Ich unterstütze die Stoffwechselumstellung, indem ich eine Dusche oder ein Bad mit einem duftenden Zusatz nehme oder eine Bürstenmassage mache. Nach dem ersten Einlauf spüre ich eine deutliche Besserung. In dieser Umstellungsphase lasse ich mich auch gern massieren, rede aber ungern. Nach drei Tagen erwache ich meist mit einer stabilen Energie und dem Drang mich an der frischen Luft zu bewegen. Ich wandle mich von einem im Winterschlaf befindlichen Murmeltier in einen Zugvogel, der fastend voll aktiv sein kann.

Niedriger Blutdruck oder Schwindel

- Wenn Ihnen beim Aufstehen schwindelig wird, sollten Sie jegliche Hektik vermeiden und in zwei Etappen aufstehen: zuerst von der liegenden in die sitzende Position, erst danach langsam aufstehen.
- Bei schwachem Blutdruck viel trinken, um das Blutvolumen aufrechtzuerhalten und regelmäßiges Ausdauertraining betreiben.
- Bei akutem Schwindelgefühl sofort hinlegen und Beine hoch lagern, damit das Blut zum Herzen und zum Kopf zurückströmen kann.

Kopfschmerzen

Die Plage vieler Kaffeetrinker wegen Koffeinentzug! Die Entwässerung der ersten Tage soll auch dafür verantwortlich sein, aber auch die sog. Entschlackung. Kopfschmerzen verschwinden oft schlagartig nach gründlicher Darmreinigung. Hilfreich ist deswegen ein frühzeitiger Einlauf, reichliches Trinken, Kopflymphdrainage, sich die Schläfen mit Pfefferminzöl massieren, viel Ruhe und frische Luft. Manchmal hilft es ein Coldpack auf die Stirn zu legen. Selten muss ein Medikament gegeben werden. Unser Geheimtipp: etappenweise ins Fasten einsteigen.

Lendenwirbelsäulenbeschwerden

Das »Scharnier« zwischen dem Beckenknochen und der Lendenwirbelsäule wird enorm in Anspruch genommen. Daraus resultieren degenerative Veränderungen mit entsprechenden Muskelspannungen, deswegen treten in diesem Bereich häufig im Fasten Beschwerden auf: Ursache ist wahrscheinlich die Entwässerung, die vermehrte Säureproduktion beim Fasten und ein möglicherweise unausgewogener Mineralienhaushalt. Wärme, Gymnastik, Schwimmen, Physiotherapie oder Osteopathie kann Linderung bringen sowie viel Trinken und ggf. Zusätze von Mineralien und Basenpulver.

Übelkeit/Galle-Erbrechen

Beim Fasten kann vorübergehende Übelkeit auftreten, besonders bei neurovegetativer Überlastung (z. B. Überarbeitung, Stress, lange Reise). In seltenen Fällen kann der Gallensaft den leeren Darm reizen, der sich krampfartig zusammenzieht und die Galle in Richtung Magen drängt, die dieser wiederum durch Erbrechen herausbefördert. Danach fühlt sich der Fastende befreit und körperlich wohl. Es empfiehlt sich viel Ruhe, Wärme auf dem Bauch und schluckweises Trinken von lauwarmem Kamillentee (aber nur wenn Sie ihn mögen). Getränke, gegen die man eine Abneigung hat, sollten vermieden werden.

Zur Beschleunigung des Erbrechens kann man ein großes Glas warmes Wasser mit einer Prise Salz zügig trinken und dann das Erbrechen selbst auslösen.

Sodbrennen, Blähungen

Zu Beginn des Fastens können die ungepufferten Magensäfte die Schleimhaut reizen. Ruhe und Entspannung bremsen die Säureproduktion, Hafer- oder Gerstenschleim sowie auch Weizenkleie (1–2 Teelöffel mit wenig Wasser) puffern die Säure und lindern die Beschwerden. Die Fastengetränke sollten sich beschränken auf dünn gebrühte (warm, nicht zu heiß) Kräutertees, z.B. Kamille, und verdünnte Säfte, z.B. Trauben- oder Rote-Bete-Säfte. Zudem sollte Honig vermieden werden.

Wadenkrämpfe

Diese hängen in den ersten Tagen mit Verschiebungen im Mineralhaushalt zusammen – besonders bei Fastenden, die lange harntreibende Substanzen oder Abführmittel eingenommen haben. Kalium-, Magnesium- und Calciumzusätze, aber auch eine Prise Salz in der Brühe können Linderung bringen.

Herzklopfen

Durch die Veränderungen im Mineralien- und Wasserhaushalt, aber auch wegen der vegetativen Umstellung kann Herzklopfen auftreten. Phytotherapie und Mineralien helfen. Herzerkrankungen sollten vorher diagnostisch ausgeschlossen werden.

Unruhige Beine

Dieses meist nachts und im Liegen auftretende lästige Unruhegefühl kann durch wechselwarme oder kalte Schenkelgüsse sowie reichliche Flüssigkeitszufuhr behandelt werden.

Hungergefühle

Ein Fastender verspürt meist keinen Hunger: Sein Blut enthält reichlich »Nahrung« in Form von Fett – seine Tankuhr steht auf voll! Wahrer Hunger, meist im Magenbereich verspürt, kann bei Magenempfindlichen vorkommen, aber auch, wenn der Darm nur unvollständig entleert wurde. Dünne Fastende verspüren ihn häufiger. Colon-Hydrotherapie oder die Einnahme von Bittersalz und Colon-Massage sind empfehlenswert. Ein permanentes Hungergefühl kann auch auftreten, wenn das Fasten unbewusst abgelehnt wird (z.B. aus Angst).

Drang zum Essen

Wenn kein objektives Hungergefühl, d. h. unangenehme Leere im Magen verspürt wird und dennoch ein enormer Drang zum Essen besteht, liegt meistens ein emotionaler Bedarf zugrunde. Manchmal ist die Ursache ganz einfach ein Duft, ein Bild oder das Schaufenster einer Konditorei und man bekommt Gelüste nach ganz bestimmten Speisen (z.B. auf Schokolade, Salat, knuspriges Brot, würzigen Käse oder ein saftiges Steak).

Wenn der Bedarf in einer therapeutischen Situation bewusst gemacht und genannt wird, führt dies meist zum Nachlassen des Dranges.

Wenn der Drang zum Essen nicht behoben werden kann und nur unterdrückt wird, kann es zu Essanfällen kommen, die ein Abbrechen des Fastens verlangen. In diesem Fall sollten die Aufbauphase eingeleitet werden und auftretende Schuldgefühle und vermindertes Selbstwertgefühl psychotherapeutisch bearbeitet werden.

Vorübergehende Sehstörungen

Im Fastenverlauf kann die Sehleistung beim Lesen nachlassen. Wechseln Sie aber bitte nicht Ihre Brille, denn die Sehleistung bildet sich nach dem Fasten wieder voll zurück. Für diese vorübergehende Sehschwäche ist wohl der verminderte Augeninnendruck und der dadurch veränderte Krümmungsradius der Linse verantwortlich. Bei Glaukom (grüner Star) wirkt sich die Senkung des Augeninnendruckes sogar günstig aus.

Mundgeruch

Er kann durch die Ketose, durch Parodontose oder von Gasen kommen, die im Darm entstanden sind und abgeatmet werden. Auf alle Fälle: Zähne und Zunge putzen, Mundhygiene.

Trockener Mund

Wahrscheinlich als Folge von Mineralienverschiebungen, besonders Kalium. Dadurch wird die Speichelproduktion reduziert. Man sollte viel trinken, Lippenbalsam anwenden und ggf. Mineralien zuführen.

Hautausschlag

Zum Teil mit Juckreiz verbunden kann er an einer bestimmten Stelle auftreten, seltener auch den ganzen Körper betreffen. Er kann plötzlich im Fastenverlauf auftreten und wird als Eliminationssymptom betrachtet: Entweder wird die Haut durch die im Schweiß gelösten sauren Ausscheidungsprodukte gereizt oder die nun freigesetzten, bisher im Fettgewebe gespeicherten Allergene oder Substanzen (z. B. Medikamente) lösen eine allergische Reaktion aus. Empfehlenswert sind Kleiebäder, Stimulierung der Ausscheidung über Nieren, Darm und Lungen und reichlich Basenpulver.

Unterzuckerung

Fastende sind zwar sehr belastbar und können sich viele Stunden bewegen, sollten aber Höchstleistungen vermeiden, die den Brennstoff Zucker erfordern: Wer sich überanstrengt, riskiert eine Unterzuckerung und als Folge davon Müdigkeit und Muskelkater. Lösung: sich hinlegen und Tee mit Honig trinken.

Veränderungen der Schlafqualität

Häufig verkürzt sich beim Fasten die Schlafdauer, dagegen ist der Schlaf selbst meist unverändert erholsam. In diesem Fall sollte man sich auf keinen Fall zwingen weiterzuschlafen, sondern aufstehen, sich durch eine Frühwanderung vitalisieren, schreiben, lesen oder ausgiebig den Körper pflegen. Erwacht man in der Nacht mit längerer Wachdauer, sollte das zunächst in Ruhe hingenommen werden – ein Fastender muss am nächsten Tag nicht arbeiten oder Leistung erbringen, er kann auch in der Mittagspause ein Schlafdefizit ausgleichen. Als Ursachen finden sich entweder die hormonellen Veränderungen zu Beginn des Fastens mit erhöhtem Adrenalinspiegel, oft sind es aber eher psychisch-seelische Inhalte und Konflikte, die direkt oder über einen Traum den Fastenden wachrütteln. Lösung: Gedanken und Emotionen zulassen, Träume erinnern und aufschreiben, bei Angstzuständen – wenn man es kann – beten, oder aufstehen und an die frische Luft gehen.

» Dr. Otto Buchinger empfahl den Fastenden bei Durchschlafstörungen nicht Schlaftabletten, sondern die Chance zu nutzen, ein Gedicht oder einen Psalm auswendig zu lernen! »Auch eine durchwachte Nacht kann eine Gnade sein«, sagte er.

Gewichtsstillstand

Meist kommt ein Gewichtsstillstand dadurch zustande, dass der Körper Salz (Natrium) und Wasser zurückhält; dies wird häufig beobachtet, wenn vorher harntreibende Mittel eingenommen oder salzige Mineralwässer getrunken wurden. Es kommt auch manchmal zu paradoxen Reaktionen: Bei viel körperlicher Bewegung oder langen Saunagängen werden durch das Schwitzen Mineralien ausgeschieden – mit der Folge, dass der Körper die Mineralien und das Wasser zurückhält. Am nächsten Tag zeigt sich dann anstatt der erwarteten Gewichtsreduktion ein Gewichtsstillstand.

Bei Frauen kann es sich auch um einen prämenstruellen Wasserstau handeln. Bleiben Sie gelassen: Der tägliche Fettabbau findet trotzdem statt, auch wenn die Waage diesen nicht anzeigt. In seltenen Fällen kann sich hinter einer Gewichtsstagnation eine Schilddrüsenunterfunktion verbergen.

Psychische Befindlichkeitsstörungen

... z. B. Depression, Angst, Trauer: Auch wenn beim Fasten eine Tendenz zur Stimmungsaufhellung besteht, können depressive Phasen auftreten, die meist als »Erstverschlimmerung« aufgefasst werden: Verdrängte Konflikte, unbewusste Mängel und Trauer drängen in das Bewusstsein und können nun therapeutisch aufgearbeitet werden.

Gichtanfall

Besonders zu Fastenbeginn bremst der Fettstoffwechsel die Ausscheidung von Harnsäure über die Nieren. Das kann dazu führen, dass der Harnsäurespiegel ansteigt. Bei zu geringer Trinkmenge oder bereits vor dem Fasten erhöhten Harnsäurewerten kann dies zu Gichtanfällen (akuter Gelenkentzündung) führen. Gegebenenfalls kann ein Medikament verschrieben werden.

Fastenkrisen

» Fastenkrisen sind bei guter medizinischer Betreuung und unter stationären Bedingungen auch bei langem Fasten die Ausnahme. Eine Statistik unserer Klinik über 3 Monate, in der die Fastenverläufe von 350 Patienten erfasst wurden, zeigt, dass lediglich eine Person am 17. Fastentag aufgrund einer Herzrhythmusstörung ins Krankenhaus gebracht werden musste, aber bereits nach 24 Stunden in die Fastenklinik zurückkehrte und dort erfolgreich weiterfasten konnte.

Wenn Sie körperlich und psychisch gesund sind und eine Woche fasten, bestehen weniger Risiken in eine solche Krise zu geraten. Dennoch ist sie nicht auszuschließen und aus diesem Grund empfiehlt es sich, einen Arzt im Hintergrund zu haben.

Folgende Symptome deuten auf eine Fastenkrise hin:
- Migräneanfall
- unstillbares Erbrechen
- Azidoketose
- Gallen-, Nieren-, Darmkolik
- Herzbeschwerden, Herzrhythmusstörungen
- Ausbrechen einer Infektionskrankheit
- spastische Krise bei Porphyrie
- akute Narbenbeschwerden
- Schub einer vorexistierenden Erkrankung

Gefahren bei medikamentöser Therapie

Größte Vorsicht ist geboten bei der Einnahme folgender Präparate:
- nichtsteroidale Antirheumatika (NSAR)
- systemische Kortikoide (max. 20 mg/Tag Prednisolonäquivalent)
- Antihypertonika (insbes. Betablocker und Diuretika)
- Antidiabetika und Insulin
- Kontrazeptiva (eingeschränkte Wirkung)
- Antikoagulanzien (z. B. Marcumar)
- Psychopharmaka (insbes. Neuroleptika und Lithium)
- Antiepileptika

Rein medikamentöse Behandlungen dürfen nur unter ärztlicher Kontrolle erfolgen. Eine Herausforderung für den Fastenarzt ist der Umgang mit Patienten, die bereits unter medikamentöser Behandlung stehen.

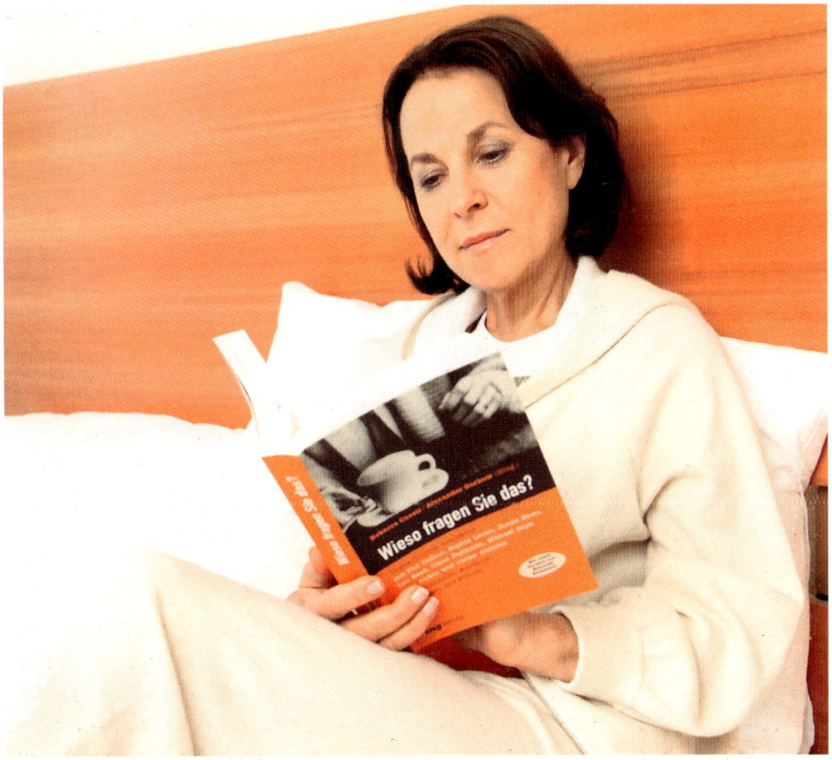

Die Kliniken Buchinger in Überlingen und Marbella

Die Buchinger-Schule ist in Deutschland bekannt für ihre Kliniken und eine Methodik, die weit verbreitet ist. Ihre Bemühung um die Entwicklung einer wissenschaftlichen Grundlage der Fastentherapie führte durch die Impulse von Dr. Fahrner und Dr. Lützner zur Gründung der Ärztegesellschaft Heilfasten und Ernährung (ÄGHE) 1986. Im Jahr 2002 wurden die Leitlinien zur Fastentherapie durch die Nachfolgegeneration in einem Konsens von 20 Experten veröffentlicht.

Der Fastenarzt soll den Fastenden zum Subjekt des Geschehens machen, ihm den rechten Schwung vermitteln und seine Autonomie fördern. Er soll aktiv und empathisch zuhören sowie ermutigen können. Somit wird der Mensch befähigt, sich aktiv an seiner Genesung zu beteiligen. Die nebenstehende Tabelle erläutert fünf dieser neun in der Abbildung dargestellten Bausteine. Es handelt sich um die Bausteine, die in guten Reha-Konzepten vorhanden sind: integrative Medizin, Ernährung und Diätetik, Physio- und Bewegungstherapie, Psychotherapie und Pflege. Diese fünf Bausteine werden je nach Krankheitsbild in unterschiedlicher Konstellation eingesetzt.

9 BAUSTEINE

- Buchinger Heilfasten
- Pflege
- Integrative Medizin
- Gesundheits-pädagogilk
- Ernährung Diätetik
- Kultur Kreativität
- Bewegungstherapie Physiotherapie
- Spiritualität
- Psychotherapie

▲ Aus dem ärztlich betreuten, stationären und multidisziplinären Heilfasten entstand in der Buchinger-Klinik in Überlingen das Neun-Bausteine-Programm »Amplius«

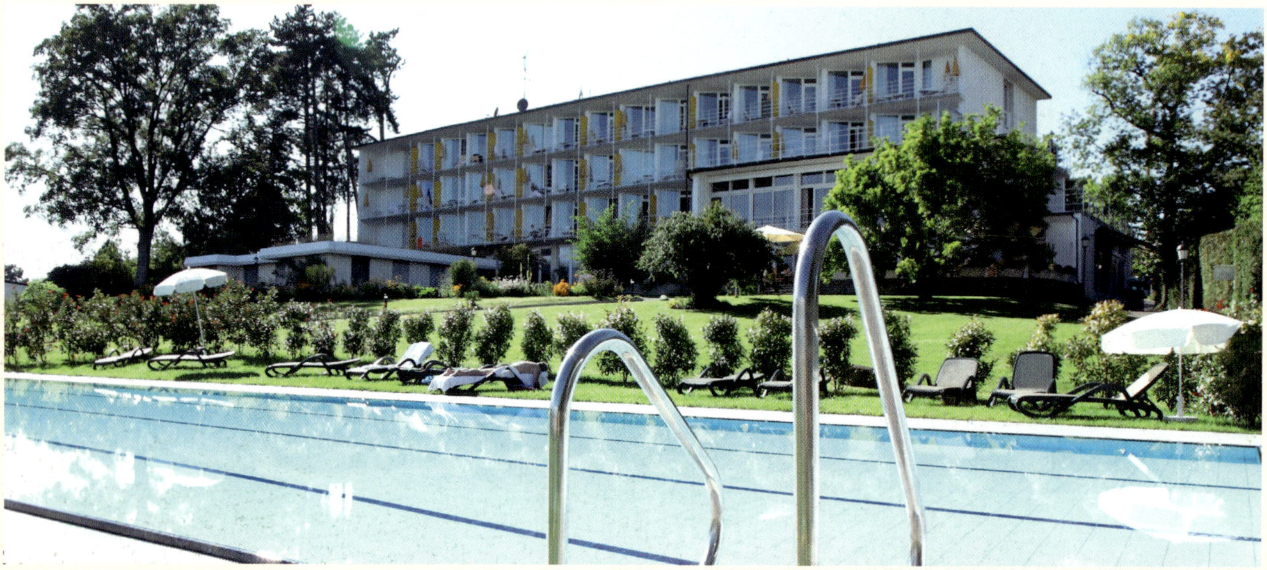

Fünf therapeutische Bausteine des Fastens

integrative Medizin	Ernährung/ Diätetik	Physio-/Bewegungstherapie	Psychotherapie	Pflege
▪ ganzheitliche Betreuung und individuelle Zusammenstellung des Fastenprogramms ▪ internistische Diagnostik und Therapie ▪ Naturheilverfahren aus dem europäischen Raum (z. B. Hydrotherapie nach Kneipp, Homöopathie) und aus anderen Kulturkreisen (z. B. TCM und Ayurveda) ▪ Phyto- /Aromatherapie ▪ Roeder-Methode ▪ Autogenes Training ▪ Vorträge	▪ Fasten- und Aufbaukost ▪ biologische Vollwertkost, auch kalorienreduziert ▪ Lehrküchen ▪ Lehrbuffets ▪ Vorträge ▪ Ernährungsberatung	▪ Teil- und Vollmassagen ▪ naturheilkundliche Anwendungen (z. B. Reflexzonenmassage, Osteopathie, Colon-Hydrotherapie, Hydro- und Kneipp-Therapie) ▪ Verfahren aus anderen Kulturkreisen (z. B. Shiatsu, Tuina, Tai Chi, Qi Gong, Yoga) ▪ Krankengymnastik ▪ Personal Training ▪ Wanderungen ▪ Gymnastik	▪ Gesprächstherapie ▪ Verhaltenstherapie mit Betonung auf dem Essverhalten ▪ Katathymes Bilderleben ▪ Berufscoaching ▪ Partnerschaftstherapie ▪ Tiefenpsychologie ▪ Traumarbeit ▪ Kunsttherapie ▪ Atemtherapie ▪ (individuelle und Gruppentherapie)	▪ tägliche Betreuung von Fastenden ▪ emotionale Unterstützung ▪ Leberwickel ▪ Darmhygiene

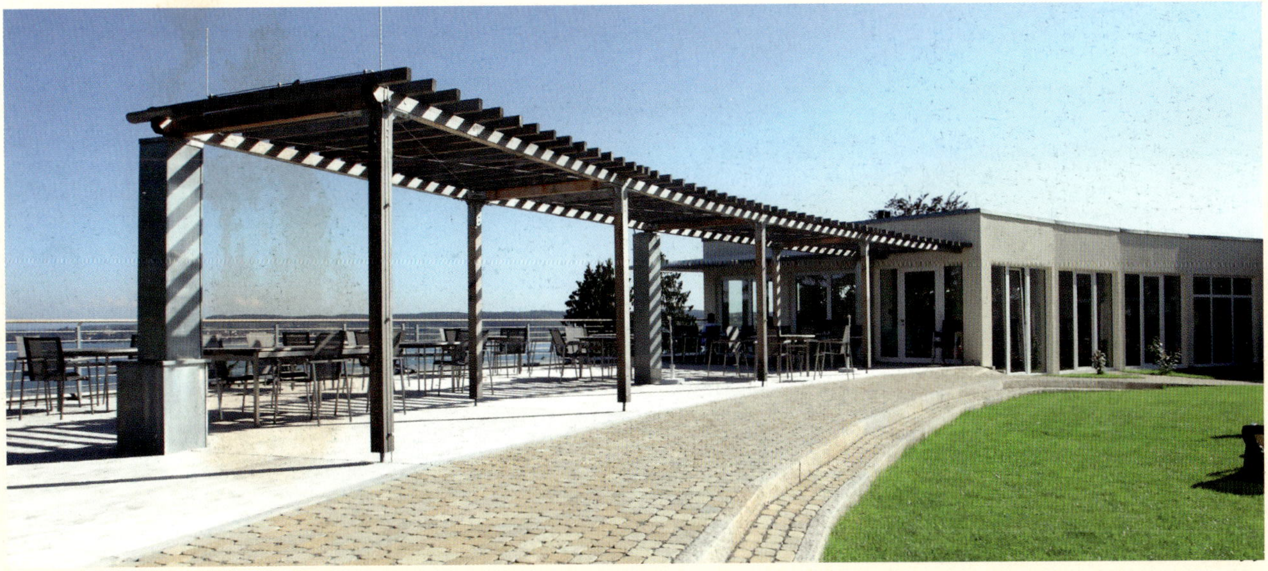

Jetzt geht's los: Anregungen und Tipps für Ihre Fastenzeit

Geben Sie sich möglichst viel Zeit, um von Hektik, Alltag, Beruf, oder was auch immer Sie an Belastungen verkraften müssen, ins Fasten hinüberzuwechseln. Der sinnbildliche Sprung ins kalte Wasser ist nicht zu empfehlen.

Wir empfehlen Ihnen nicht, das Fasten mit einer Henkersmahlzeit zu beginnen, sondern vielmehr ein paar Tage zuvor bereits Kaffee und Alkohol zu reduzieren, vielleicht sogar wegzulassen, und weniger Fleisch und mehr frische Produkte zu essen. Damit wird der Übergang ins Fasten sanfter.

Es ist uns klar, dass viele fasten, weil sie darin einen Rettungsring sehen, da sie in vielen Lebensbereichen entgleist sind: zu viel Essen, zu viel Arbeit, zu viel Rauchen, zu viel Alkohol, zu wenig Schlaf und zu wenig Freude. Vor dem Fasten sollte man mindestens einen Entlastungstag machen. Falls Sie sta-

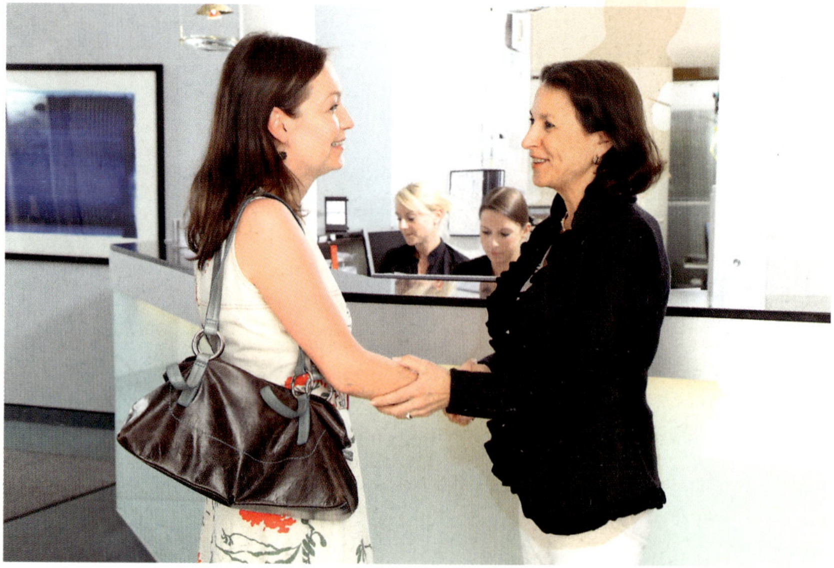

tionär in einer Klinik fasten, sollte der Entlastungstag nach dem Anreisetag erfolgen, bei kürzeren Fastenzeiten kann dieser auch mit dem Anreisetag identisch sein. Die Aufbautage nach dem Fasten bitte auf keinen Fall weglassen. Vor allem wenn Sie abnehmen wollen, sind dies die wichtigsten Tage!

Auf den folgenden Seiten gebe ich Ihnen Anregungen und Informationen zur Gestaltung

- des Anreisetags, falls Sie stationär in einer Klinik fasten
- des Entlastungstags
- der Fastentage
- des Fastenbrechens
- der Aufbautage

Auf den S. 108 – 109 finden Sie eine Tabelle, in der wir Ihnen Vorschläge zur Gestaltung von 10 Tagen machen (1 Entlastungstag, 5 Tage fasten, 1 Tag Fastenbrechen, 3 Aufbautage).

Anreisetag bei stationärem Fasten

» In der Buchinger-Tradition wird großer Wert darauf gelegt, dass die Umstellung des Stoffwechsels auf die Fastenzeit in einer ruhigen Atmosphäre geschieht. Der Anreisetag ist zunächst durch Orts-, Zeit-, Klima- manchmal auch Sprachumstellung gekennzeichnet: Erstfaster sollten deshalb erst am darauffolgenden Tag den Entlastungstag einlegen.

Gönnen Sie sich einen sanften Einstieg ins Fasten, besonders wenn Sie noch keine Fastenerfahrung haben oder wenn Sie psychisch und/oder physisch erschöpft sind! Denken Sie nicht, dass dies einen Verlust an Ihrer »reinen« Fastenzeit darstellt. Ihr Stoffwechsel wird es Ihnen danken!

Menü für den Körper
Leichte Mahlzeiten ohne Alkohol, Kaffee und Fleisch bzw. Entlastungstag mit Monodiät (Reis, Obst, Kartoffeln oder Hafer auf 3 – 4 Mahlzeiten verteilt, siehe S. 120 – 124).

Menü für die Seele
Anreise ohne Stress. Nehmen Sie die Fülle und die Hektik Ihrer Gedanken wahr.

Idee des Tages
Gemütlich auspacken, sich im Fastenzimmer einrichten, »ankommen«.

» Alkohol, Tabak und die bürgerliche Küche schaffen immerfort das Mistebeet, auf dem unsere ärztlichen Sprechstundenfrüchte reifen.«
Otto Buchinger

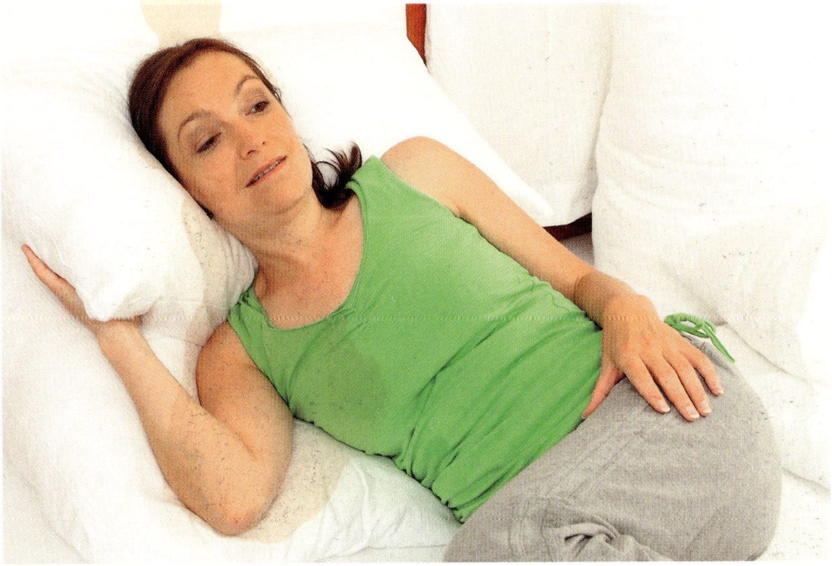

◄ Am Anreisetag können Sie in Ruhe ankommen und sich in der neuen Umgebung akklimatisieren.

Entlastungstag

» Stimmen Sie sich am Entlastungstag ganz bewusst auf die kommende Fastenzeit ein.

Menü für den Körper

Essen und Trinken:

- reichlich Wasser und Kräutertee trinken
- Monodiät (Reis, Obst, Kartoffeln oder Hafer auf 3–4 Mahlzeiten verteilt; siehe S. 120–124)

Detox:

- weiche Darmfüllung durch zellulosereiche Ernährung und viel trinken
- viel Ruhe

Bewegung:

- spazieren gehen an der frischen Luft, je nach Verlangen

Pflege und Hygiene:

- zur Ruhe kommen
- evtl. Bad nehmen

Menü für die Seele

- Nehmen Sie Abschied vom Alltag, in der nächsten Zeit stehen keine Verpflichtungen an.
- Gönnen Sie sich so viel Ruhe, wie Sie brauchen.
- Stimmen Sie sich gedanklich auf die kommende Fastenzeit ein, vielleicht wollen Sie sich etwas aufschreiben.
- Achten Sie auf Ihre Bedürfnisse und Ihre Körpersprache.
- Auf Träume achten und dafür Heft und Stift bereit legen.

» Statt: ›Was habe ich verloren?‹
Immer fragen: ›Was bleibt mir noch?‹«

Otto Buchinger

1. Fastentag (Abführtag)

» Nun ist es so weit. Sie lassen alle feste Nahrung weg, damit Ihr Körper auf das Ernährungsprogramm II – die innere Ernährung aus den Fettdepots – umschalten kann.

Menü für den Körper

Essen und Trinken: Wasser und Kräutertee trinken, ca. 2–3 Liter mit 1–2 Teelöffel Honig über den Tag verteilt

- früh: Morgentee und Glaubersalz (siehe S. 82)
- vormittags: ausreichend Flüssigkeitsaufnahme (Wasser oder Tee ca. 1 h nach Glaubersalz)
- mittags: ¼ Liter frisch gepresster Obst- oder Gemüsesaft (auch biologischer Saft aus der Flasche)
- abends: ¼ Liter Gemüsebrühe

Detox:

- vormittags gründliche Darmentleerung durch Glaubersalz (oder Einlauf)
- bleiben Sie ein paar Stunden danach in der Nähe einer Toilette
- Leberwickel nach dem Fastengetränk zur Mittagszeit durchführen (1–2 Stunden)

Bewegung:

- Morgenbewegung nach dem Abführen
- ansonsten Ruhe gönnen und bei Bedarf Yogaübungen sowie Darmmassage (siehe S. 84–85)

Pflege und Hygiene:

- nach Lust und Laune Baden und/oder Trockenbürsten
- eventuellen Mundgeruch mit Zungenreinigung, Zähne putzen und Mundspülung (1 Tropfen Pfefferminzöl in Wasser verdünnen) behandeln
- am Abend früh schlafen legen

2. Fastentag

Menü für die Seele

- Spüren Sie in Ihren Körper hinein. Was brauchen Sie jetzt?
- Erleben Sie ganz bewusst, dass Ihr Hungergefühl langsam verschwindet. Stellen Sie sich bewusst vor, wie der Körper sich umstellt auf die Ernährung von innen und sich der Magen-Darm-Trakt reinigt. Lassen Sie sich vertrauensvoll auf die Veränderungen ein. Bei Beschwerden handelt es sich meist um Umstellungsreaktionen; wenn Sie beunruhigt sind, fragen Sie den Arzt oder Fastenleiter.
- Achten Sie auf Ihre Stimmungen.
- Sorgen Sie gut für sich und erfüllen so weit es geht Ihre Bedürfnisse.

» Reichtum hat als einzige Existenzberechtigung Kultur und Caritas.«

Otto Buchinger

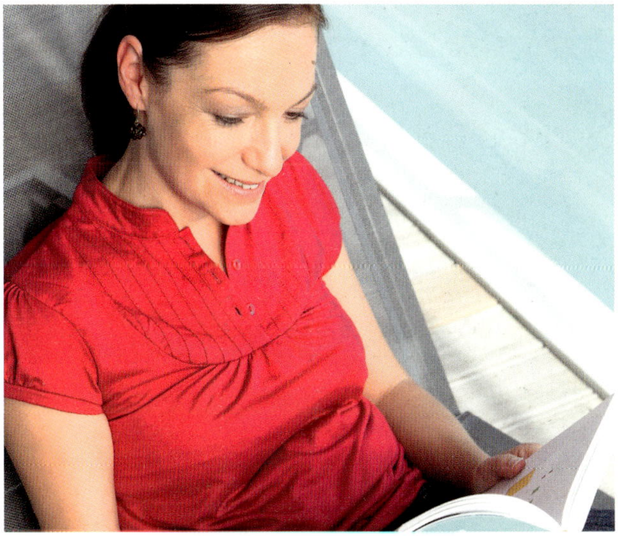

» Erlauben Sie sich, aktiv oder passiv zu sein, je nach Ihrem momentanen Bedürfnis. Der körperliche Hunger hört auf – was sind die seelischen Bedürfnisse?

Menü für den Körper

Essen und Trinken: Wasser und Kräutertee trinken, ca. 2 – 3 Liter mit 1 – 2 Teelöffel Honig über den Tag verteilt

- früh: Morgentee (evtl. mit Honig)
- mittags: ¼ Liter frisch gepresster Obst- oder Gemüsesaft (kann auch biologischer Saft aus der Flasche sein)
- abends: ¼ Liter Gemüsebrühe

Detox:

- so viel trinken, bis die Farbe des Urins hell ist
- tiefe Atemübungen durchführen (siehe S. 76 – 79)

Beginn des Bewegungsprogramms:

- Streck- und Dehnübungen, Gymnastik oder Yoga
- 1–2 Stunden spazieren gehen oder wandern (Tempo: Die Atmung durch die Nase ist problemlos möglich.)

Pflege und Hygiene:

- Leberwickel nach dem Fastengetränk zur Mittagszeit durchführen (1 – 2 Stunden)
- Hauteinreibungen mit biologischem Öl oder Lotion
- evtl. Massagen oder Anwendungen durchführen

Menü für die Seele

- Gönnen Sie es sich, länger im Bett zu bleiben, wenn Ihnen danach ist. Brauchen Sie Einsamkeit und Stille oder die Anregung durch ein Gespräch oder die Begegnung mit anderen Menschen?
- Empfangen Sie weitere Befindlichkeitsstörungen als Umstellungsreaktionen; die gehen meist vorbei! Außerdem verlangt niemand von Ihnen Leistung.
- Schreiben Sie Tagebuch!

3. Fastentag

» Meist ist dies der Tag, an dem sich eine stabile Fastenenergie einstellt.

Menü für den Körper

Essen und Trinken: Wasser und Kräutertee trinken, ca. 2 – 3 Liter mit 1 – 2 Teelöffel Honig über den Tag verteilt

- früh: Morgentee (evtl. mit Honig)
- mittags: ¼ Liter frisch gepresster Obst- oder Gemüsesaft (kann auch biologischer Saft aus der Flasche sein)
- abends: ¼ Liter Gemüsebrühe

Detox:

- Darmentleerung durch Einlauf herbeiführen, danach Darmmassage (bei Bedarf Unterstützung durch Bittersalz)
- auf hellen Urin achten

Steigerung des Bewegungsprogramms:

- Streck- und Dehnübungen, Gymnastik oder Yoga ausweiten
- Spaziergang/Wanderung steigern (Tempo: Die Atmung durch die Nase ist problemlos möglich.)

Pflege und Hygiene:

- Leberwickel nach dem Fastengetränk zur Mittagszeit durchführen (1 – 2 Stunden)
- Bürstenmassage durchführen, duschen und einölen

Menü für die Seele

- Jetzt sind Sie meist über die Umstellungshürde hinweg. Genießen Sie die neue Energie... Sie dürfen sich ein wenig loben, wenn Sie vertrauensvoll geblieben sind.
- Ansonsten: Zeit haben, die Natur genießen, Musik hören, Lesen, Schreiben, Gespräche – je nach Bedürfnis.
- Erleben Sie bewusst, wie sich Ihr Körper auf den Fastenstoffwechsel eingestellt hat.
- Achten Sie auf Ihre Körperwärme durch gute Kleidung, Bewegung, warme Getränke, Wärmflasche und ggf. Sauna.
- Bestellen Sie sich Träume, horchen Sie auf Ihre innere Stimme!

» Widme dem Nachdenken über den Sinn deines Lebens täglich mindestens eine halbe Stunde; dabei gedeiht auch dein Lebenswerk besser.«

Otto Buchinger

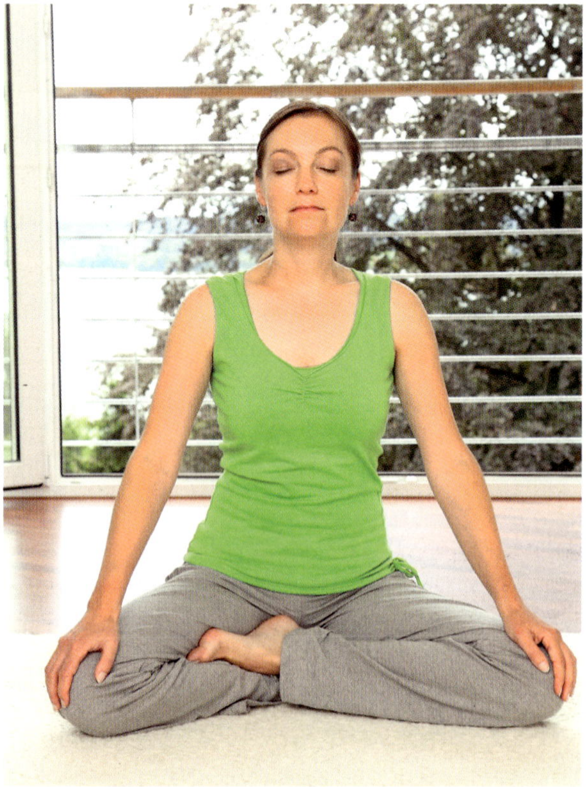

Weitere Fastentage

» Staunen... Bilanz des eigenen Lebens ziehen. Erleben Sie bewusst die Freude und Leichtigkeit des Lebens auf »Autopilot«. Führen Sie bei Bedarf unterstützende Gespräche (auch seelsorgerischer oder psychotherapeutischer Art).

Menü für den Körper

Essen und Trinken: Wasser und Kräutertee trinken, ca. 2 – 3 Liter mit 1 – 2 Teelöffel Honig über den Tag verteilt

- früh: Morgentee (evtl. mit Honig)
- mittags: ¼ Liter frisch gepresster Obst- oder Gemüsesaft (kann auch biologischer Saft aus der Flasche sein)
- abends: ¼ Liter Gemüsebrühe

Detox:

- jeden zweiten Tag den Einlauf mit anschließender Darmmassage durchführen

Steigerung des Bewegungsprogramms:

- Streck- und Dehnübungen, Gymnastik oder Yoga ausweiten
- Spaziergang/Wanderung steigern (Tempo: Die Atmung durch die Nase ist problemlos möglich.)

Pflege und Hygiene:

- Leberwickel nach dem Fastengetränk zur Mittagszeit durchführen (1 – 2 Stunden)
- Bürstenmassage durchführen, duschen und einölen

Menü für die Seele

- Denken Sie positiv an Menschen, die Sie lieben und auch an die, mit denen Sie im Konflikt stehen. Schreiben Sie einen Brief oder rufen Sie an.
- Versuchen Sie einen halben oder ganzen Tag in Stille zu sein.

MEINE ERFAHRUNGEN

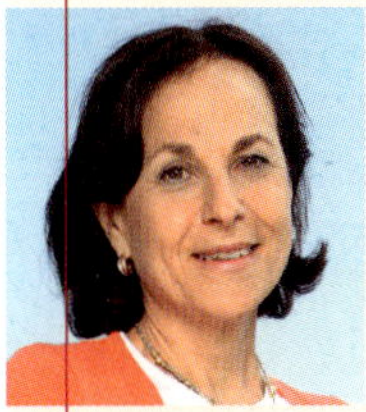

Detox – seelische Reinigung

Im Fasten kann sowohl körperliche als auch seelische Reinigung geschehen. Alle Konflikte, Probleme oder Fragestellungen, die mich zurzeit beschäftigen, können während der Fastenzeit stärker und klarer hervortreten, weil die alltäglichen Ablenkungen entfallen. Das Fasten bietet eine Zeit, das eigene Leben zu betrachten.
Schreiben Sie Tagebuch, nutzen Sie diese Zeit, um sich mit dem Problem intensiv auseinanderzusetzen. Wenn ich mit einem Problem, einem Konflikt, zum Beispiel in der Beziehung oder in der Familie, beschäftigt bin, frage ich mich: Was ist mein Wunsch? Was möchte ich erreichen? Und schaue, welche Wege mir dafür zur Verfügung stehen. Wenn ich trotz intensiver Beschäftigung keine Lösung finde, versuche ich loszulassen. Ich sage mir o.k., zurzeit kann ich keine Lösung finden, und bitte um einen Traum, ein Zeichen oder eine Begegnung, die mir den nächsten Schritt weist. Man übergibt den Wunsch also der Intuition. Wenn ich meinen Wunsch gedanklich klar dokumentiert und ausgedrückt hatte, passierte bisher immer etwas in Richtung Erfüllung.

» Alles dir zur Prüfung Geschickte will deine Bewährung, will deinen Sieg, nie deine Niederlage.«
Otto Buchinger

Tag des Fastenbrechens

» Wie geht es Ihnen? Würden Sie am liebsten weiterfasten oder freuen Sie sich schon, endlich wieder essen zu dürfen?

Menü für den Körper

Essen und Trinken: Wasser und Kräutertee trinken, ca. 2 – 3 Liter mit 1 – 2 Teelöffel Honig über den Tag verteilt

- früh: Morgentee (evtl. mit Honig)
- vormittags: 1 Apfel oder eine Schale Apfelkompott und 2 Hasel- oder Cashewnüsse
- mittags: ¼ Liter Gemüsebrühe oder ¼ Liter frisch gepresster Obst- oder Gemüsesaft
- nachmittags: 1 Apfel oder eine Schale Apfelkompott und 2 Hasel- oder Cashewnüsse
- abends: sämige Gemüse-Kartoffelsuppe (siehe Rezept auf S. 125)

Detox:

- auf hellen Urin achten

Beibehaltung des Bewegungsprogramms:

- Streck- und Dehnübungen, Gymnastik oder Yoga
- täglichen Spaziergang/Wanderung durchführen
- auf den Körper hören
- Einkaufen für die Aufbauverpflegung
- Pflege und Hygiene: Leberwickel nach dem Fastengetränk zur Mittagszeit durchführen (1 – 2 Stunden)

Menü für die Seele

- Unterstützende Gespräche führen (auch seelsorgerischer oder psychotherapeutischer Art), wenn man in seinem Alltag Änderung für nötig hält.
- Betrachten Sie Ihr Fasten jetzt noch nicht als abgeschlossen, sondern erst nach den Aufbautagen.
- Feiern Sie die Mahlzeiten, genießen Sie den empfindsamen Geschmacksinn. Genießen Sie die wiederkehrende Körperwärme.
- Achten Sie auf Hunger und Sättigung.

» Den Hunger stillen, den Appetit lassen.«

Otto Buchinger

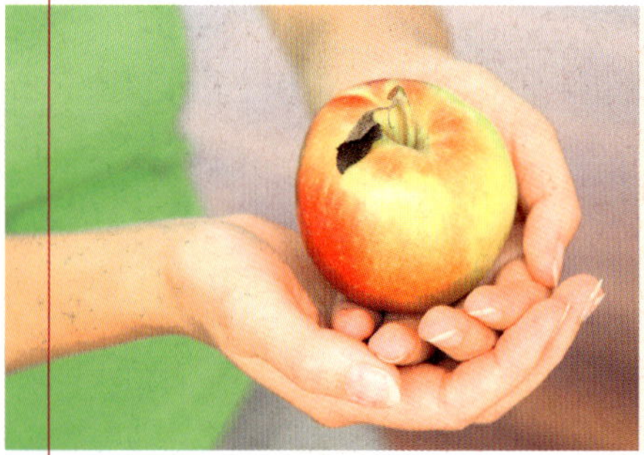

WISSEN

Apfelritual

- Verzehren Sie genüsslich Ihren ersten Apfel.
- Essen Sie langsam und kauen Sie gut.
- Essen Sie nur, bis Sie satt sind. Es kann durchaus sein, dass Sie den Apfel nicht schaffen.
- Wenn Sie den Apfel in Stückchen schneiden und kurz etwas andünsten, ist er bekömmlicher.
- Zusätzlich können Sie vier Nüsse essen.

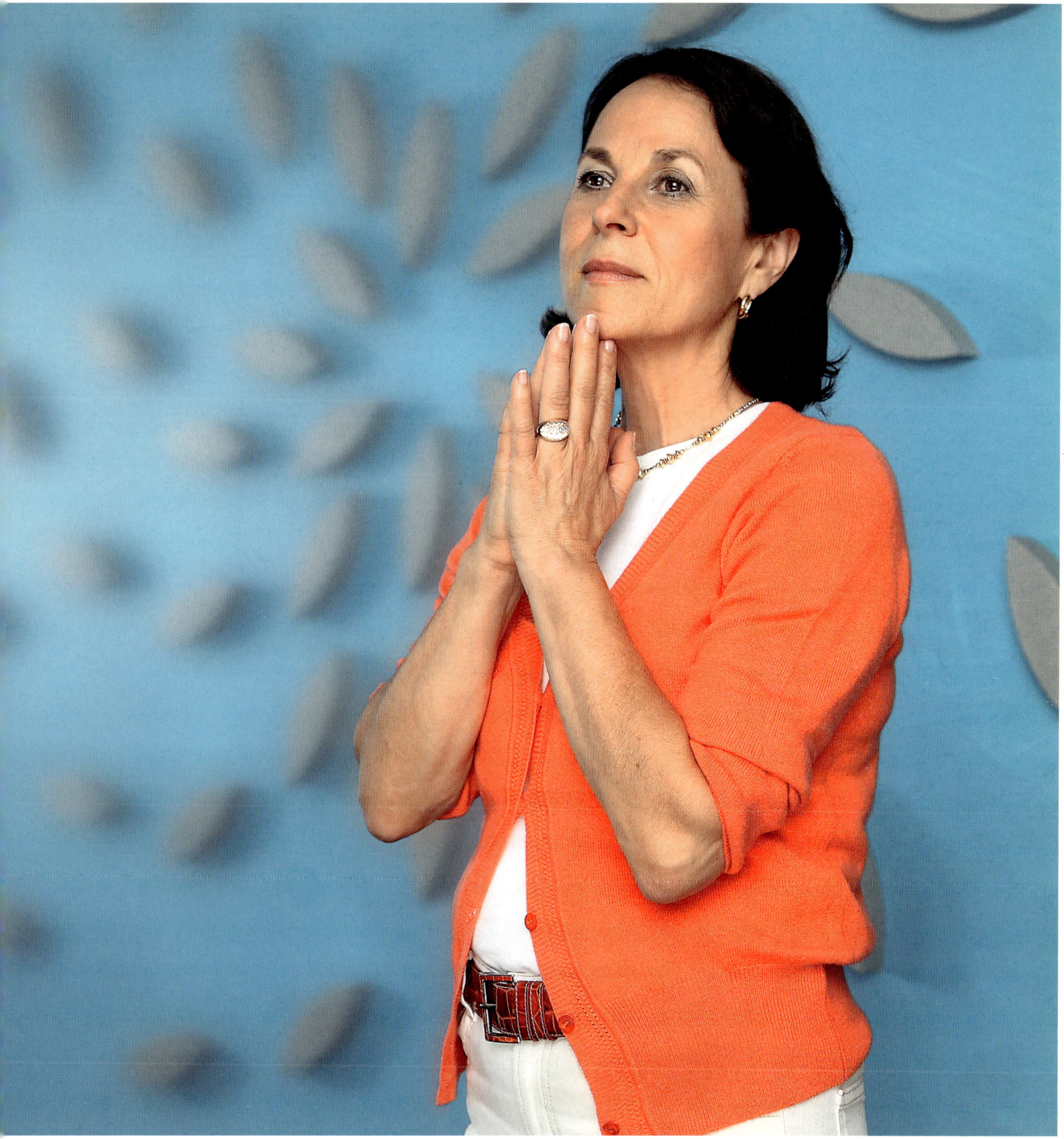

So könnte Ihr 10-tägiges Fastenprogramm aussehen

	Anreisetag*	Tag 1 Entlastungstag	Tag 2 1. Fastentag	Tag 3 2. Fastentag	Tag 4 3. Fastentag
Motto des Tages	sich vertrauensvoll einleben	Entschleunigung und Stoffwechselumstellung	loslassen, ausscheiden	eigene Bedürfnisse wahrnehmen und erfüllen	Befreiung der Energie
morgens	▪ leichtes vegetarisches Frühstück, z. B. Müsli	▪ Monodiät (Reis, Obst, Kartoffel oder Hafer), siehe S. 120–124	▪ trinken Sie Ihre individuell richtige Menge einer Glaubersalzlösung	▪ Kräutertee trinken	▪ Kräutertee trinken
vormittags	▪ trinken Sie reichlich Wasser und Tee	▪ trinken Sie reichlich Wasser und Tee ▪ Zeit für sich	▪ viel Wasser und Kräutertee trinken ▪ Zeit für sich ▪ bleiben Sie zu Hause	▪ viel Wasser und Kräutertee trinken ▪ Einlauf ▪ Zeit für sich	▪ viel Wasser und Kräutertee trinken ▪ Zeit für sich
mittags	▪ leichte vegetarische Mahlzeit	▪ Monodiät (Reis, Obst, Kartoffel oder Hafer) ▪ Mittagsschlaf mit Leberwickel	▪ ¼ Liter Obst- oder Gemüsesaft ▪ Mittagsschlaf mit Leberwickel	▪ ¼ Liter Obst- oder Gemüsesaft ▪ Mittagsschlaf mit Leberwickel	▪ ¼ Liter Obst- oder Gemüsesaft ▪ Mittagsschlaf mit Leberwickel
nachmittags	▪ Siesta, Anreise, sich einleben, die Fastenumgebung optimal gestalten	▪ trinken Sie reichlich Wasser und Tee ▪ machen Sie einen Spaziergang oder eine Wanderung	▪ Kräutertee mit Honig oder/und Zitrone ▪ Spaziergang oder Wanderung	▪ Kräutertee mit Honig oder/und Zitrone ▪ Spaziergang oder Wanderung	▪ Kräutertee mit Honig oder/und Zitrone ▪ Spaziergang oder Wanderung
abends	▪ leichte vegetarische Mahlzeit	▪ Monodiät (Reis, Obst, Kartoffel oder Hafer)	▪ ¼ Liter Gemüsebrühe löffeln	▪ ¼ Liter Gemüsebrühe löffeln	▪ ¼ Liter Gemüsebrühe löffeln
Kalorienzufuhr		ca. 600–800 kcal	ca. 250 kcal	ca. 250 kcal	ca. 250 kcal

* falls Sie nicht zu Hause fasten

Tag 5 4. Fastentag	Tag 6 5. Fastentag	Tag 7 Fastenbrechen	Tag 8 1. Aufbautag	Tag 9 2. Aufbautag	Tag 10 3. Aufbautag
Lust auf Bewegung, Ordnung stellt sich ein	kein Hunger, Bedürfnislosigkeit, Heiterkeit	ein weinendes und ein lachendes Auge	Rückkehr der Esssteuerung durch Hunger und Sättigung	wachsam bleiben: Die Augen sind größer als der Magen	die fette Raupe wird ein Schmetterling
▪ Kräutertee trinken	▪ Kräutertee trinken	▪ Kräutertee trinken	▪ Kräutertee, Quinoa-Apfel-Brei (Rezept siehe S. 126)	▪ Kräutertee, Budwig-Creme mit Obst (siehe S. 130)	▪ Kräutertee, Budwig-Creme mit Obst (siehe S. 130)
▪ viel Wasser und Kräutertee trinken ▪ Einlauf ▪ Zeit für sich	▪ viel Wasser und Kräutertee trinken ▪ Zeit für sich	▪ trinken Sie weiterhin reichlich Wasser ▪ Einlauf bei Bedarf ▪ Zeit für sich ▪ Einkauf für die Aufbaukost	▪ Zeit für sich	▪ Zeit für sich	▪ Zeit für sich
▪ ¼ Liter Obst- oder Gemüsesaft ▪ Mittagsschlaf mit Leberwickel	▪ ¼ Liter Obst- oder Gemüsesaft ▪ Mittagsschlaf mit Leberwickel	▪ Ein Apfel (roh oder als Kompott) zum genüsslichen Verzehren ▪ Mittagsschlaf mit Leberwickel	▪ Chicorée-Salat, Kartoffelpüree mit Spinat (Rezept siehe S. 126) ▪ Mittagsschlaf mit Leberwickel	▪ Blattsalat, Quinoa-Soufflé (Rezept siehe S. 130) ▪ Mittagsschlaf mit Leberwickel	▪ Sauerkraut-Salat, Chicorée mit Bulgur (Rezept siehe S. 134) ▪ Mittagsschlaf mit Leberwickel
▪ Kräutertee mit Honig oder/und Zitrone ▪ Spaziergang oder Wanderung	▪ Kräutertee mit Honig oder/und Zitrone ▪ Spaziergang oder Wanderung	▪ Obst, Kräutertee mit Honig und Zitrone ▪ trinken Sie weiterhin Wasser ▪ Spaziergang oder Wanderung	▪ Obst, Kräutertee mit Honig und Zitrone ▪ Trinken Sie weiterhin Wasser ▪ Spaziergang oder Wanderung	▪ Obst, Kräutertee mit Honig und Zitrone ▪ Trinken Sie weiterhin Wasser ▪ Spaziergang oder Wanderung	▪ Obst, Kräutertee mit Honig und Zitrone ▪ Trinken Sie weiterhin Wasser ▪ Spaziergang oder Wanderung
▪ ¼ Liter Gemüsebrühe löffeln	▪ ¼ Liter Gemüsebrühe löffeln	▪ sämige Kartoffel-Gemüsesuppe löffeln (Rezept siehe S. 125)	▪ Fenchel, Gemüse-Potpourri mit Reis (Rezept siehe S. 128)	▪ Zucchini-Salat, Kartoffeln mit Budwig-Creme und Rote Bete (Rezept s. S. 132)	▪ Stangensellerie, Gemüse-Hirse-Soufflé (Rezept siehe S. 134)
ca. 250 kcal	ca. 250 kcal	ca. 350 kcal	800 kcal	1000 kcal	1200 kcal

Die Aufbauphase bewusst gestalten

Das Fastenbrechen und der Aufbau entsprechen der Phase der »Landung«. Genießen Sie die Aufbauphase, aber bleiben Sie wachsam! Vom Gelingen des Aufbaus ist der nachhaltige Erfolg des Fastens abhängig! Wenn das Datum des Fastenbrechens feststeht, schaltet der Fastenstoffwechsel allmählich und automatisch auf Essen zurück.

Gönnen Sie sich drei Aufbautage (bei einer Fastendauer von 5 Tagen). Wenn Sie zur Gewichtsreduktion gefastet haben, sind die Aufbautage die entscheidenden Tage für Sie! Gelingt Ihnen die hier beschriebene Ernährungsumstellung, befinden Sie sich auf einem guten Weg.

Was passiert in der Aufbauphase?

» Mit dem ersten Biss in einen Apfel »erwacht« der Magen-Darm-Trakt, und die Verdauungsvorgänge setzen wieder ein, um den Körper mit Brenn- und Aufbaustoffen aus der Nahrung zu versorgen.

Essen Sie in Ruhe, kauen Sie gründlich, um die Säfteproduktion anzuregen und die Arbeit der Verdauungsorgane zu erleichtern und um intensiver die lange entbehrten Aromen zu genießen.

Nicht jeder Verdauungstrakt erwacht gleich schnell – achten Sie daher auf Ihre Körpersignale: Gasbildung, Bauchbeschwerden und ein Schweregefühl im Magen sollten vermieden werden. Auch wenn erst am 4. Tag der erste Stuhlgang spontan einsetzen sollte – bleiben sie gelassen! Der Dickdarm muss sich erst bis zum Enddarm füllen, eher er sich spontan entleeren kann. Ab dem 5. Tag hilft bei Bedarf ein kleiner Einlauf. Wenn vor dem Fasten Stuhlverstopfung vorhanden war, kann etwas Kleie mit viel Flüssigkeit helfen. Ebenso hilfreich: Bewegung, Colon-Massage und die Abwesenheit von Stress während des Aufbaus.

In den ersten Aufbaustunden kann anstelle des erwarteten sofortigen Energieschubs Müdigkeit auftreten, denn durch die jetzt wieder erhöhte Durchblutung im Verdauungstrakt

WISSEN

Die Herausforderung des Aufbaus

Die Herausforderung besteht darin, dass einerseits die Reserven wieder aufgefüllt und die Körperstrukturen wieder aufgebaut werden müssen, andererseits aber die Verdauung erst nach einigen Tagen wieder vollständig funktioniert. Die Kunst besteht darin, die qualitativ besten Lebensmittel aufzunehmen (so naturbelassen wie möglich), und dennoch zu vermeiden, dass Blähungen, Völlegefühl oder Bauchbeschwerden eintreten.
Menschen, die vor dem Fasten alles vertrugen und eine starke Verdauungsvitalität besaßen, haben beim Aufbau meistens weniger Schwierigkeiten. Menschen mit schwacher Verdauungsleistung können sich dagegen mit dem Aufbau schwer tun. Diese sollten langsam essen und gut kauen, weniger Rohkost essen, kleine einfache Mahlzeiten einnehmen und die Verdauung unterstützen durch Wärme, Bewegung und Bauchbehandlungen.

kommt es zu einer Umverteilung der Blutversorgung. Aber Geduld! Ausruhen nach den Mahlzeiten, Spaziergänge und Gelassenheit führen bald dazu, dass die regenerierten Lebenskräfte den ganzen Körper durchströmen.

Der Begriff »Aufbau« deutet ja darauf hin, dass die Speicher an Vitaminen, Glykogen und – bei Normalgewichtigen – an Fett wieder aufgefüllt werden müssen. Gleichzeitig werden rapide einige Eiweißstrukturen neu aufgebaut, z. B. Darmoberfläche, Verdauungsenzyme oder Muskeleiweiß. Die Lebensmittel im Aufbau müssen vollwertig, aber der individuellen Verträglichkeit angepasst sein. Die Kost während des Aufbaus ist leicht, ovo-lakto-vegetarisch, vollwertig nach individueller Verträglichkeit, mit ungesättigten Fetten (kaltgepresste Pflanzenöle). Der 1. Aufbautag hat ca. 800 kcal, der 2. ca. 1000 kcal, der 3. ca. 1200 kcal. Zwischen den Mahlzeiten sollten Sie weiterhin viel trinken.

Rückkehr in den Alltag

» Erfahrene Faster berichten, dass sie mit einem lachenden und einem weinenden Auge der Aufbauphase entgegensehen. Sie genießen die wiederkehrende Wärme, die erneute Energie und die regenerierte Genussfähigkeit, die selbst einfache Gerichte in ein Fest der Sinne verwandelt. Zugleich trauern sie der Leichtigkeit des Lebens auf Autopilot und der durch das Serotonin harmonisierten Gefühle nach. Manch einer fühlt sich nach dem ersten Apfel wie Adam und Eva, vertrieben aus dem Frieden des Paradieses!

» Die satte, fette Raupe verpuppt sich. Regungslos, in einem Chitinsarg, fastet nun das scheintote Wesen 6–7 Monate total, bis die warme Frühlingssonne die Puppenhülle sprengt. Aber heraus kommt nun nicht mehr die hässliche, dicke Raupe, sondern ein beschwingtes Geschöpf, ein Entfaltetes, ein Falter, der nicht ohne tieferen Grund stets das Sinnbild der Seele war.«
Otto Buchinger, aus »Um's Ganze«

Es ist nun an der Zeit, von der Fastensituation, der »Fastenzelle«, dem Betreuungsteam, von liebgewonnenen Mitfastenden und der Geborgenheit Abschied zu nehmen, seine Flügel wieder neu zu entfalten und in den Alltag zurückzukehren.

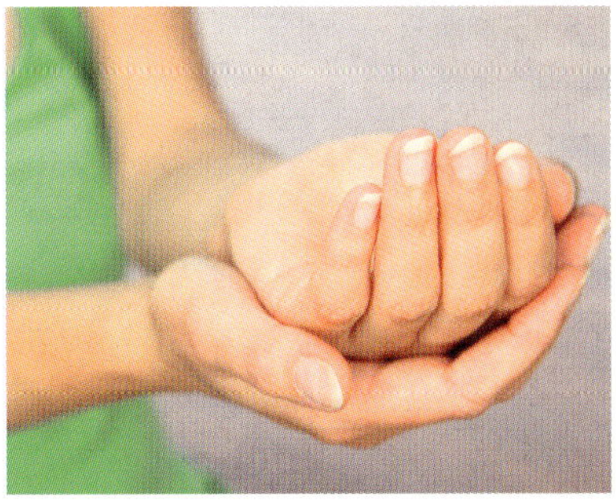

1. Aufbautag

» Analog zum ersten Fastentag handelt es sich hier um einen Umstellungstag, der mit Müdigkeit oder Befindlichkeitsstörungen einhergehen kann.

Menü für den Körper

Essen und Trinken: weiterhin reichlich Wasser oder Tee trinken

- früh: Morgentee, Hafer- oder Dinkelbrei mit Obstkompott
- mittags: kleine Rohkostplatte, Pellkartoffeln mit Quark und Leinöl, gekochtes Gemüse
- abends: Hirse, gekochtes Gemüse mit Sonnenblumenöl

Detox:

- Mittagsruhe, Wärme auf den Bauch
- Darm langsam und behutsam füllen, gründlich kauen

Bewegung: Führen Sie das Bewegungsprogramm wie im Fasten fort, passen Sie es an Ihre Leistungsfähigkeit an.

Pflege und Hygiene: Leber- oder Magenwickel (Den Leberwickel von der Lebergegend auf die Magengegend verschieben.) zur Mittagszeit durchführen (mind. 1 Stunde ruhen)

Menü für die Seele

Erleben Sie die Ambivalenz: Einerseits ist es schön, wieder zu essen, Energie zu spüren und auch Wärme im Körper, andererseits trauert man um die heitere Stimmung im Fasten.

Erleben Sie bewusst die Freude am Essen und Maßhalten. Essen Sie nur, wenn Sie schön hungrig sind! Kauen Sie gründlich und reden Sie möglichst wenig beim Essen. Die Aufnahme von Wasser im Verdauungstrakt und allgemein im Gewebe kann zu einem Gewichtsanstieg bis zu einem Kilo führen, obwohl weiterhin Fett abgebaut wird.

» Mehr als sich selber kann man nicht geben. Man darf aber auch nicht weniger geben.«
Otto Buchinger

▶ Achten Sie bei der schwer verdaulichen Rohkost besonders auf die individuelle Verträglichkeit.

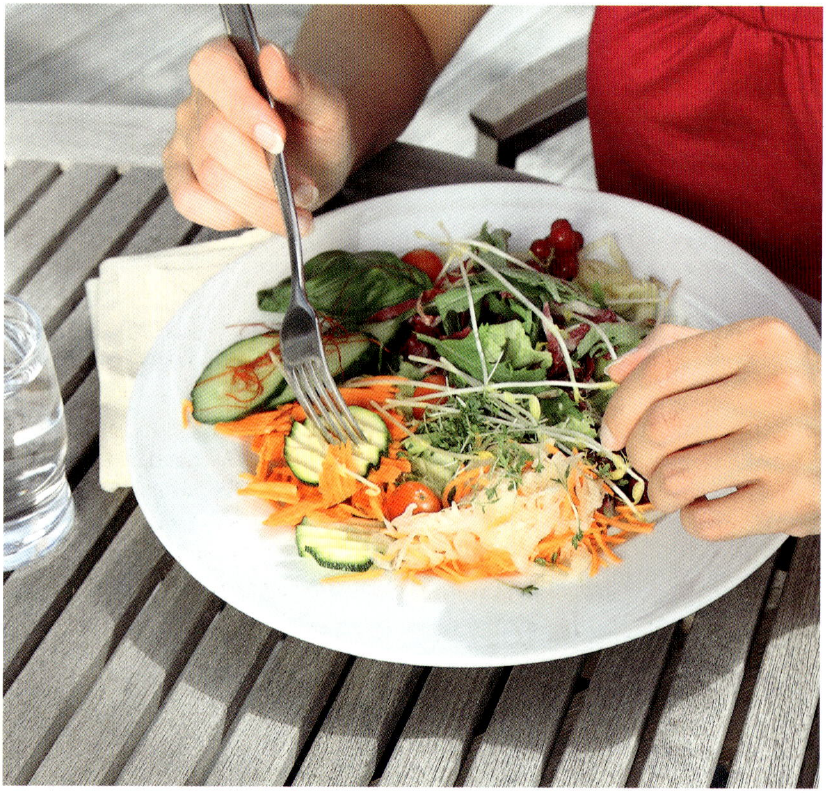

Weitere Aufbautage

» Der Aufbau nach einem therapeutischen Fasten muss oft indikationsbezogen sein. Weniger Nahrungsmittel können von Vorteil sein bzw. das Weglassen von Milchprodukten und Gluten sowie von Fleisch und tierischen Produkten.

Menü für den Körper

Essen und Trinken: Die Nahrungsmengen nur langsam und behutsam steigern und weiterhin reichlich trinken.

- früh: Morgentee, Budwig-Creme nach Dr. Kousmine (wenn sie vertragen wird), sonst Hafer- oder Dinkelbrei mit Obstkompott
- mittags: Rohkostplatte oder frisch gepresster Saft oder Gemüsesuppe mit Sonnenblumenöl oder Gemüsesuppe, Vollkorngetreide (z. B. Reis) oder Kartoffeln, gedünstetes Gemüse, dazu kaltgepresstes Sonnenblumenöl, Essig und Kräuter
  eiweißhaltige Komponenten: Milchprodukt (Käse oder Quark), Hülsenfrüchte oder Ei
  Nach dem vierten Aufbautag kann nach Belieben ca. 100 g Fisch oder Fleisch hinzugefügt werden
- abends: Menü nach dem gleichen Prinzip wie mittags, jedoch ohne Eiweißzulage

Detox:

- Ausreichend trinken und abwarten bis sich ca. nach dem dritten oder vierten Aufbautag der Stuhlgang spontan einstellt. Es dauert meist einige Tage, bis der Darm ausreichend gefüllt ist.
- Evtl. helfen Sie mit Colon-Massage, körperlicher Aktivität und Ballaststoffen (z. B. Weizenkleie) nach.

Bewegung: Führen Sie das Bewegungsprogramm wie im Fasten fort, passen Sie es an Ihre Leistungsfähigkeit an, vermeiden Sie Überanstrengungen.

Pflege und Hygiene:

- Leber- oder Magenwickel zur Mittagszeit durchführen (mind. 1 Stunde ruhen).
- Bringen Sie Ihren Kreislauf früh mit Trockenbürsten in Schwung.

Menü für die Seele

- Bereiten Sie sich auf die Rückkehr in den Alltag vor und schließen Sie Ihr Fasten-Tagebuch ab.
- Überlegen Sie, wie Sie in Ihren Alltag mehr Bewegung bringen, Ihre Ernährung verändern und wie Sie zu mehr Zeit für sich kommen können. Setzen Sie sich kleine, aber erreichbare Ziele (siehe Kasten), die Sie im Alltag tatsächlich umsetzen können.

» Für die Armen. Gewiss, aber wer sorgt für die Reichen? Sie sind meistens in größerer Not.«

Otto Buchinger

MEINE ERFAHRUNGEN

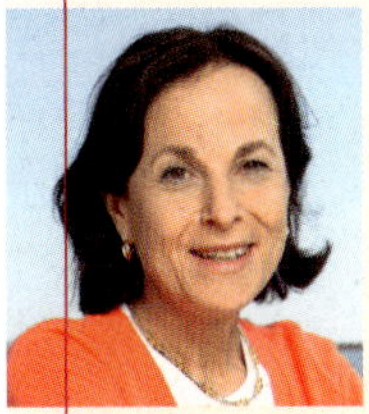

Veränderungen in den Alltag bringen

Welche Erkenntnisse und Erfahrungen möchten Sie gern in den kommenden Alltag integrieren? Planen Sie konkret, aber realistisch. Aus eigener Erfahrung weiß ich, dass das Fasten eine Ausnahmezeit ist, in der man gern zu hochtrabende Pläne macht, die im Alltag dann enttäuscht werden. Schrauben Sie Ihre Erwartungen so weit herunter, dass Sie tatsächlich die Chance haben, sie zu erfüllen. Gelingt Ihnen die Umsetzung kleiner Veränderungsschritte, sind das wichtige Erfolgserlebnisse, die Sie motivieren, weiterzumachen. Sie könnten sich beispielsweise vornehmen, für den Bereich Bewegung, Ernährung und seelisches Wohlbefinden jeweils eine positive Veränderung in den Alltag hinüberzuretten. Checken Sie jeweils nach einer Woche, wie Ihnen die Umsetzung gelingt und passen das Vorhaben entsprechend an.

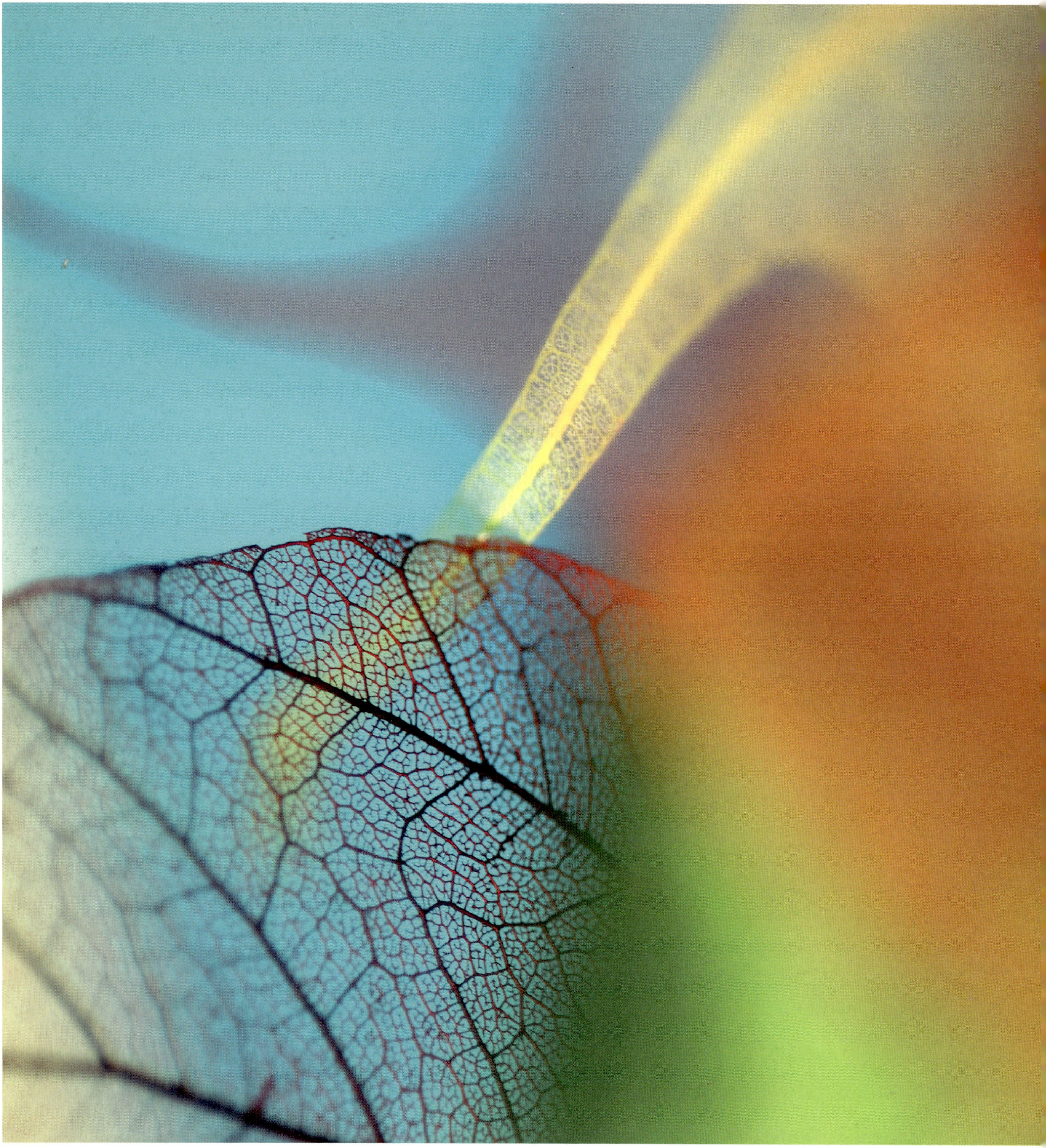

Gesund essen nach dem Fasten

Während des Fastens haben die Verdauungsorgane Urlaub. Die Darmschleimhaut bildet sich als Folge dessen etwas zurück und wird im Aufbau wieder neu gebildet. Jetzt haben Sie die Chance, bei Null zu beginnen und Ihre Ernährungsgewohnheiten umzustellen. Worauf es bei diesem Neustart ankommt, will ich Ihnen nun gemeinsam mit dem Chefkoch der Klinik darlegen.

Natürlich genießen

Nutzen Sie das Essen nach dem Fasten als Neubeginn. Die Bewusstheit und Geschmackssensibilität sind gestiegen. Hubert Hohler – der Chefkoch unserer Klinik, der selbst regelmäßig fastet – hat einige Anregungen für Sie.

Hohler: »Nach dem Fasten ist der ideale Einstieg, um wieder empfindlicher für natürlichen Geschmack zu werden. Die Geschmackssinne sind durch die Pause neu sensibilisiert.

Den Geschmack erkunden

Probieren Sie einmal, wo Sie auf der Zunge, welches Geschmacksempfinden haben. Tauchen Sie ein Wattestäbchen beispielsweise in Zitronensaft und tupfen damit auf verschiedene Bereiche Ihrer Zunge. Wo schmeckt der Zitronensaft sauer? Welche anderen Geschmacksqualitäten können Sie feststellen? Welcher Zungenbereich ist dafür verantwortlich? Gehen Sie ähnlich mit süßen, salzigen oder bitteren Flüssigkeiten vor.
Nun nehmen Sie einen Löffel Naturjoghurt in den Mund und lassen ihn auf der Zunge zergehen. Was schmecken Sie? Versuchen Sie, die unterschiedlichen Qualitäten zu unterscheiden.
Meist ist es so, dass man zunächst einen säuerlichen Geschmack verspürt, aber ein wenig bitter schmeckt er auch und dann kommt ein süßer Geschmack – vom Milchzucker – hinzu.
Jetzt nehmen Sie einen Löffel Joghurt gemeinsam mit einem Stückchen Apfel in den Mund. Spüren Sie die unterschiedlichen Texturen der Nahrungsmittel. Was schmecken Sie jetzt? Schmeckt es säuerlich oder süß? Was spüren Sie zuerst? Welche Apfelaromen können Sie wahrnehmen?
Als Drittes kommt zur Krönung ein Stückchen Walnuss hinzu. Kauen und schmecken Sie genüsslich. Lassen Sie sich Zeit, um jeden Geschmacksreiz einzeln wahrzunehmen. Durch die Fette und die andere Textur in der Walnuss verlängern und intensivieren sich die Geschmackserlebnisse.«

Dr. Wilhelmi de Toledo: »Man kann mit wenigen Kalorien und einfachen, naturbelassenen Produkten genießen, wenn man bewusst die Fülle der Empfindungen wahrnimmt.«

Hohler: »Und diesen neuen Genuss darf man lernen. Wenn man bisher überwiegend Lebensmittel gegessen hat, die mit Geschmacksverstärkern und künst-

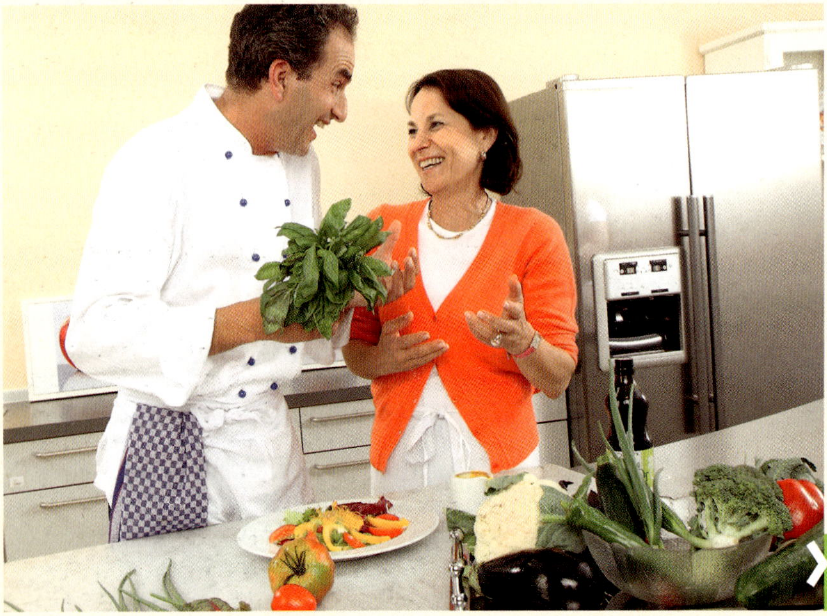

» Verwenden Sie frische, regionale Produkte, die auch die Augen und den Geruchssinn erfreuen.

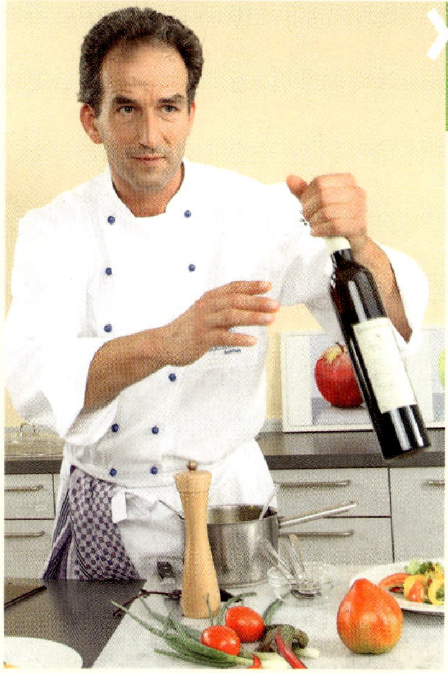

» Braten Sie mit so wenig Fett wie möglich und geben erst, wenn nicht mehr erhitzt wird, ein hochwertiges Öl dazu.

lichen Aromen versetzt waren oder stark gewürzte und gesalzene Lebensmittel gewöhnt ist, braucht es eine Lernphase, um den Geschmack natürlicher Produkte wieder wahrnehmen zu können. Und nach dem Fasten geht das wunderbar. Man hat sich entwöhnt, weil man eine ganze Weile gar nichts gegessen hat, und hat nun die Chance, zur Natürlichkeit zurückzukommen.
Ich empfinde einen Joghurt mit künstlichen Aromen als viel zu brachial und plump, da fehlen mir die filigranen Reize.«

Dr. Wilhelmi de Toledo: »Nach dem Fasten kann man auch den Salz- und Zuckerkonsum leicht herunterschrauben, denn niedrigere Reize reichen, um den gleichen Genuss zu empfinden. Man hat keine Einbußen beim Genuss, sondern man ist sensibler geworden.

Fett ist nicht generell schlecht

Was den Verzehr und sinnvollen Einsatz von Fetten angeht, herrscht vielfach Verwirrung. Vielleicht beginnen wir zunächst beim Braten und Kochen.«

Hohler: »Beim Öl kommt es nicht nur auf die Menge und Qualität, sondern auch auf den richtigen Zeitpunkt an. Wenn man mit Fett brät, merkt man schnell, wo das Aroma hingeht. Es verdampft und hängt in der Kleidung und den Haaren, aber ist nicht mehr im Essen. Das heißt, wenn ich Essen in der Pfanne oder im Topf zubereite, bin ich mit dem Öl zu Anfang so geizig wie möglich. Ich gebe das Öl erst am Ende hinzu, wenn ich nicht mehr erhitze. Dann reicht eine viel kleinere Menge, denn das Fett verbrennt nicht und das Aroma bleibt im Essen. Und hier nehme ich ein sehr hochwertiges, kaltgepresstes Öl. Man spart Fett und damit Kalorien ein, aber schmälert nicht den Genuss. Probieren Sie es selbst aus.«

Dr. Wilhelmi de Toledo: »Olivenöl eignet sich gut zum Erhitzen bis 160 °C. Wenn es heißer wird, sollte man spezielle Bratöle verwenden.«

Hohler: »Ja, wenn ich Gemüse kurz anschwitze, nehme ich ein wenig Olivenöl. Denn es enthält hauptsächlich einfach ungesättigte Fettsäuren und verträgt Hitze daher relativ gut. Je mehr mehrfach ungesättigte Fettsäuren in einem Öl enthalten sind, desto niedriger ist der Flammpunkt, das heißt, bei 120 Grad fängt das Öl an zu brennen, es entstehen schädliche Substanzen und die Strukturen der Fettsäuren ändern sich, es bilden sich Trans-Fettsäuren. An den ungesättigten Stellen ist das Öl am empfindlichsten gegen Hitze und Sauerstoff. Je wertvoller ein Öl ist, z. B. wenn es kaltgepresst ist, desto instabiler ist es also und kann schneller ranzig werden. Daher werden wertvolle Öle schneller ranzig. Leinöl, das viele mehrfach ungesättigte Omega-3-Fettsäuren enthält, kann man maximal drei Monate aufbewahren. Olivenöl enthält fast nur einfach ungesättigte Fettsäuren und ist ein halbes bis ein Jahr haltbar. Man sollte wertvolles Öl kühl und lichtgeschützt lagern.«

Omega-6- und Omega-3-Fettsäuren

Dr. Wilhelmi de Toledo: »Mit den meisten industriell gefertigten Produkten nimmt man sehr viele schlechte Fette, wie gehärtete Fette, auf. Von den gesättigten Fetten, wie Butter (Milchfett), essen wir allgemein zu viel. Wovon wir zu wenig bekommen, das sind die essenziellen Fette. Das sind mehrfach ungesättigte Fettsäuren, die entweder als Omega-3- oder Omega-6-Fettsäure vorliegen.
In Sonnenblumenöl kommt sehr viel

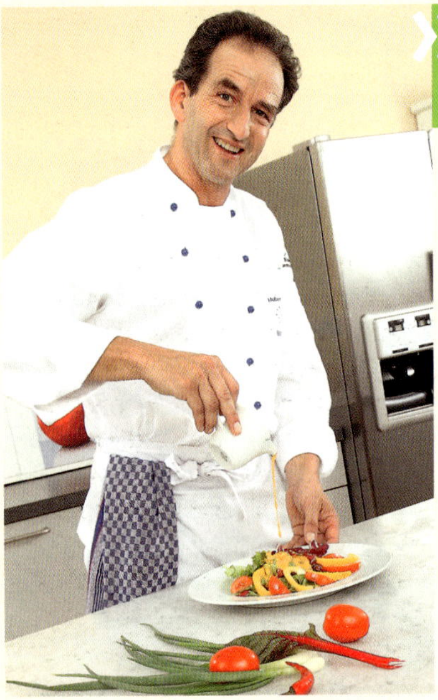

Omega-6-Fettsäure vor, in Leinöl sehr viel Omega-3-Fettsäure. Idealerweise sollte das Verhältnis von Omega-6- zu Omega-3-Fettsäuren 5:2 sein. Die Versorgung mit Omega-6-Fettsäuren ist heute reichlich, aber oft aus qualitativ minderwertigen Quellen (Margarine). Von Omega-3-Fettsäuren bekommen wir oft zu wenig, weil sie nur in wenigen Nahrungsmitteln enthalten sind. Eine gute pflanzliche Quelle ist Leinöl. Eine tierische Quelle ist fetter Fisch aus kalten Gewässern wie Makrele oder Lachs.«

Hohler: »Und Walnüsse nicht zu vergessen. Drei Walnüsse am Tag decken schon ein Viertel des Omega-3-Fettsäurebedarfs. Für die Fettaufnahme pro Tag

Leinöl ist eine gute pflanzliche Quelle für Omega-3-Fettsäuren. In der Buchinger-Klinik ist es ein unverzichtbarer Bestandteil der Ernährung.

finde ich die Drittelregel hilfreich. Insgesamt sollte man nicht mehr als 60 g Fett (ca. 600 kcal) pro Tag essen, davon

- sollte ein Drittel mehrfach ungesättigt sein, hier kommen kaltgepresste Lein-, Raps-, Walnuss- und Sonnenblumenöle infrage (im richtigen Verhältnis, z. B. 1 Esslöffel Sonnenblumenöl, 1 Esslöffel Leinöl),
- sollte ein Drittel einfach ungesättigt sein (also 2 Esslöffel Olivenöl, z. B. um Gemüse anzuschwitzen) und
- darf ein Drittel gesättigt sein (also z. B. 20 g Butter auf dem Brötchen).«

Dr. Wilhelmi de Toledo: »Leinöl sollte man in Emulsionsform zu sich nehmen, damit es bekömmlich ist. Man kann es zum Beispiel in den Magerquark zum Müsli einrühren.«

Hohler: »Ölsaaten müssen gut gekaut werden, damit der Körper sie auch verstoffwechseln kann. Besonders Leinsamen oder Sesamkörner kommen, wenn ich sie im Ganzen schlucke, genauso wieder heraus. Man muss sie also vorher einweichen, damit sie aufquellen, zerkleinern oder quetschen.«

Wasserkultur

Dr. Wilhelmi de Toledo: »Während der Fastenzeit trinkt man sehr viel Wasser. Diese Angewohnheit sollte man auch danach beibehalten und zu einer Wasserkultur zurückkommen, um den Flüssigkeitsbedarf zu decken und den Durst zu stillen. Die heute stark von Werbekampagnen angepriesenen Getränke sind sehr zucker- oder alkoholhaltig. Stattdessen machen wir Mixgetränke zum Beispiel auf Teebasis (siehe Seite 162). Obstsäfte haben sehr viele Kalorien und sollten zur Hälfte verdünnt werden.
Da die Verdauungsorgane im Fasten eine Pause hatten, muss man sie langsam wecken, sonst kommt es zu Verdauungsbeschwerden. Nach dem Fasten hat man die Chance, den Aufbau der Darmflora günstig zu beeinflussen, indem man Vollkornprodukte und Rohkost verzehrt. Wie viel davon verträglich ist, ist individuell unterschiedlich.«

Hohler: »Für mich als Koch ist mein Schwerpunkt eher der Aufbau als das Fasten. Die Ernährungsgewohnheiten wechseln, also hin zu mehr pflanzlichen Produkten und Gemüse und weniger Fleisch. Wenn ich hinterher genauso weitermache wie vorher, habe ich spätestens nach einem Monat meinen Ausgangszustand wiederhergestellt. Die Devise lautet also: langsam und vorsichtig essen sowie zu einfachen und natürlichen Produkten zurückkehren! Beim Einkaufen sollte man darauf achten, hochwertige Grundnahrungsmittel auszuwählen.«

Nachhaltig genießen

Dr. Wilhelmi de Toledo: »Nur essen, wenn man wirklich hungrig ist. Das ist ein weiteres wichtiges Prinzip. Dann schmecken auch einfache Produkte besser. Bevorzugen Sie ökologische, regionale Produkte. Das, was für den Menschen gesund ist, ist auch für das Ökosystem der Erde gut.«

Hohler: »Die Nachhaltigkeit spielt für mich eine wichtige Rolle. Ich kann nichts genießen, von dem ich weiß, dass andere dadurch geschädigt werden. Äthiopien – ein Land, in dem Hunger herrscht – ist der zweitgrößte Futtermittellieferant für die europäische Massentierhaltung. So produziertes Fleisch mag ich nicht essen, da stellen sich mir die Nackenhaare auf. Ich esse am liebsten Sachen, die einfach so auf unserem Planeten wachsen, bei denen ich nicht das Gefühl habe, ich esse jemandem anders etwas weg.«

Dr. Wilhelmi de Toledo: »Essen findet nicht nur im Mund statt. Nehmen Sie die Speisen mit allen Sinnen wahr. Eine Aprikose, die reif ist, farbig aussieht, herrlich duftet und süß und aromatisch schmeckt, kann viel beglückender sein, als einen Aprikosenplunder zu essen, bei dem ein oranges, zuckriges Mus auf einer Puddingmasse klebt. Die Aprikose möchte ich mir gern einverleiben, die Zucker-Fett-Masse eher nicht: ›Man verwandelt sich in das, was man isst.‹«

Vitamine, Mineralien und essenzielle Fettsäuren erhalten

Hohler: »Man kann das Essen als Baumaterial für den Körper ansehen. Alle Gemüsearten, die aus dem Boden

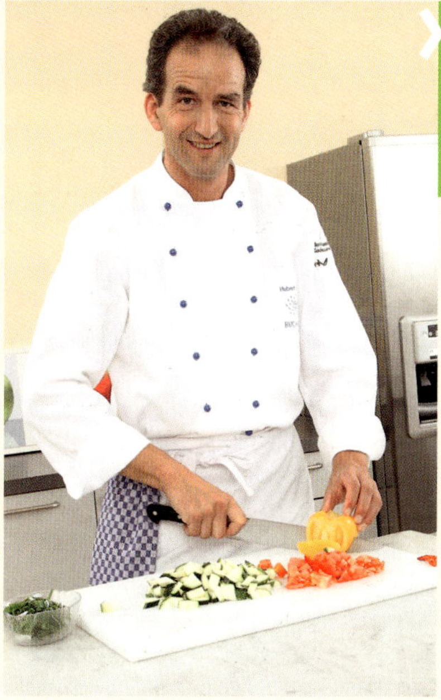

stammen, sind in erster Linie als Mineralstofflieferant wichtig. Denn Mineralien sind im Boden gelöst und die Kartoffel, die Karotte oder das Radieschen nimmt diese Mineralien auf. Mineralien sind hitzestabil, aber wasserlöslich, das heißt, sie werden beim Kochen im Wasser ausgeschwemmt. Wenn das Kochwasser nicht mit verwendet wird, beispielsweise als Sauce oder Suppe, sollte man in möglichst wenig Wasser garen.
Die Fleischqualität ist abhängig von den Futterprodukten. Die Störung der Omega-6-/Omega-3-Balance in den Industriebevölkerungen kommt nicht zuletzt davon, dass Vieh und Geflügel mit Mais und Soja, statt mit Wiesenpflanzen gefüttert werden. Die Voll-

» Bei allen Früchten und Gemüsefrüchten, wie Tomate und Paprika, stehen die Vitamine im Vordergrund, und diese sind hitzeempfindlich, daher sollte man eine ausreichende Menge davon roh verzehren.

wertküche muss nicht kompliziert sein. Beim Einkaufen greifen Sie, wenn es geht, zu biologischer, reifer Ware, weil dann der Geschmack und die sekundären Pflanzenstoffe besser entwickelt sind. Die richtige Lagerung ist ebenfalls wichtig. Tomaten, Zucchinis und Gurken ist es im Kühlschrank zu kalt, die sollte man idealerweise bei ca. 13 Grad lagern und rasch verzehren. Wurzelgemüse ist unempfindlicher und länger lagerbar. Karotten, rote Bete und Kohlgemüse darf in den Kühlschrank. Wenn man die wöchentliche Essensplanung auch nach der Lagerfähigkeit der Obst- und Gemüsesorten ausrichtet, reichen zwei Einkäufe pro Woche aus, um frische Produkte zu essen, die nur wenig Nährstoffverlust haben.
Bei Vollkornprodukten muss man die Zubereitung anpassen. Vollkornreis muss man ohne Salz im Wasser kochen, sonst wird er nicht weich. Bei Milchreis aus Vollkorn gilt das Gleiche, wenn man ihn in reiner Milch kocht, wird er aufgrund des Mineraliengehalts der Milch nicht gar. Wenn ich Milchreis als Dessert mache, koche ich ihn in Wasser an, gebe dann Magermilch hinzu und zum Schluss ein wenig Mandelöl als Parfum, dann habe ich wieder die guten Fettsäuren dabei.

Rezepte für Entlastungs-, Fasten- und Aufbautage

Die Aufbautage sind genauso wichtig wie die Fastenzeit selbst. Denn an diesen Tagen entscheidet sich, ob der Umschwung zur gesunden und kalorienangepassten Ernährung gelingt. Um Ihr Vorhaben zu unterstützen, versorgt Hubert Hohler Sie hier mit köstlichen Rezepten, nicht nur für die Aufbautage, sondern auch für die Entlastungstage und die Fastenzeit. Die Portionen sind jeweils für eine Person berechnet.

Entlastungstage

» Entlastungstage dienen dazu, den Körper auf die Fastenzeit einzustimmen. Man verzehrt nur eine Sorte von Nahrungsmitteln (z. B. Reis, Obst oder Kartoffeln/Gemüse) und verzichtet auf Kochsalzzufuhr. An den Tagen nimmt man weniger Kalorien zu sich als sonst und eleminiert überflüssiges Salz und Wasser aus dem Körper; man verliert bereits Gewicht und erleichtert den Kreislauf. Der Körper wird sanft auf das Fasten vorbereitet. Der Stoffwechsel schaltet schrittweise auf Fettverbrennung und die »Entgiftungsphase« der ersten Fastentage geschieht mit weniger oder gar keine Schwierigkeiten.

Einen Entlastungstag sollte man vor dem Fasten auf jeden Fall einlegen. Bei der Konstitution des »Leere-Typs" – man ist eher erschöpft, müde, blass und neigt zu einem niedrigen Körpergewicht – ist ein langsamerer Einstieg mit 2 – 3 Entlastungstagen empfehlenswert.

Entlastungstage im Alltag

Gelegentliche Pausen in der Nahrungsaufnahme haben, zu Recht, heute hohe Konjunktur. Sei es »dinner cancelling«, das Weglassen des Abendessens, oder Tage bis ganze Perioden der kalorischen Restriktion, man sollte jede Chance nutzen, weniger zu essen. Wahre Verjüngung und Antiaging kommen dabei durch die sofortige Veränderung im hormonalen Zusammenspiel zustande. Das wurde durch zahlreiche Studien belegt.

Wer regelmäßig einen Entlastungstag pro Woche durchführt, hält sein optimales Gewicht leichter. Wenn man zu viel gegessen hat – bei einem Fest oder einem Restaurantbesuch – kann man mit einem Entlastungstag gegensteuern: Die überschüssigen Kalorien werden sofort wieder verbraucht und die mögliche Wasserretention löst sich auf.

Gleiches gilt, wenn eine Mahlzeit schwer verträglich war, die Zunge belegt ist oder man unter Bauchschmerzen und Blähungen leidet. Dann könnte beispielsweise ein Reistag Linderung bringen. Ein Einlauf kann zusätzlich helfen, eine gesunde Darmflora wiederherzustellen. Zum Ausgleich einer zu üppigen Mahlzeit dient der Obsttag oft am besten. Allerdings bei Magenempfindlichkeit sollten Kompotte oder sanfte Früchte wie Trauben, Birnen oder Bananen vorgezogen, saures Obst dagegen vermieden werden, wie Ananas und Zitrusfrüchte. Bei Durchfall bewirkt ein Bananentag Wunder. Diabetiker sollten Kartoffeltage, Hafertage oder Proteintage vorziehen.

Obsttag (ca. 600 kcal)

Essen Sie 1½ kg frisches Obst auf 3 – 4 Mahlzeiten über den Tag verteilen. Geeignet sind Äpfel, Birnen, Trauben, Beeren und andere gewöhnliche Obstsorten der Saison, aber auch exotische Früchte wie Ananas, Kiwi, Mango, Papaya usw. Dieser Vorschlag gilt natürlich nur für Menschen, die Obst gut vertragen.

Magen-Darm-Empfindliche sollten einen Reis- oder Hafertag vorziehen, auf jeden Fall Ananas und saures Obst meiden. Ein Bananentag (6 – 7 mittelgroße über den Tag verteilt) kann bei Neigung zu Durchfällen sehr hilfreich sein.

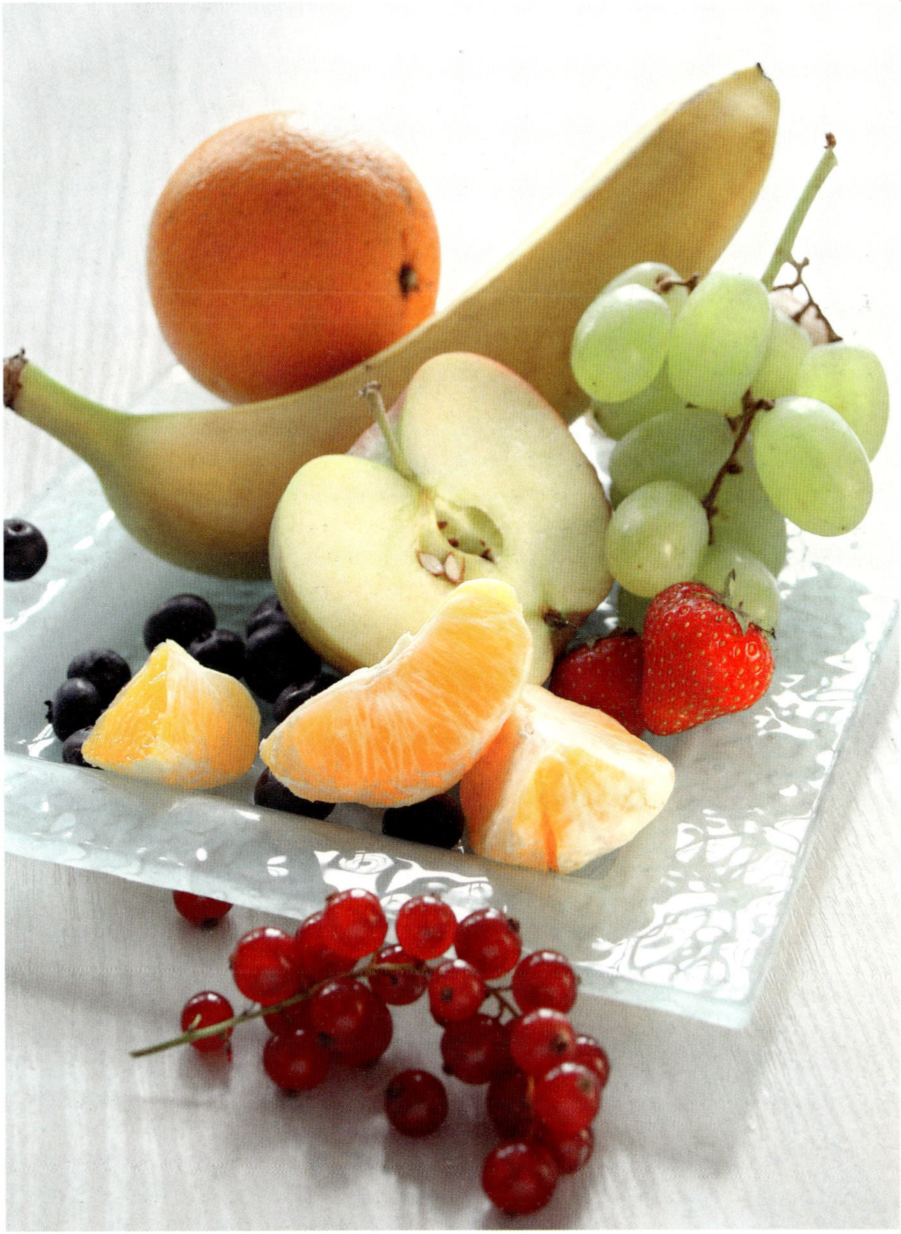

Reistag (ca. 750 kcal)

Für alle, die Obst generell oder in größeren Mengen nicht vertragen, könnte der Reistag eine Alternative sein. Verzehren Sie dreimal täglich eine Portion Naturreis, die Sie süß oder pikant zubereiten.

Grundrezept

Zutaten:** 150 ml **Wasser,** 50 g **Vollkornreis halbrund,** 1 **Lorbeerblatt

- Den Reis unter fließendem Wasser abspülen, in einen Topf geben, das Lorbeerblatt und das Wasser zugeben, ca. 30 Minuten bei geschlossenem Deckel kochen lassen.

Pikante Variante 1

Zutaten:** ½ **kleine Zwiebel, geschnitten,** 1 **kleine Zucchini** (100 g), 2 **Tomaten, Pfeffer, Knoblauch,** 1 EL **Basilikum, geschnitten

- Die Zwiebeln in einer beschichteten Pfanne bei mittlerer Hitze glasig dünsten. Mittlerweile die Zucchini in ca. 1 cm dicke Würfel schneiden, zur Zwiebel geben und 4 Min. mitdünsten lassen. Dann die Tomaten in Achtel schneiden, zu den Zucchini geben und nochmals 4 Min. dünsten. Das Ganze mit frisch gemahlenem Pfeffer und gepresstem Knoblauch abschmecken und zum Schluss den Basilikum zugeben.

Pikante Variante 2

Zutaten:** 1 **kleine Zwiebel, gewürfelt,** 500 g **reife Tomaten, Salbei, Thymian** (Zweige), **Pfeffer,** 1 EL **Basilikum, geschnitten

- Die Zwiebelwürfel ohne Fett bei mittlerer Hitze anschwitzen, die Tomaten in 1 cm große Würfel schneiden und zusammen mit dem Salbei und dem Thymian dazugeben. Das Ganze dann ungefähr 30 Min. kochen lassen, mit Pfeffer würzen und mit dem Basilikum bestreuen.

Süße Variante

Zutaten:** 1 **mittelgroßer Apfel** (200 g), 1 Msp. **Zimt

- Den Apfel vierteln, vom Kerngehäuse befreien und mit der Schale in schmale Spalten schneiden. Die Apfelspalten in einer beschichteten Pfanne bei mittlere Hitze weichdünsten, falls das etwas zu trocken erscheint, gerne etwas Wasser zugeben und mit Zimt würzen.

Anrichten:

- Den heißen Reis in eine Reisrandform drücken und auf einen Teller stürzen, danach geben Sie das Gemüse oder Obst in die Mitte.

Hafertag (ca. 550 kcal)

Bei Magenempfindlichkeit und bei Diabetes mellitus ist der Hafertag empfehlenswert. Sie verzehren dreimal täglich Haferbrei mit Früchten. Dazu jeweils 35 g Vollkornhaferflocken kurz in Wasser köcheln, bis eine breiartige Konsistenz erreicht ist, dann ca. 100 g Obst (Apfel, Beeren, Nektarinen, Aprikosen usw.) hinzufügen oder extra servieren.

Kartoffeltag (ca. 800 kcal)

An einem Kartoffeltag verteilen Sie 600 – 700 g Kartoffeln auf 3 Mahlzeiten. Die Kartoffeln sollten als Pell- oder Ofenkartoffeln zubereitet und mit frischen Kräutern, z. B. Thymian oder Kümmel, serviert werden. Dazu können Sie 100 – 150 g gedünstetes Gemüse pro Mahlzeit verzehren.

▶ Kartoffeltag / Abendessen: Ofenkartoffeln mit gedünstetem Gemüse.

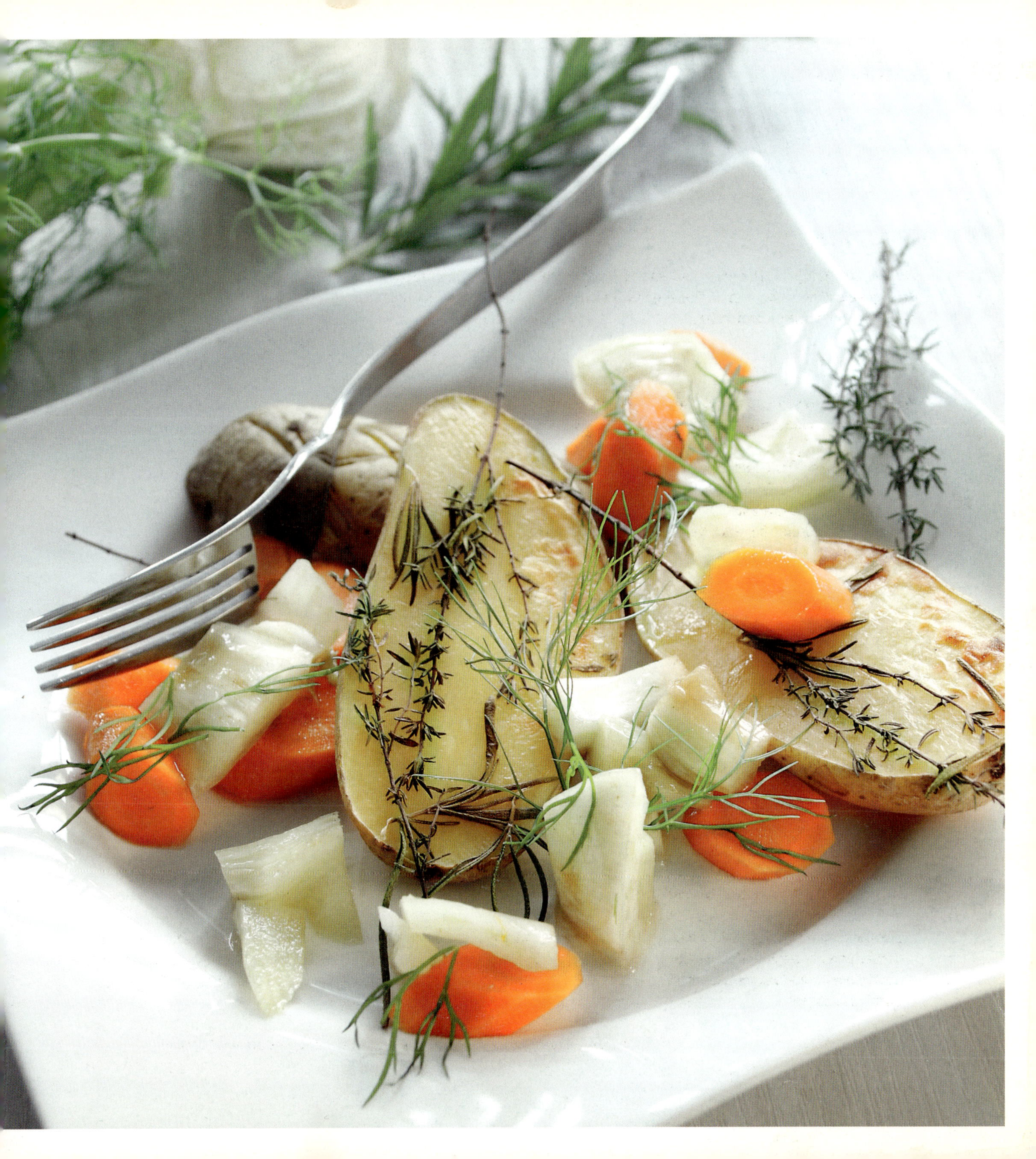

Frühstück

***Zutaten:** 1 mittelgroße Kartoffel (150 g), 1 kleinere Zucchini (80 g), 1 Tomate (80 g), Rosmarinzweig, Thymianzweig, 1 TL geschnittener Basilikum*

- Die Kartoffel mit der Schale im Dampf garen.
- Die Zucchini längs halbieren, quer in 1 cm dicke Stücke schneiden und zusammen mit dem Rosmarin und Thymian in eine beschichtete Pfanne geben. Bei mittlerer Hitze ca. 4 Min. garen, danach die geschnittenen Tomaten dazugeben und nochmals 4 Min. garen. Den frisch geschnittenen Basilikum dazugeben und zusammen mit den Kartoffeln servieren.

Mittagessen

***Zutaten:** 1 mittelgroße Kartoffel (150 g), 50 ml fettarme Milch oder Sojamilch, 1 Msp. Muskatnuss, frisch gerieben, 1 kleine Zwiebel, 300 g Blattspinat gewaschen und geputzt, Muskatnuss, Pfeffer*

- Die Kartoffel mit der Schale dämpfen, pellen, durch die Kartoffelpresse drücken und mit der erwärmten Milch und Muskat zu einem Brei verrühren. (Kein Salz oder Fett zum Kartoffelbrei geben.)
- Die Zwiebel in kleine Würfel schneiden, in einer beschichteten Pfanne ohne Öl andünsten, den Spinat und etwas Wasser dazugeben und bei geschlossenem Deckel und mittlerer Hitze ca. 3 Min. dünsten.
- Den Spinat mit Muskatnuss und Pfeffer abschmecken und mit dem Kartoffelbrei servieren.

Abendessen

***Zutaten:** 2 mittelgroße Kartoffeln (300 g), 1 TL Kräuter (Rosmarin, Thymian), 1 Fenchel, 1 Karotte, 1 TL geschnittener Dill, Pfeffer*

- Die Kartoffeln gut waschen und halbieren. Ein Blech mit Rosmarin und Thymian bestreuen, Kartoffeln drauflegen und die Oberfläche kreuzförmig einschneiden, ca. 25 Min. bei 170 °C backen.
- Das Gemüse in 1 cm große Stücke schneiden und in einer beschichteten Pfanne bei mittlerer Hitze ca. 10 Minuten dünsten, nach Bedarf etwas Wasser zugeben, zum Schluss mit dem Dill und Pfeffer verfeinern.

Proteintag

Frühstück

200 g Hüttenkäse, salzlos, 1 TL Rucola, Pfeffer, ½ Schlangengurke, 1 Tomate

- Den Hüttenkäse mit Rucola und Pfeffer glattrühren. Gurke und Tomate in mundgerechte Stücke schneiden und zusammen anrichten.

Mittagessen

***Zutaten:** 80 g Magerquark, 1 Eiklar, 1 TL Basilikum, 1 Msp. Curry, 1 Msp. Paprikapulver*

- Alle Zutaten miteinander verrühren und in ein Soufflé-Förmchen oder in eine Tasse füllen. 15 Min. im Dampf oder in einem Wasserbad garen: Stellen Sie die gefüllten Soufflé-Förmchen in eine mit Wasser gefüllte feuerfest Form und garen das Ganze bei 160° C im Ofen. Oder stellen Sie die Soufflé-Förmchen in einen Topf oder eine Pfanne mit Wasser und garen die Soufflés zugedeckt bei mittlerer Hitze auf dem Herd.

***Zutaten:** 1 kleine Zwiebel, 300 g Blattspinat gewaschen und geputzt, Muskatnuss, Pfeffer*

- Die Zwiebel in kleine Würfel schneiden, in einer beschichteten Pfanne

ohne Öl andünsten, den Spinat und etwas Wasser dazugeben und bei geschlossenem Deckel und mittlerer Hitze ca. 3 Min. dünsten.
- Den Spinat mit Muskatnuss und Pfeffer abschmecken und mit dem Soufflé servieren.

Abendessen

Zutaten:** 200 g **Magerquark,** 1 TL **Schnittlauch, geschnitten,** 1 TL **Koriander,** 2 **Tomaten,** 1 **Karotte

- Den Magerquark mit dem Schnittlauch und dem Koriander glattrühren, bei Bedarf etwas Mineralwasser zugeben. Wenn Sie dafür kohlensäurehaltiges Mineralwasser nehmen, wird es etwas luftiger.
- Das Gemüse in mundgerechte Stücke schneiden und zusammen mit dem Quark servieren.

Tipp:

Als Proteinkomponente kann auch 100 g Fisch gedünstet werden, jedoch auch ohne Zugabe von Fett und Salz.

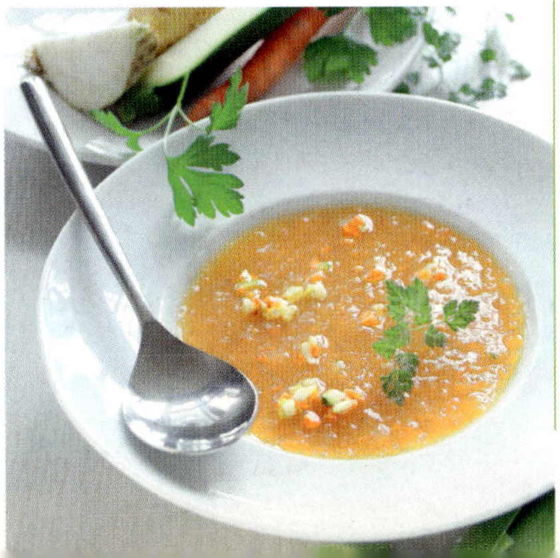

Klare Gemüsebrühe für die Fastenzeit

Zutaten:** 300 ml **Wasser,** 250 g **Gemüse, z. B. Möhren, Lauch, Zwiebel, Tomaten, Kartoffeln,** 1 **Prise Salz,** 1 EL **frische Kräuter

- Das Gemüse schälen, zerkleinern und mit dem Wasser zum Kochen bringen. Die Brühe auf kleinster Flamme 15–30 Min. köcheln lassen. Rund 80% des Gemüses durch ein Sieb seihen, den Rest pürieren. Eine Prise Salz zufügen und die Brühe mit frischen Kräutern servieren.

Tipp:

Jede Art von Gemüse und Gemüsemischung kann verwendet werden. Die Gemüsebrühe lässt sich hervorragend portionieren und einfrieren.

Sämige Kartoffelsuppe am Abend des Fastenbrechens

Brunoise

Zutaten:** 10 g **Karotten,** 10 g **Zucchini

- In kleine Würfel schneiden (ca. 2 mm) und al dente dünsten. Zur Seite stellen.

Suppe

Zutaten:** 1 **mittlere Kartoffel** (80 g), 40 g **Karotten,** 40 g **Lauch,** 40 g **Sellerie,** 40 g **Zucchini,** 1 TL **Butter** (5 g), 300 ml **Wasser,** 2–3 **Stiele frischer Kräuter, wie Petersilie, Kerbel, Majoran oder Liebstöckel,** 1 Msp. **Muskat, Salz

- Gemüse schälen, sorgfältig waschen und in grobe Stücke schneiden, in einen Topf geben und einige Min. mit Butter auf kleiner Hitze anschwitzen lassen. Mit einem Holzspachtel umrühren, damit das Gemüse gleichmäßig mit Fett überzogen wird. Das Wasser dazugeben und salzen. Bei geschlossenem Topfdeckel ca. 30 Min. lang kochen. Anschließend das Gemüse mit dem Mixer pürieren, ggf. mit Wasser verdünnen. Mit Salz und Muskat abschmecken.
- Die Brunoise beifügen, mit frischen Kräutern wie Petersilie, Kerbel, Majoran oder Liebstöckel bestreuen und heiß servieren.

◀ Sämige Kartoffelsuppe.

Erster Aufbautag

Frühstück: Quinoa-Apfel-Brei

Zutaten: *250 ml* ***Wasser,*** *30 g* ***Quinoa geschrotet,*** *1* ***mittelgroßer Apfel*** *(200 g),* *2 Msp.* ***Zimt,*** *1 TL* ***Apfeldicksaft,*** *1* ***Prise Salz***

- Das Wasser aufkochen, das Quinoa dazugeben, aufkochen lassen, den Apfel fein reiben, zum Quinoa geben und 5 Min. köcheln lassen, die Gewürze und den Apfeldicksaft dazugeben und abschmecken.

> **WISSEN**
>
> **Was ist Quinoa?**
>
> Quinoa war das Wundergetreide der Inkas und Mayas. Es ist glutenfrei, sehr reich an Mineralien, nicht überzüchtet und hat ein geringes allergenes Potenzial – also ideal, um nach dem Fasten den Magen-Darm-Trakt sanft zu wecken.

Mittag: Cremiges Kartoffelpüree mit Blattspinat

Kartoffelpüree

Zutaten: *1* ***mittelgroße Kartoffel, mehlig kochend*** *(100 g), 25 ml* ***Vollmilch,*** *1 TL* ***Butter*** *(5 g),* ***Salz, Muskat***

- Pellkartoffeln in Dampf garen und schälen. Die Kartoffeln durch eine Kartoffelpresse drücken. Die kochende Milch mit der darin geschmolzenen Butter mit dem Schneebesen unterrühren und würzen. Das Püree mit einer Spritztülle V- oder B-förmig auf den Teller spritzen, in die Mitte den Spinat geben.

Blattspinat

Zutaten: *150 g* ***frischer Spinat,*** *½ TL* ***Olivenöl*** *(2 g),* *1* ***Knoblauchzehe,*** *½* ***kleine, gehackte Zwiebel, Gemüsebrühe, Salz, Muskat***

- Spinat entstielen und sorgfältig waschen. Die Knoblauchzehe zerdrücken und mit dem Olivenöl und den gehackten Zwiebeln in einem Topf anschwitzen. Dann den Spinat und etwas Gemüsebrühe zugeben und in dem heißen Topf »zusammenfallen« lassen. Mit Salz und etwas Muskat würzen.
- Der Spinat kann auch im Dämpfer blanchiert und danach in Olivenöl angeschwitzt und gewürzt werden.

Chicorée-Salat in Cocktailsauce

Rosa Joghurtdressing

Zutaten für 4 Personen: *40 g* ***Joghurt,*** *40 g* ***Sauerrahm,*** *40 g* ***Buttermilch,*** *½ TL* ***frisch geriebener Meerrettich*** *(1 g),* *1 EL* ***Orangensaft, frisch gepresst*** *(5 g),* *1 EL* ***Bio-Ketchup*** *(15 g),* ***Salz***

- Alle Zutaten der Marinade in eine Schüssel geben, gut miteinander vermengen und abschmecken.

Salat

Zutaten: *1* ***Chicorée*** *(50 g),* *10 g* ***Radicchio, Endivie, grüner Salat***

- Vier schöne Blätter des Chicorées ganz beiseite legen. Den restlichen Chicorée halbieren, den Strunk entfernen und zusammen mit dem anderen grünen Salat in feine Streifen schneiden. Auf einem Teller anrichten und die Cocktailsauce darüber geben.

▶ Chicorée-Salat in Cocktailsauce.

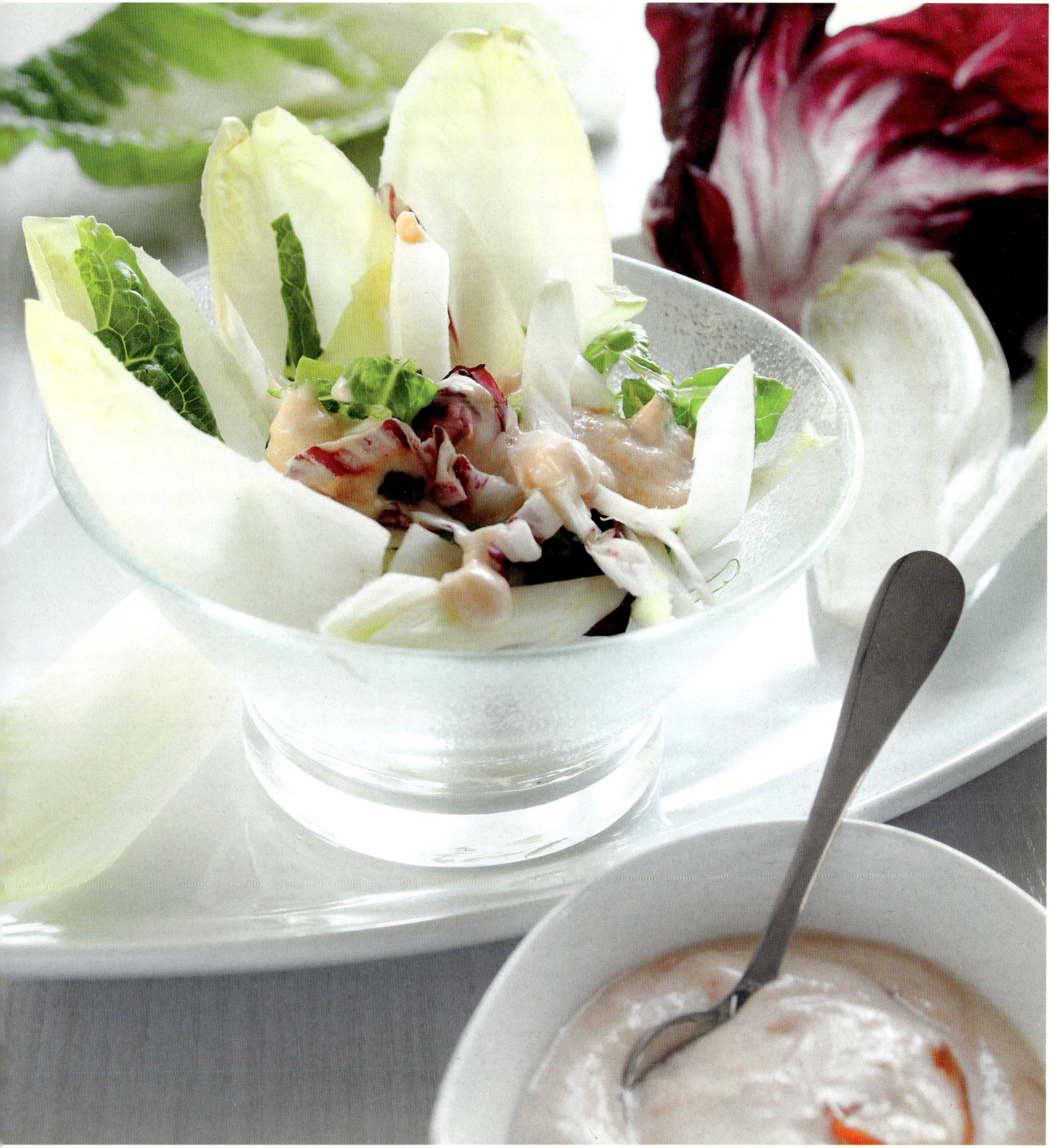

Abends: Zarte Fenchelherzen in Dressing

***Zutaten:** 3 EL frisch gepresster Orangensaft (30 g), 1 TL Mandelöl (5 g), etwas Himbeeressig, 1 Fenchel (100 g), sehr fein gerieben, 20 g Orange, frisch (zum Dekorieren), Salz*

- Die Zutaten für die Marinade zusammenrühren, danach das Fenchelherz herauslösen und hauchdünn direkt in die Marinade schneiden oder reiben. Der Fenchel sollte ½ Stunde in der oben genannten Sauce mariniert werden, damit der Salat durchzieht. Dann mit Salz abschmecken und mit Orangenschnitzen dekorieren.

Gemüse-Potpourri in goldgelber Safransauce

***Zutaten:** 15 g Vollkornreis, Lorbeerblatt, Gemüsebrühe, 60 g Kürbis, Olivenöl, Ingwer, fein gerieben, 60 g Zucchini, 30 g Zuckerschoten, Rosmarin, Knoblauch, Salz, Pfeffer, 30 g Sauce nach Grundrezept (siehe S. 153), ½ TL Mandelöl (2 g), 1 Msp. Safran*

Reis

- Den Reis mit dem Lorbeerblatt in der 2,5-fachen Menge ungesalzener Gemüsebrühe ca. 30 Min. im geschlossenen Topf gar kochen. Vor dem Servieren mit etwas Olivenöl und Vollmeersalz abschmecken

Gemüse

- Den Kürbis in Würfel schneiden, in etwas Olivenöl andünsten, den fein geriebenen Ingwer dazugeben mit Curry, Salz und Pfeffer würzen, ein wenig Brühe angießen und mit kleiner Hitze weichdünsten.
- Die Zucchini in Scheiben schneiden, die Zuckerschoten an beiden Enden abschneiden und gegebenenfalls die Fäden ziehen, beides al dente dämpfen
- Die Zucchinischeiben mit Rosmarin, Salz, Pfeffer, wenig Knoblauch und Olivenöl in der Pfanne schwenken. Die Zuckerschoten ebenfalls in Olivenöl andünsten und mit Salz Pfeffer würzen.

Sauce

- Die Sauce nach Grundrezept herstellen. Den Safran dazugeben und das Mandelöl unterrühren. Kurz vor dem Servieren mit dem Pürierstab aufmixen.

Anrichten:

Auf dem Teller einen Soßenspiegel gießen, den Reis in eine geeignete Tasse oder Schöpfkelle drücken und vorsichtig auf den Teller stürzen. Das Gemüse farblich abgestimmt ebenfalls auf dem Teller anrichten.

▶ Gemüse-Potpourri in goldgelber Safransauce.

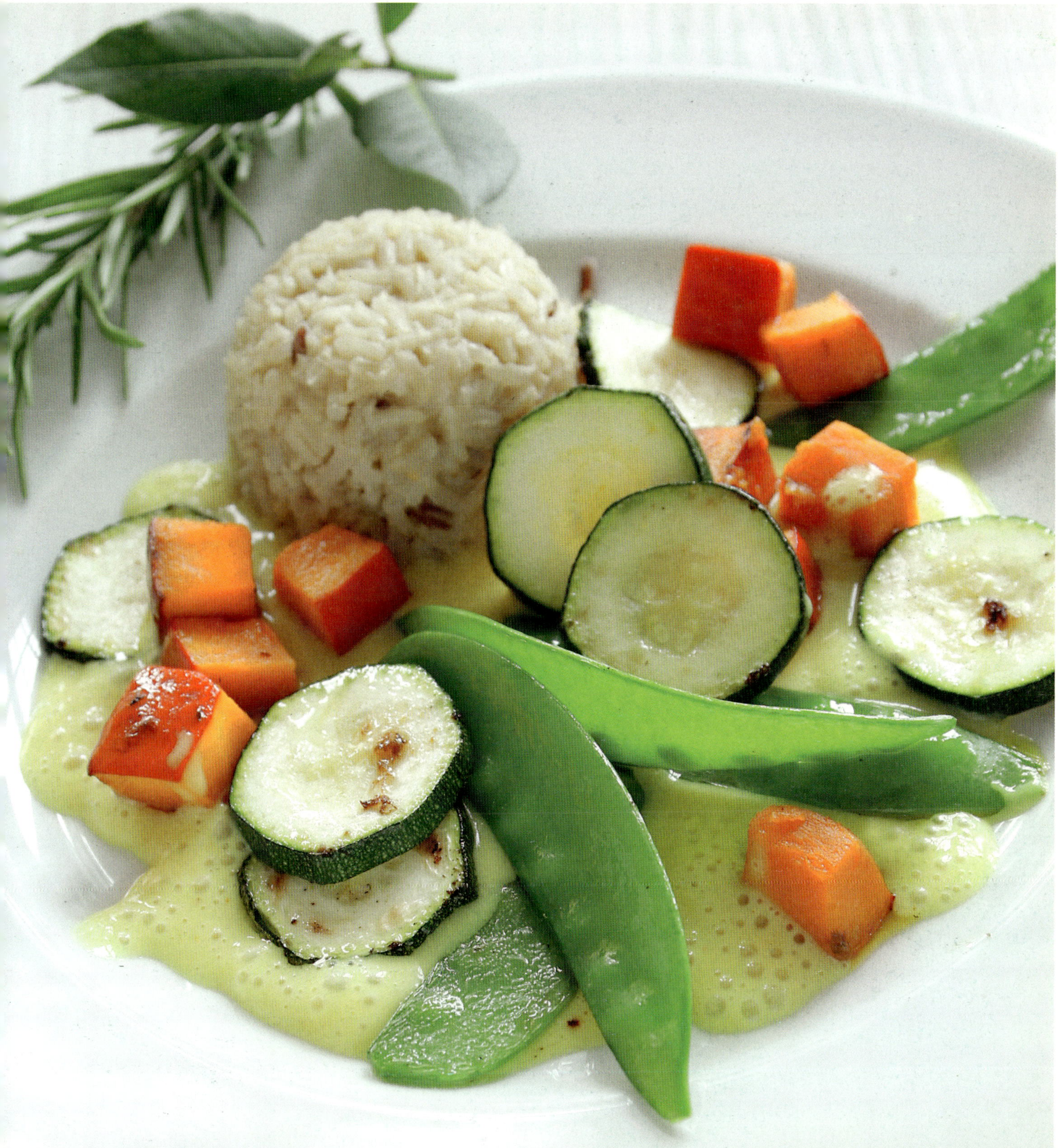

Zweiter Aufbautag

Frühstück: Budwig-Creme nach Dr. Kousmine

***Zutaten:** 40 g Magerquark, 1 TL Leinöl (4 g), ½ – 1 Banane (50 g), Orangen- oder Zitronensaft nach Bedarf, 1 EL Getreide (z. B. Hafer, 10 g), sehr fein gemahlen, 1 Apfel, 1 EL Ölsaaten (z. B. Leinsamen, 10 g), eingeweicht oder gequetscht., 30 g Obst der Saison*

- Quark und Leinöl verrühren, Banane pürieren unterrühren, Saft und feingemahlenes Getreide zufügen.
- Den Apfel halbieren, vom Kerngehäuse befreien und reiben. Mit den Ölsaaten in die Masse geben.
- Mit dem Obst der Saison dekorieren.

WISSEN

Budwig-Creme

Die Budwig-Creme ist ein Klassiker. Sie wurde von Dr. Catherine Kousmine zusammengestellt, als praktische Mahlzeit, mit der man einen Großteil der wichtigen Bestandteile, die man täglich braucht, zu sich nehmen kann. Mit den Zutaten Magerquark, Leinöl, frischem Obst und Nüssen mit etwas Getreide, verzehrt man viele Vitalstoffe und zugleich wenige Kalorien.

Mittag: Blattsalat mit Keimlingen in Avocadocremesauce

***Zutaten:** 60 g Blattsalate (je nach Saison), 20 g Keimlinge*

- Blattsalat waschen und zerkleinern. Die Keimlinge waschen und abtropfen lassen. Den Blattsalat auf einem Teller anrichten und die Keimlinge entweder darüber verteilen oder mit unter den Blattsalat mischen.

Avocadocremesauce

***Zutaten (für 4 Personen):** 20 ml Apfelessig, 100 ml Wasser, 1 TL Senf, 50 ml kaltgepresstes Walnussöl[4], ¼ Avocado (50 g), 1 Knoblauchzehe, gepresst, Salz, Pfeffer, 1 EL frisch gehackte Kräuter*

- Sämtliche Zutaten bis auf die Kräuter in einem Mixbecher zu einer sämigen Sauce pürieren. Zum Schluss die fein gehackten Kräuter zugeben. Den Blattsalat auf einen Teller geben, die Keimlinge drüberstreuen und mit der Sauce anrichten.

Quinoa-Soufflé, Tomate mit Auberginenkaviar

***Zutaten:** 20 g Quinoa, gekocht (Rohgewicht 9 g), Wasser, 80 g Magerquark, ½ verquirltes Ei, 1 TL geriebener Parmesan (3 g), Kräutersalz, Muskat, 1 TL Petersilie, ½ TL Olivenöl zum Einfetten (1 g)*

Quinoa-Soufflé

- Quinoa in der doppelten Menge Wasser kochen. Abkühlen lassen.
- Das abgekühlte Getreide mit Magerquark, Ei und dem geriebenen Käse vermischen. Petersilie unterheben. Mit dem Kräutersalz und Muskat abschmecken.
- In ein mit einem Pinsel gefettetes Förmchen füllen und 20 Min. im Wasserbad oder Backofen (mittlere Temperatur) garen bzw. stocken lassen.

▶ Blattsalat mit Keimlingen in Avocadocremesauce.

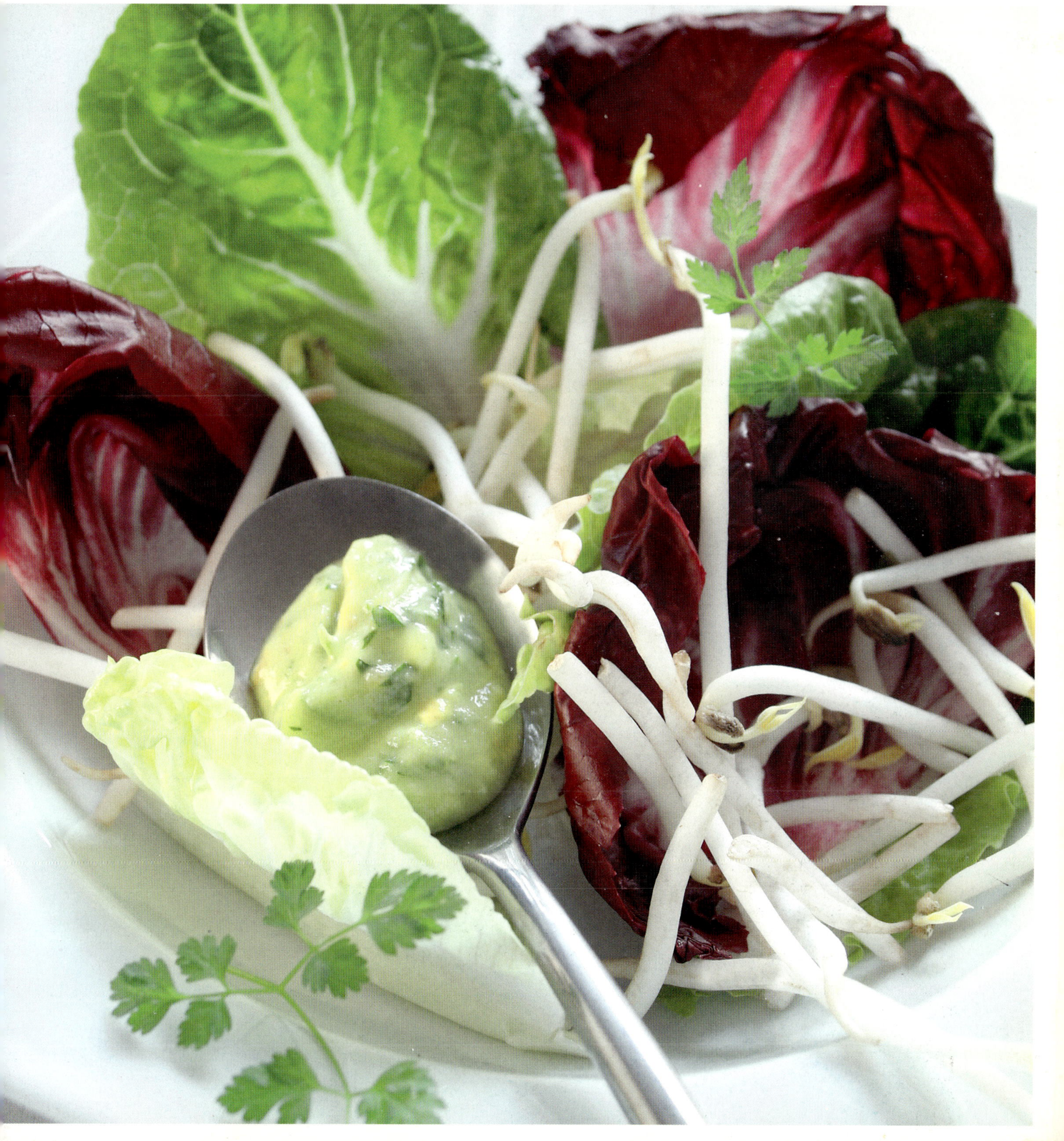

Tomate mit Auberginenkaviar

***Zutaten:** 1 Aubergine, ½ kleine Zwiebel, in kleine Würfel geschnitten, ½ TL Olivenöl, Schnittlauch, Rosmarin, Salz, Pfeffer, 1 – 2 Tomaten (100 g), Salz, Pfeffer, 3 g geriebenen Parmesan*

- Die Aubergine halbieren, im Ofen bei 200 °C durchgaren mit dem Löffel ausschaben und fein hacken. Die Zwiebeln mit dem Knoblauch in Olivenöl anschwitzen, den feingehackten Auberginenkaviar dazugeben, mit den Kräutern mischen und abschmecken.
- Die Tomaten halbieren, mit Salz und Pfeffer würzen, den Auberginenkaviar draufgeben und 15 Min. bei 170 °C backen. Zum Schluss den Parmesan drüberstreuen.

Zucchinisauce

***Zutaten:** ½ Zucchini (35 g), ½ Zwiebel (20 g), 1 Rosmarinzweig, Salz, Pfeffer*

- Zucchini und Zwiebel würfeln und mit dem Rosmarin in einer Pfanne anbraten, 50 ml Wasser dazugeben und weich dünsten.
- Mit Salz und Pfeffer würzen und pürieren.

Abends: Pellkartoffeln mit Budwig-Creme und Rote Bete

2 Pellkartoffeln (180 g), in Dampf gegart

Budwig-Creme

***Zutaten:** 250 g Magerquark, 1 EL Leinöl (15 g), 1 EL Sonnenblumenkerne (15 g), 2 TL frisch gehackte Kräuter, z. B. Dill, Petersilie nach Geschmack, Salz*

- Den Quark mit einem Schneebesen glattrühren, das Leinöl dazugeben und so lange rühren, bis das Öl vollständig emulgiert ist, nun die Sonnenblumenkerne und die Kräuter dazu geben, zum Schluss etwas salzen. Alles noch einmal gut untereinanderheben.

Rote-Bete-Halbmonde

***Zutaten:** 1 kleine Rote Bete (40 g), 150 ml Rotebetesaft, 1 TL Reismehl (5 g)*

- Rote Bete in 8 gleichmäßige Spalten schneiden, in den Rotebetesaft geben und darin weichkochen. Um diesen Saft zum Servieren etwas abzubinden, streuen Sie in die kochende Flüssigkeit unter ständigem Rühren das Reismehl ein, lassen Sie das Ganze noch 2 weitere Min. kochen.
- Die Rote Bete auf einem Teller mit der Sauce überziehen, die Pellkartoffeln dazugeben und mit der Budwig-Creme servieren.

Zucchini-Salat in cremiger Dillsauce

***Zutaten:** 1 mittelgroße Zucchini, 1 TL Olivenöl, kaltgepresst (3 g), 1 TL Essig (3 g) oder Zitronensaft, 1 TL gehackte Petersilie, 1 Prise Salz*

- Die gewaschene Zucchini wird ungeschält in hauchdünne Scheiben geschnitten. Geben Sie sie in die Marinade aus Olivenöl, Essig oder Zitronensaft, gehackter Petersilie und Salz.

Dillsauce

***Zutaten:** 1 EL Joghurt 1,5 % Fett (10 g), 1 EL Buttermilch (5 g), 1 TL Senf (2 g), 1 TL frischer Dill (2 g), Salz, Pfeffer*

- Die Zutaten für die Dillsauce in einer Schüssel zu einer sämigen Sauce verrühren und mit Salz und Pfeffer abschmecken.
- Die Zucchini werden auf einem Teller serviert und mit Blattsalaten der Saison sowie Dillsauce angerichtet.

▶ Pellkartoffeln mit Budwig-Creme und Rote-Bete-Halbmonden.

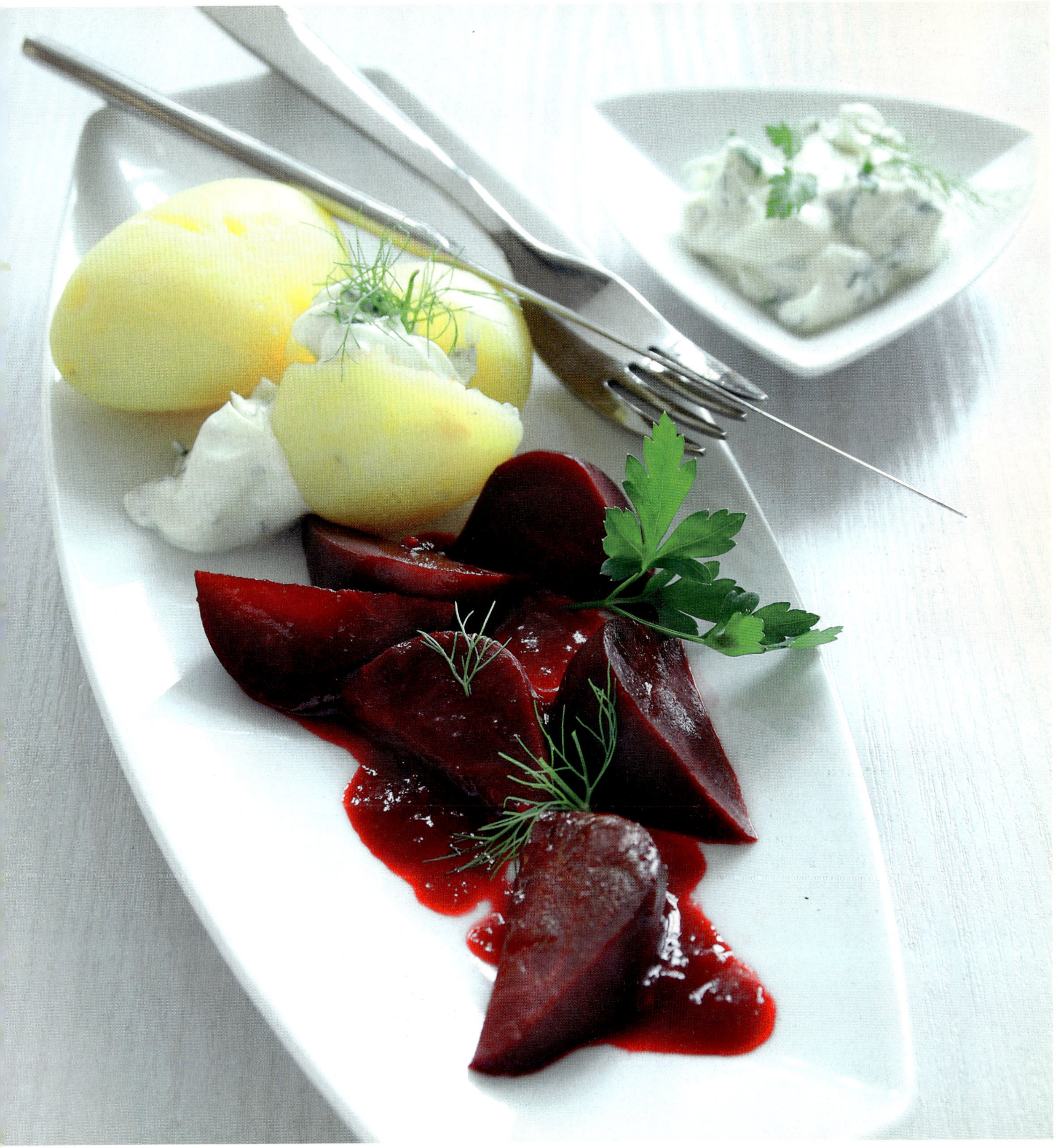

Dritter Aufbautag

Frühstück: Budwig-Creme

Das Rezept für die Budwig-Creme wurde bereits auf S. 130 beschrieben. Sie können ganz nach Geschmack das hinzugefügte Obst und die verwendete Getreidesorte variieren.

Mittag: Sauerkrautsalat

Zutaten: *80 g Sauerkraut, 1 TL Olivenöl (5 g), 1 TL Apfelsaft, Kräuter gehackt (Schnittlauch, Majoran, Petersilie), 50 g Blattsalat, 2 EL Vinaigrette (siehe Grundrezept S. 155)*

- Das Sauerkraut auflockern, wenn notwendig, etwas kleinschneiden und mit dem Olivenöl, dem Apfelsaft und den Kräutern marinieren.
- Zusammen mit dem Blattsalat und der Vinaigrette anrichten.

Chicorée mit Bulgur

Zutaten: *500 ml Wasser, 1 Lorbeerblatt, 1 Chicorée, ½ TL Salz, Pfeffer, Vollkornmehl, Olivenöl, 50 g Karotten, Zucchini, 40 g Tomatenwürfel, 20 g Bulgur, roh (bzw. 40 g gekocht), Kerbel, Schnittlauch, Salz, Pfeffer, 35 g weiße Grundsauce, 1 TL Walnussöl (5 g), ½ TL Petersilie, gehackt, 1 EL Parmesan (3 g)*

- Wasser mit einem Lorbeerblatt zum Kochen bringen. Den Chicorée ins kochende Wasser geben und 30 Min. köcheln lassen.
- Aus dem Wasser nehmen, abtropfen lassen, etwas plattdrücken und mit Salz und Pfeffer würzen, in Vollkornmehl wenden und in einer Pfanne mit etwas Olivenöl bei mittlerer Hitze auf beiden Seiten goldgelb anbraten.
- Den Bulgur in der doppelten Menge Flüssigkeit kochen.
- Karotten und Zucchini in feine Würfel schneiden und in Olivenöl andünsten, die Tomatenwürfel und den Bulgur dazugeben, mit den Kräutern und Gewürzen abschmecken.
- Die Grundsauce aufkochen, das Walnussöl zugeben, aufmixen und mit der Petersilie abrunden.

Anrichten:

Die Sauce auf den Teller geben, den Chicorée darauflegen, die Bulgurmasse in eine Schöpfkelle drücken und auf den Teller stürzen. Vor dem Servieren mit dem Parmesan bestreuen.

Abends: Stangensellerie in Apfel-Orangen-Jus

Zutaten: *60 g Stangensellerie, 20 g Apfel, 20 g Orangen, 1 TL Walnussöl (5 g), 1 TL Orangensaft (5 g), Salz, Pfeffer, 50 g Blattsalat, 2 EL Vinaigrette (siehe Grundrezept S. 155)*

- Die Fasern des Stangenselleries abziehen oder mit dem Sparschäler schälen, danach fein schneiden und in einer Marinade aus Walnussöl, Orangensaft, kleingeschnittenem Apfel und Orange sowie Salz und Pfeffer einlegen.
- Den Stangenselleriesalat zusammen mit dem Blattsalat und der Vinaigrette anrichten.

Würziges Gemüse-Hirse-Soufflé

Zutaten: *2 mittelgroße Karotten (200 g), 50 g Lauch, 1 Ei, Korianderzweig, Thymianzweige, Salz, Pfeffer, 20 g Hirse, gekocht, 60 g Karotten, 60 g Saisongemüse, 35 g Grundsauce (siehe Grundrezept S. 155), 1 TL Mandelöl (5 g), 1 TL Dill (3 g)*

- Die Kartoffeln und den Lauch in Dampf garen und abkühlen lassen, dann zusammen mit dem Ei pürieren, mit den Gewürzen abschmecken, die gekochte Hirse dazugeben und in Soufflé-Förmchen füllen.
- Das Ganze im Wasserbad oder Dampf 15 Min. garen.
- Die Sauce nach Grundrezept herstellen, das Mandelöl unterrühren. Kurz vor dem Servieren mit dem Pürierstab aufmixen und den Dill dazugeben.

▶ Chicorée mit Bulgur zuzubereiten ist etwas zeitaufwendiger, da der Chicorée 30 Min. garen sollte.

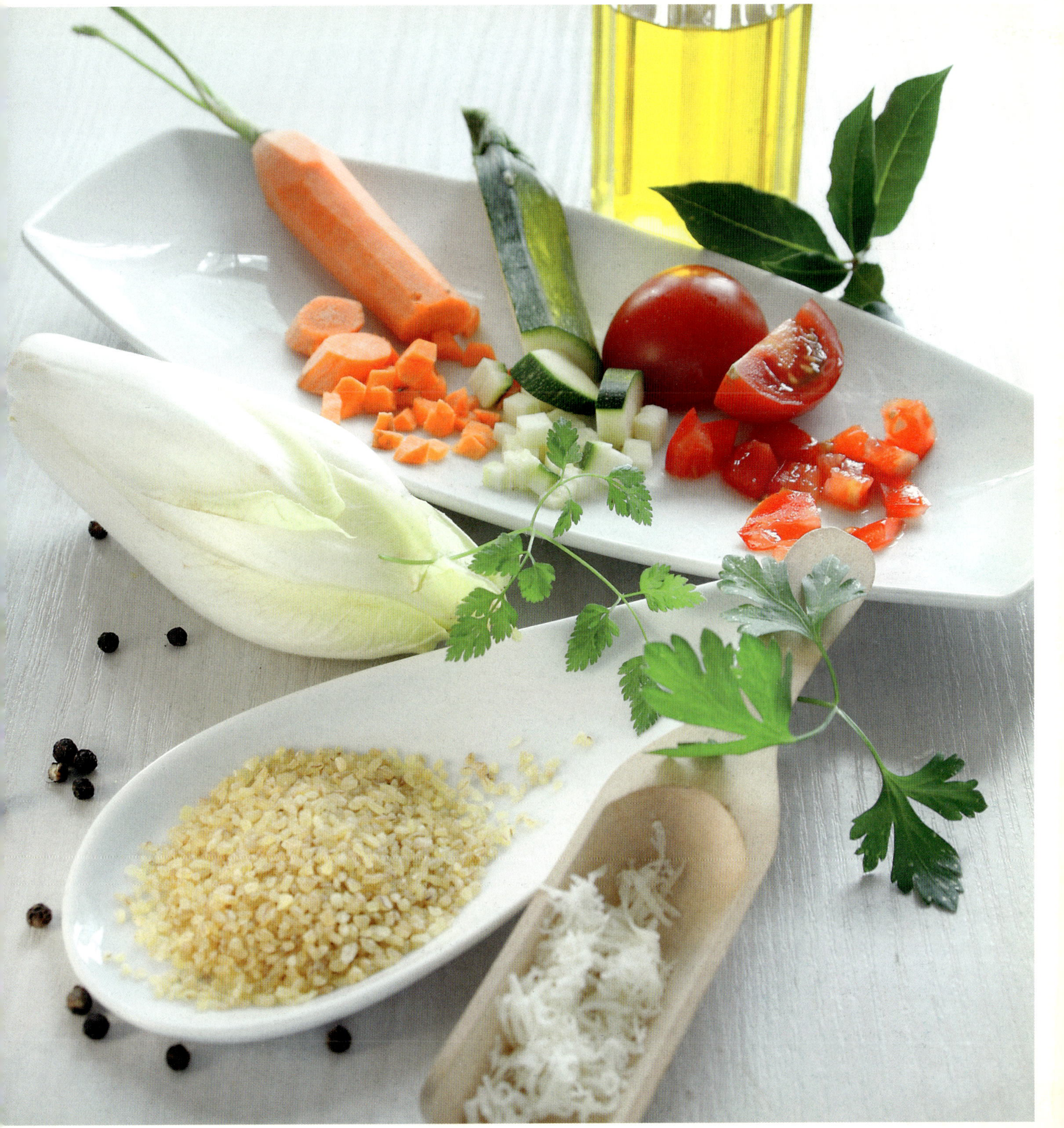

Gesund ernähren nach dem Fasten

Nutzen Sie das Essen nach dem Fasten als Neuanfang, hin zu einer gesunden und vollwertigen Ernährung. Im Gespräch mit Hubert Hohler (Seiten 116 – 119) ging es bereits um einige Knackpunkte, wie die Sensibilisierung des Geschmacks, die richtige Verwendung von Ölen, die schonende Zubereitung von Gemüse. Auf den nächsten Seiten erläutere ich die Grundsätze einer vollwertigen Ernährung, die Sie gesund erhält und sich ideal zum Halten des Körpergewichts eignet.

Ernährung ist die Kunst, so viele Nährstoffe wie nötig zuzuführen, ohne die Verdauungsorgane zu überfordern. So lauten die wichtigsten Empfehlungen:

- Essen Sie nur, wenn Sie wirklich Hunger haben und hören Sie auf, sobald Sie satt sind.
- Je langsamer Sie essen, desto eher können Sie spüren, wann Ihr Hunger gestillt ist – bei zu schnellem Essen laufen Sie Gefahr, den Zeitpunkt zu verpassen, an dem Sie satt sind.
- Essen Sie nur das, was Sie verdauen und umsetzen können.
- Lernen Sie, Ihre emotionellen Defizite nicht mit Essen zu kompensieren, sondern entwickeln Sie dafür adäquate Bewältigungsstrategien.

Naturbelassene Lebensmittel wie Obst, Gemüse, Nüsse, Hülsenfrüchte und Vollkorngetreide haben einen hohen Gehalt an Vitaminen, Mineralien, sekundären Pflanzenstoffen, essenziellen Fettsäuren und hochwertigem Eiweiß. Sie sind daher sehr zu empfehlen, werden aber – besonders in der rohen Form – unterschiedlich gut vertragen und können bei einigen Menschen zu Gärungs- und Fäulnisprozessen führen. Achten Sie auf die Signale Ihres Körpers, um damit die Grenzen Ihrer individuellen Verträglichkeit auszutesten. Bevorzugen Sie grundsätzlich Produkte aus kontrolliert-biologischem Anbau.

Fette richtig auswählen

» Besonders wertvoll sind die pflanzlichen Fette aus Nüssen, Ölsamen und kaltgepressten Ölen, denn sie haben einen hohen Anteil an einfach und mehrfach ungesättigten Fettsäuren. Diese sind essenziell, d. h. lebensnotwendig, da sie der Körper nicht selbst bilden kann und daher auf ihre Zufuhr

WISSEN

Was ist mit der Butter?

Butter (Milchfett) ist zwar ein natürliches Produkt, enthält aber viel Cholesterin und gesättigte Fettsäuren. Aus diesem Grund ist ein erhöhter Milchfettkonsum mitverantwortlich für einige moderne Erkrankungen (z. B. Herz- und Gefäßerkrankungen).

Es spricht jedoch nichts gegen einen mäßigen Verzehr von Milchfett (20 – 30 g/Tag), wenn der gesamte Fettkonsum auf durchschnittlich 60 – 80 g/Tag beschränkt bleibt. Aber beachten Sie, dass Milchfett in Butter, Milch, Sahne und Käse enthalten ist und die Summe am Ende des Tages erheblich sein kann. Fettarme Milchprodukte (Magerquark, Buttermilch, Joghurt 1,5 %) helfen, den Fettverzehr zu reduzieren.

Milchfettgehalt in verschiedenen Milchprodukten (pro 100 g):

- 100 g Butter enthalten — ca. 80 – 90 g Milchfett
- 100 g Käse enthält — ca. 10 – 40 g Milchfett (je nach Sorte)
- 100 g Sahne enthält — ca. 30 g Milchfett
- 100 g Vollmilch enthält — ca. 3,5 g Milchfett

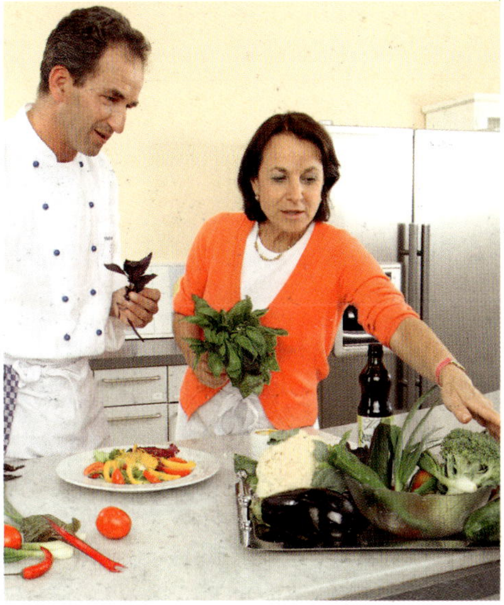

▲ »Unerhitzte Nahrung«, wie Salate, Rohkost und frisches Obst, eignet sich zur Einleitung einer Mahlzeit, weil sie die Verdauungsprozesse anregt. Außerdem ist sie besonders empfehlenswert wegen ihres niedrigen Kaloriengehalts, ihrer hohen Nährstoffdichte und wegen ihres Sättigungsvermögens: Das sind die wahren »Light«-Produkte!

von außen angewiesen ist. Der tägliche Bedarf an mehrfach ungesättigten Fettsäuren kann leicht gedeckt werden, z. B. durch 1 – 2 Esslöffel kaltgepresstes Sonnenblumenöl und 2 Teelöffel kaltgepresstes Leinöl. Zusätzlich sind Olivenöl und Nüsse sowie etwas Milchfett (Butter, Sahne, Käse) empfehlenswert – sofern es das Gewicht erlaubt.

Fette, die ganz vermieden werden müssen, sind Margarine, gehärtete Fette, Brat- und Fritierfette sowie herkömmliche (= raffinierte) Ölsorten.

Vollkornprodukte bevorzugen

» Im Gegensatz zu Weißmehlprodukten enthält Vollkornmehl das ganze Korn und viel mehr an wertvollen Stoffen, die der Organismus braucht: Eiweiß, mehrfach ungesättigte Fettsäuren, Kohlenhydrate, Vitamine (besonders der B-Gruppe), Mineralstoffe und nicht zuletzt die Nahrungsfasern (Ballaststoffe, z. B. in der Kleie). Das Getreide sollte, falls es möglich ist, frisch geschrotet oder gemahlen verwendet werden.

Der Kauf einer Getreidemühle ist zu empfehlen.

Folgende Getreidesorten gibt es mittlerweile fast überall zu kaufen: Weizen, Reis, Roggen, Hafer, Gerste, Hirse, Mais, Grünkern, Dinkel, Buchweizen, Quinoa und Amaranth. Auch hier beim

Einkauf auf Getreide aus kontrolliert-biologischem Anbau achten! Empfohlen wird auch die Einführung mindestens einer Vollwertmahlzeit pro Tag, z. B. die Budwig-Creme nach Dr. Kousmine (Rezept siehe S. 130).

Viel Obst und Gemüse essen

» Obst und Gemüse sind in erster Linie Lieferanten von Vitaminen, Mineralstoffen und Kohlenhydraten, aber auch von Nahrungsfasern (Ballaststoffen) und bioaktiven Substanzen. Bioaktive Pflanzenstoffe findet man lediglich in naturbelassenen Produkten. Die industrielle Verarbeitung, z. B. Erhitzung, zerstört diese wichtigen Substanzen, die das Herz schützen, vor Krebs bewahren und entzündungshemmend wirken. Einige Beispiele für bioaktive Pflanzenstoffe sind Carotinoide, Polyphenole, Terpene, Phytoöstrogene oder Ballaststoffe.

Rohkost muss gut gekaut werden! Wenn Blähungen oder Darmstörungen entstehen, sollte man die Menge reduzieren oder gekochtes Gemüse, Suppen und Obstkompotte vorziehen, denn das ist wesentlich bekömmlicher.

Weitere Empfehlungen

» Raffinierte Produkte (z. B. Weißmehl und die daraus hergestellten Produkte, Grieß, Stärkemehl, weißer Reis, Haushaltszucker) wurden nicht nur einmal bearbeitet, sondern viel häufiger. Bei jedem Bearbeitungsschritt sinkt jedoch der Nährstoffgehalt und damit die Vollwertigkeit des Lebensmittels, ebenso wie der Sättigungswert durch Entfernen der Ballaststoffe. Raffinierte Produkte sind bis auf ihre schnell resorbierbaren Kohlenhydrate als »verarmte« Bestandteile unserer Nahrung zu betrachten und sollten deshalb ganz bewusst reduziert werden.

Nur wenig Fleisch

Prinzipiell sind Fleisch und Fisch hochwertige Nahrungsmittel. Jedoch vermindert sich die Fleischqualität in der konventionellen Tierhaltung durch Hormonzufuhr und medikamentöse Behandlungen sowie Umwelteinflüsse auf das Futter, was prinzipiell auch für Fisch gilt. Außerdem hat Fleisch viel Cholesterin, gesättigte Fettsäuren sowie Purine, die bei ihrem Abbau im menschlichen Organismus zu Harnsäure umgewandelt werden. Wenn man Fleisch verzehren möchte, ist es empfehlenswert, die Menge auf ca. 100 – 150 g pro Tag zu beschränken, möglichst beim Mittagessen. Nur qualitativ hochwertiges Fleisch aus artgerechter Haltung verwenden.

Geben Sie öfters mal Fisch den Vorzug – besonders das Fischfett in Seefischen (Hering, Makrele, Lachs) enthält viel Omega-3-Fettsäuren: Diese senken die Triglyzeride und erhöhen gleichzeitig das »gute« HDL-Cholesterin, was Arteriosklerose und Herzinfarkt vorbeugt.

Alternativen zu Fleischgerichten sind Getreidespeisen, Pilzgerichte, Hülsenfrüchte wie Erbsen, Bohnen, Soja und Linsen, Nüsse und Ölsamen; Milch und Milchprodukte sowie Eier nach Verträglichkeit.

Alkohol nur in geringen Mengen

Vom ernährungswissenschaftlichen Standpunkt ist die Schädlichkeit von Alkohol, besonders für das Nervensystem, eine Frage der Dosierung: In kleinen Mengen kann die stimulierende Wirkung des Alkohols positiv bewertet werden, zudem führt ein guter Wein bioaktive Pflanzenstoffe zu, die das Herz schützen.

Die negativen Wirkungen des Alkohols liegen in der Hemmung der Fettverbrennung und in der Begünstigung der Fettablagerung im Bauchbereich.

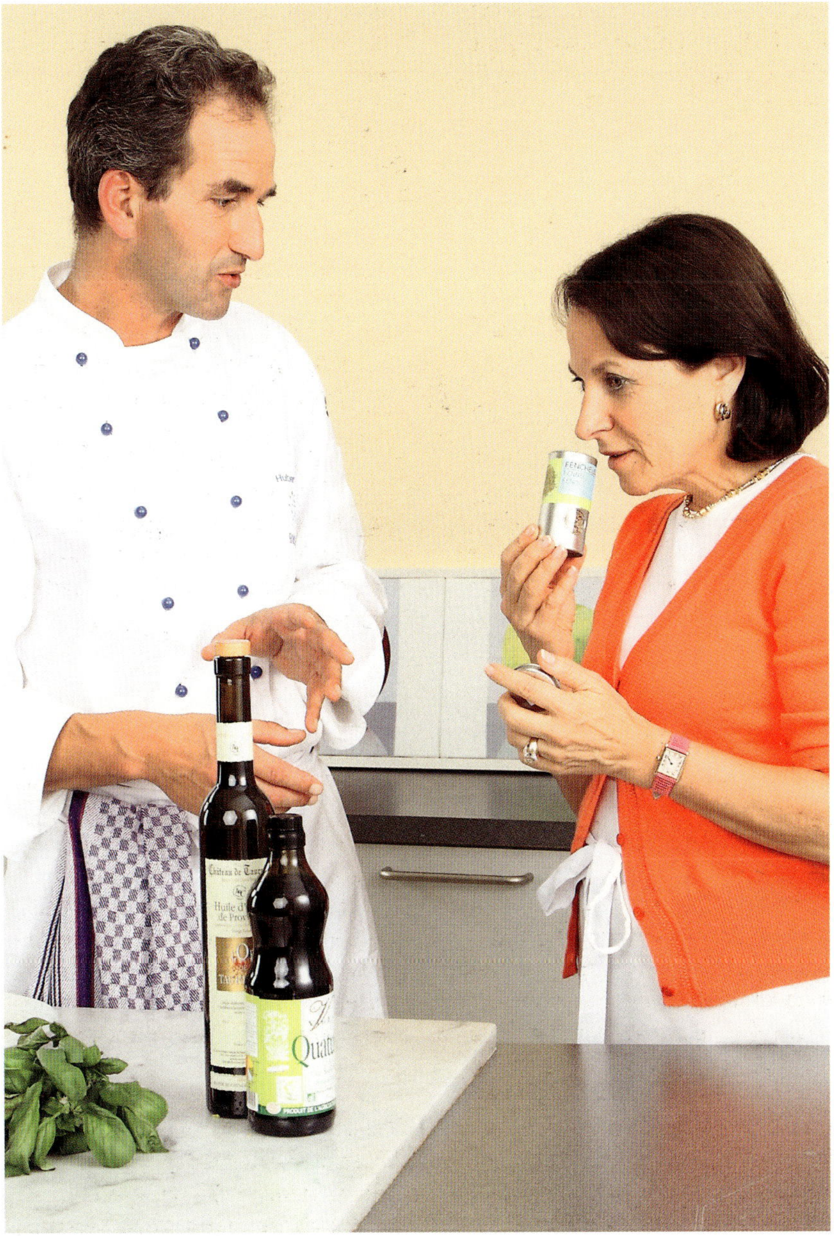

Außerdem beansprucht Alkohol bei der Entgiftung stets die Leber und ist darüber hinaus ein starker Kalorienlieferant:

- 1 Glas Wein (125 ml) = ca. 90 kcal
- 1 Glas Bier (330 ml) = ca. 145 kcal
- 1 Glas Spirituosen, z. B. Cognac/40 % Vol (40 ml) = ca. 110 kcal

Wenig Salz

Die Kochsalzzufuhr sollte man unter 6 g pro Tag halten, d. h. den Verzehr von Fertigprodukten, Brot und Käse einschränken. Achten Sie darauf, ausreichend Wasser zu trinken, d. h. mindestens 1,5 Liter pro Tag.

◀ Salzarm zu essen, bedeutet nicht, fade Speisen verzehren zu müssen. Experimentieren Sie mit Gewürzen und Kräutern und entdecken, wie vielfältig und abwechslungsreich ein und dasselbe Essen schmecken kann, je nachdem, welche Gewürznote Sie ihm verleihen.

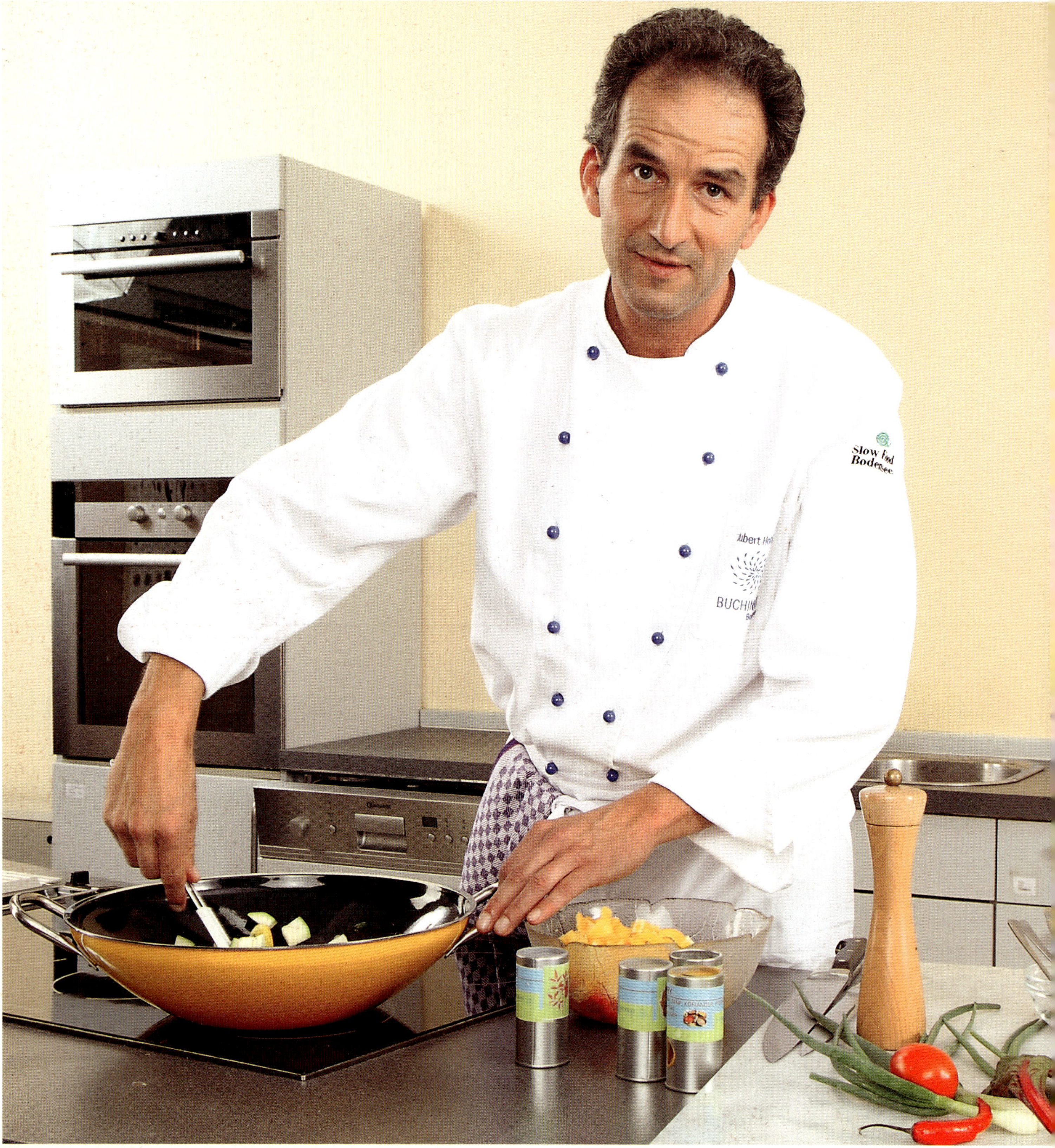
Slow Food

Rezepte

Hier finden Sie bewährte Rezepte aus der Klinik Buchinger am Bodensee, um sich vielfältig, ausgewogen, kalorienarm und vitalstoffreich zu ernähren. Wir wünschen Ihnen viel Freude beim Ausprobieren, Experimentieren und natürlich Essen. Falls nicht anders angegeben, wurden die Portionen jeweils für 2 Personen berechnet.

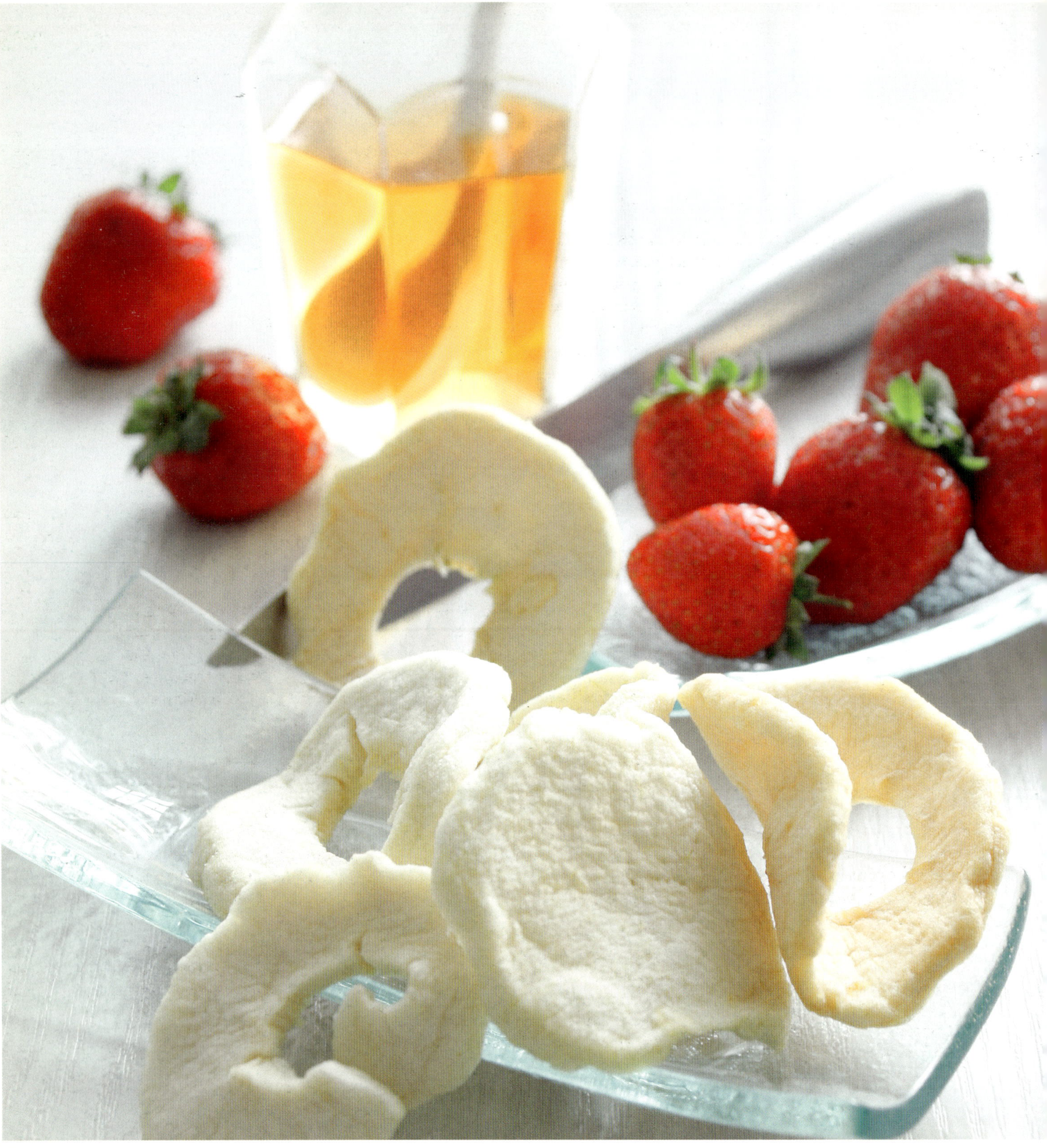

Gesunde Frühstücksideen

Das Frühstück sollte die Energie für den Start in den Tag liefern. Beginnen Sie idealerweise mit einem Müsli, wie beispielsweise der Budwig-Creme (Rezept siehe S. 130). Wenn Sie die zugegebenen Obst- und Getreidesorten variieren, schmeckt es immer wieder anders. Man kann die Budwig-Creme auch als Brotbelag verwenden, wobei Sie möglichst Vollkornbrot nehmen sollten. Von vorgefertigten Frühstücks-Cerealien rate ich ab. Diese sind industriell verarbeitet und enthalten oft sehr viel Zucker oder andere Süßungsmittel. Brotaufstrich lässt sich einfach selbst herstellen. Ob fruchtig oder herzhaft, probieren Sie doch einfach mal die folgenden Rezepte aus. Und Sie werden feststellen, dass man für leckere Aufstriche weder große Mengen Fett noch Zucker braucht.

Schokoaufstrich

Zutaten: *250 ml **Milch,** 3 EL **Kakaopulver,** 1 Msp. **Vanille,** 1 Msp. **Salz,** 30 g **Polenta,** 50 g **Haselnüsse, fein gerieben,** 1 EL **Mandelöl** (10 g), 60 g **Honig***

- Die Milch mit dem Kakaopulver, der Vanille und dem Salz aufkochen.
- Die Polenta und die geriebenen Haselnüsse in die kochende Milch einrühren. 2–3 Min. kochen, bis ein Brei entstanden ist. Nun das Öl und den Honig in die noch heiße Masse einrühren, abschmecken und mit dem Pürierstab fein pürieren. In ein verschließbares Glas füllen und auskühlen lassen.

◀ Lassen Sie die geschnittenen Apfelringe mit den kleingeschnittenen Erdbeeren für den Aufstrich einige Stunden einweichen.

Fruchtiger Erdbeer-Apfel-Aufstrich

Zutaten: *50 g **getrocknete Apfelringe,** 200 g **Erdbeeren (frisch oder tiefgefroren), Honig nach Bedarf***

- Die getrockneten Apfelringe grob schneiden und zusammen mit den Erdbeeren einige Stunden stehen lassen, damit die Apfelringe etwas einweichen. Dann das Ganze pürieren und je nach Geschmack mit etwas Honig süßen.

Tipp:

Für diese Art Fruchtaufstrich eignen sich alle reifen Früchte. Die Menge der Trockenfrüchte richtet sich nach dem Wassergehalt der frischen Früchte.

Dieser Fruchtaufstrich ist im Kühlschrank eine Woche haltbar.

Rote-Linsen-Aufstrich

Zutaten: *1 **Zwiebel** (50 g), 1 **Karotte** (125 g), 1 **Majoranzweig,** 1 TL **Olivenöl** (5 g), 125 g **Rote Linsen,** 1 EL **Tomatenmark** (15 g), 500 ml **Gemüsebrühe,** 2 EL **Himbeeressig** (20 g), 2 EL **Mandelöl** (20 g), **Salz, Pfeffer***

- Zwiebel würfeln, Karotte schälen, klein schneiden und zusammen mit dem Majoranzweig in Olivenöl anschwitzen. Die roten Linsen dazugeben, das Tomatenmark einrühren, mit der Gemüsebrühe und dem Himbeeressig ablöschen. Das Ganze so lange kochen lassen, bis sämtliche Zutaten weich sind. Zusammen mit dem Mandelöl in einen Mixer geben, mit Salz und Pfeffer abschmecken und pürieren.

Suppen

Suppen sind aus der gesunden frischen Ernährung nicht wegzudenken. Man kann sie einfach und ohne großen Zeitaufwand herstellen. Und bei der richtigen Zubereitung liefern sie eine große Portion Gemüse und bereichern unseren Speiseplan.

Pastinaken-Kokos-Suppe

Zutaten: *1* ***Pastinake*** *(150 g),* *½* ***Lauch*** *(125 g),* *1* ***kleine Kartoffeln*** *(50 g),* *½* ***Fenchel*** *(70 g),* *50 g* ***Kokosflocken,*** *1 l* ***Gemüsebrühe,*** *50 ml* ***Milch,*** *1 EL* ***Mandelöl*** *(10 g),* ***Salz, Cayennepfeffer***

- Das kleingeschnittene Gemüse ohne Fett mit den Kokosflocken andünsten, mit Gemüsebrühe auffüllen und weichkochen. Anschließend in einen Mixerbecher geben, die Milch und das Mandelöl hinzufügen, pürieren und abschmecken.
- Nach Wunsch kann die Suppe auch durch ein Sieb gegeben werden, um die Kokosflocken zu entfernen.

Klare Gemüsebrühe

Zutaten: *80 g* ***Zwiebeln in Scheiben,*** *400 g* ***geschnittenes Wurzelgemüse (Karotten, Sellerie, Fenchel),*** *1* ***Knoblauchzehe,*** *1,5 l* ***Wasser, je*** *1* ***Zweig Rosmarin und Thymian, 1 Lorbeerblatt, Wacholderbeeren, Salz, Pfeffer***

- Die Zwiebeln und das Gemüse ohne Fett anschwitzen, die Knoblauchzehe dazugeben, kurz mit erhitzen, dann mit dem Wasser auffüllen.
- Die Kräuter und Gewürze dazugeben, das Ganze ca. 1 Std. kochen lassen, bis das Gemüse weich ist; dann durch ein Sieb geben und abschmecken.
- Die Brühe kann mit verschiedenen Einlagen serviert oder als geschmackvolle Flüssigkeit zum Kochen verwendet werden.

Kürbis-Zitronengras-Suppe

Zutaten: *½* ***kleine Zwiebel,*** *120 g* ***Kürbis, Zitronengras, Ingwer, Curry,*** *400 ml* ***Gemüsebrühe oder Wasser, Salz, Pfeffer,*** *1 EL* ***Mandelöl*** *(10 g),* ***Himbeeressig***

- Die halbe Zwiebel und den Kürbis in walnussgroße Stücke schneiden, zusammen mit den Gewürzen ohne Fett andünsten und mit der Flüssigkeit ablöschen. Das Gemüse weichkochen lassen und im Mixerbecher pürieren, bis eine sämige, glatte Suppe entstanden ist. (Das Zitronengras vor dem Pürieren herausnehmen.)
- Mit Salz und Pfeffer abschmecken, das Mandelöl und etwas Himbeeressig dazugeben und nochmals aufmixen. Falls die Suppe zu sämig sein sollte, lässt sich mit Gemüsebrühe oder Milch die Konsistenz einstellen.

Tipp:

Diese Suppe kann auch kalt serviert werden.

▶ Kürbis-Zitronengras-Suppe.

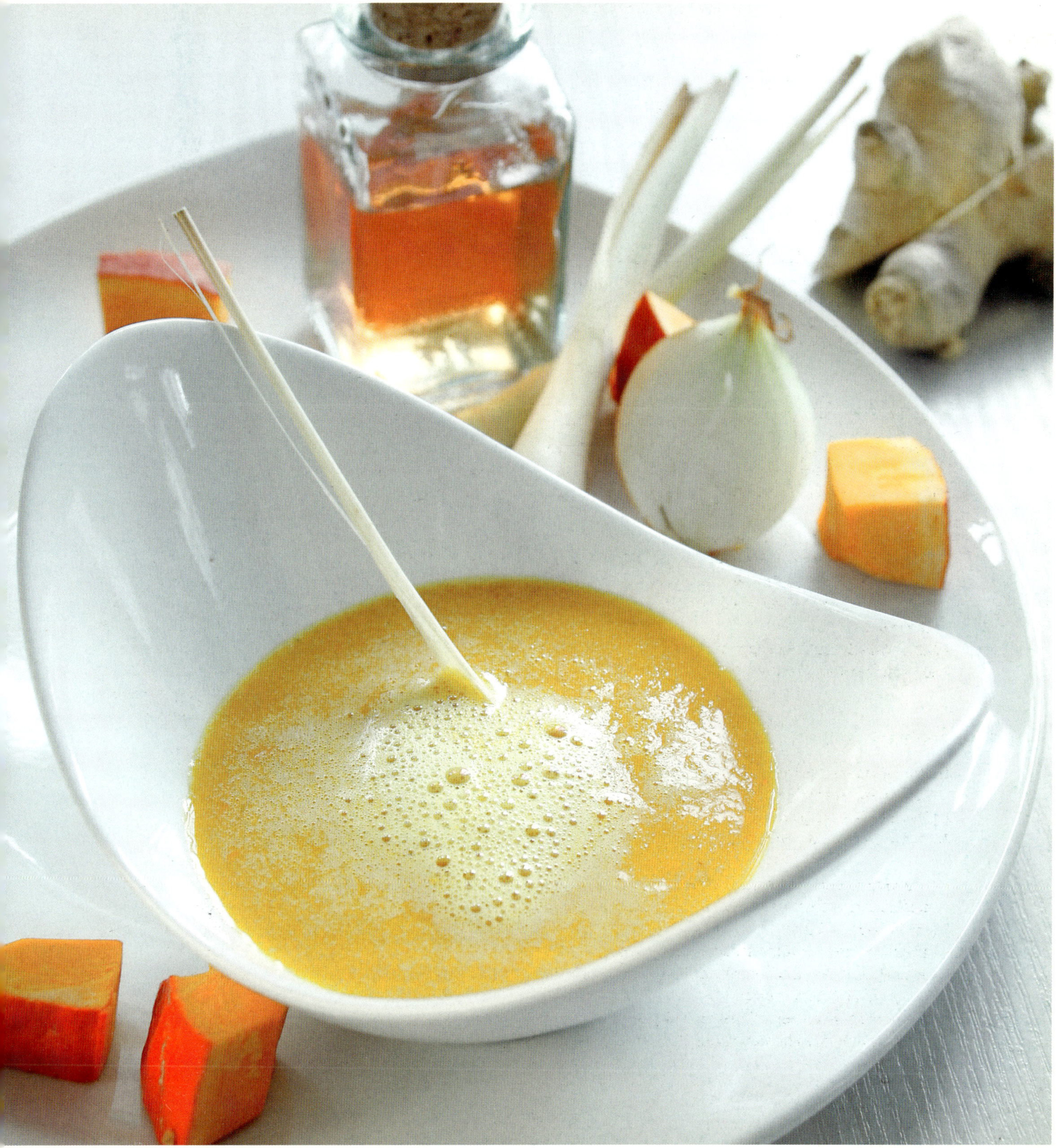

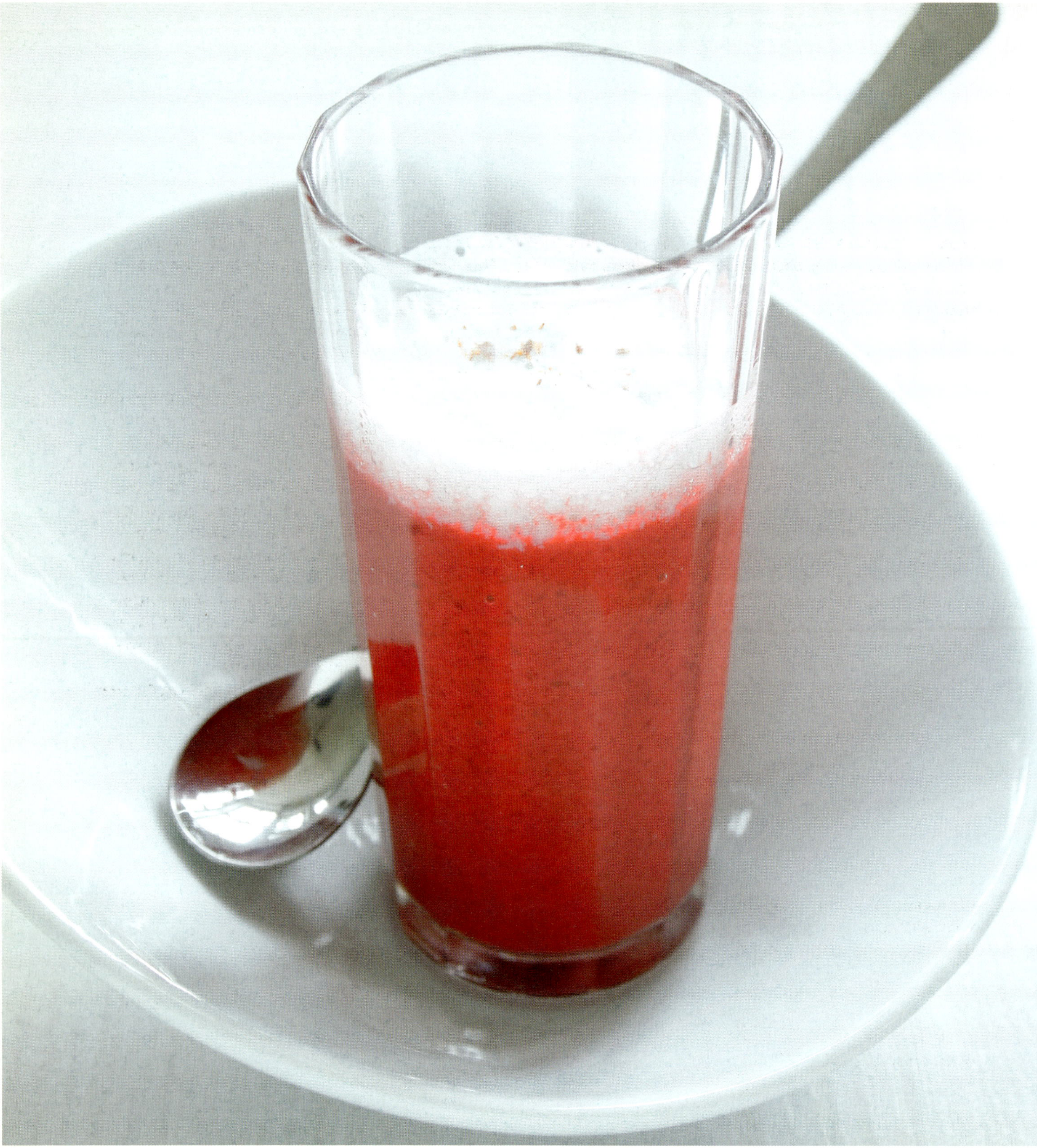

Rote-Bete-Macciato

***Zutaten:** 1 kleine Rote Bete (120 g), 1 kleine Kartoffeln, geschält (50 g), 20 g Lauch, 1 TL Olivenöl (5 g), 400 ml Gemüsebrühe, 1 Lorbeerblatt, Salz, Pfeffer, 1 Prise Kümmel, 1 EL Walnussöl (10 g), 1 TL Apfelessig, 200 ml Milch, 1,5%, 1 EL frisch geriebener Meerrettich, 1 Msp. Piment d'Espelette (austauschbar gegen etwas Paprikapulver und Chili)*

Gemüsesuppe

- Die Rote Bete und die Kartoffel in walnussgroße Würfel schneiden, den Lauch in feine Streifen schneiden und das Gemüse in Olivenöl anschwitzen.
- Mit der Gemüsebrühe auffüllen, das Lorbeerblatt dazugeben und bei milder Hitze weichkochen.
- Wenn alles weich gekocht ist, das Lorbeerblatt herausnehmen und die Suppe im Mixer pürieren. Während des Pürierens den Apfelessig, das Öl und die Gewürze (Salz, Pfeffer, Kümmel) zugeben und abschmecken.
- Falls die Suppe zu sämig sein sollte, lässt sich mit Gemüsebrühe die Konsistenz einstellen.

Schaum

- Die Milch mit dem Meerrettich und dem Piment d'Espelette ca. 5 Min. köcheln lassen, durch ein Sieb geben und mit dem Pürierstab oder Milchschäumer aufschäumen .
- Die Milch darf nicht zu heiß sein, sonst schäumt sie schlechter.

Anrichten:

Die Suppe in ein Glas füllen und den Milchschaum mit dem Löffel daraufgeben, sofort servieren.

◀ Rote-Bete-Macciato.

Spargelsuppe

***Zutaten:** ½ kleine Zwiebel, 300 g geschälter Spargel, 2 kleine geschälte Kartoffeln, 500 ml Wasser, etwas Zitronensaft, ¼ TL Salz, Pfeffer, 1 EL Walnussöl (10 g), 1 TL Estragon oder Dill, geschnitten*

- Die halbe Zwiebel in Streifen schneiden und im Topf bei mittlerer Hitze anschwitzen, den Spargel und die Kartoffeln in Stückchen schneiden und zur Zwiebel geben. 2 Min. mit anschwitzen, danach mit dem Wasser auffüllen und weichkochen.
- Die Spargelspitzen herausnehmen und kleinschneiden. Die restliche Suppe im Mixer mit Öl und Zitronensaft pürieren. Danach die kleingeschnittenen Spargelspitzen wieder zur Suppe geben.
- Als Kräuter passen sehr gut Dill oder Estragon.

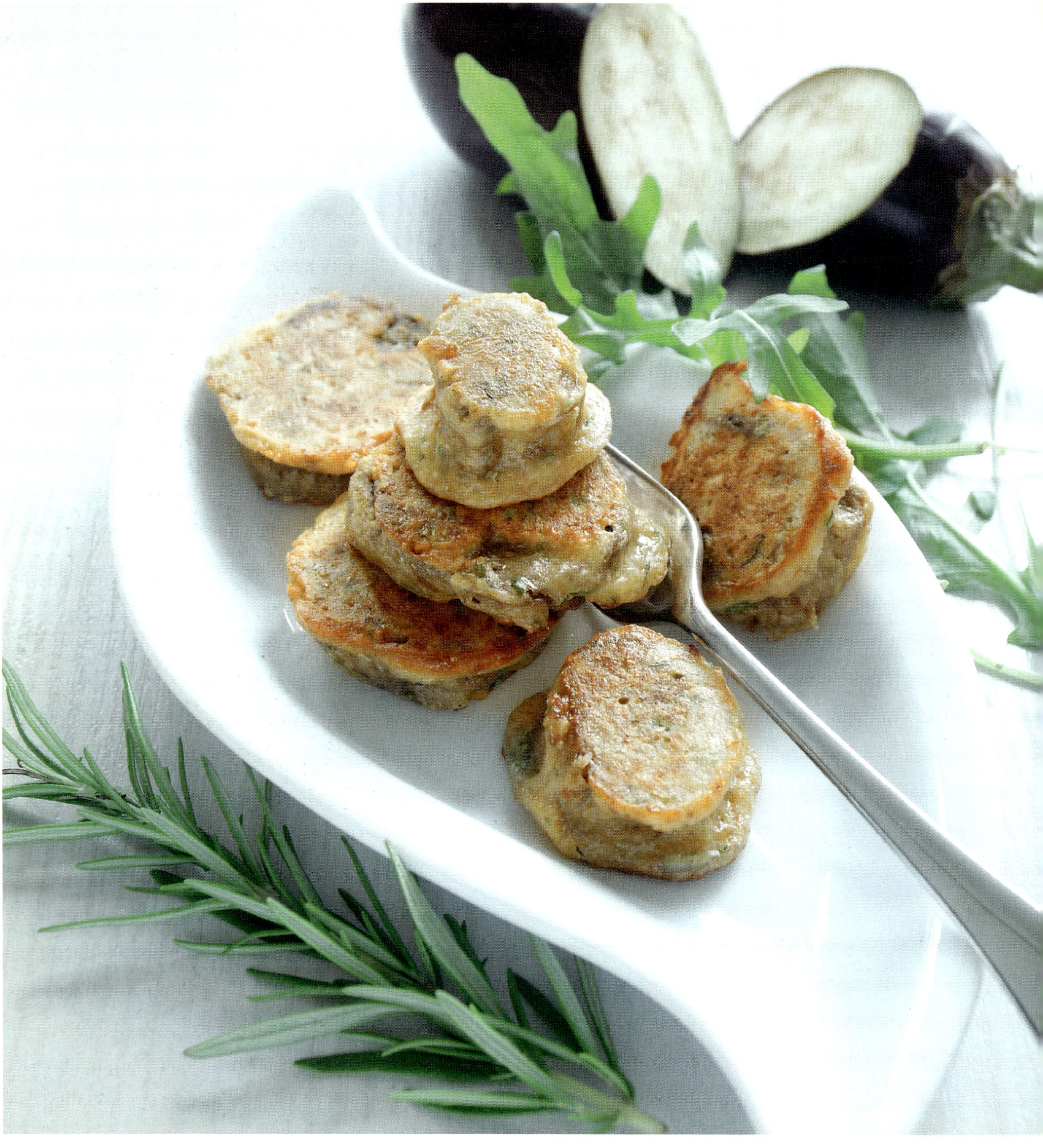

Herzhafte Gerichte

Viele Menschen würden öfters vegetarisch essen, wenn sie Ideen für einfache, schnelle Gerichte hätten. Das Neue braucht zu Anfang immer etwas länger, doch mit ein bisschen Übung gelingen ihnen diese Gerichte genauso wie das Bekannte.

Auberginen-Piccata

Zutaten:** 200 g **Aubergine, Sojasauce, Pfeffer, Rosmarin,** 1 **Ei,** 30 g **Vollkornmehl,** 40 ml **Milch,** 1 EL **Rucola, geschnitten,** 30 g **Parmesan, gerieben, Salz, Pfeffer, Paprikapulver, etwas Vollkornmehl zum Panieren

- Die Auberginen mit einem kleinen Messer ringsherum ein paar Mal einstechen (damit sie beim Schmoren im Ofen nicht platzen) und auf ein Blech oder in eine feuerfeste Form geben. Im Ofen bei 160 °C backen, bis die Auberginen weich sind (dauert ungefähr 15 Min.).
- Die Schale abziehen (wenn die Auberginen weich sind, geht das ganz einfach) und in ungefähr 1 cm dicke Scheiben schneiden und mit Sojasauce, Pfeffer und Rosmarin würzen.
- Das Ei aufschlagen und verquirlen, dann das Mehl einstreuen und mit dem Schneebesen gleichzeitig einrühren. Die Milch, den Parmesan, den Rucola und die Gewürze unterziehen.
- Die gewürzten Auberginenscheiben nun zuerst im Mehl wenden, in die Eimasse eintauchen und dann braten.

Tipp:

Diese Art Piccata kann z. B. mit Kohlrabi oder Zucchini hergestellt werden, letztere brauchen nicht vorgedämpft zu werden. Die gegarten Auberginen können natürlich auch paniert werden.

Beilage:

Dazu passen Reis, Spaghetti oder Polenta und als Sauce Tomatensauce oder Tomatencoulis (siehe S. 157).

◀ Auberginen-Piccata.

Blumenkohl-Curry

Zutaten:** **Curry,** 1 **Lauchzwiebel,** ½ **mittlerer Blumenkohl** (400 g), 100 ml **Wasser,** 1 EL **Tamari** (10 g), 1 TL **Sesamöl geröstet** (5 g), **Zitronensaft,** 1 EL **Koriander

- Den Curry in die Pfanne geben und erhitzen, die Lauchzwiebel und den Blumenkohl kleingeschnitten dazugeben, das Wasser hinzufügen und bei geschlossenem Deckel bei mittlerer Hitze 15 Min. garen.
- Mit dem Tamari, Sesamöl, Zitronensaft und Koriander würzen.

SO WIRD'S GEMACHT

So wird die Piccata goldgelb

Nehmen Sie zum Braten eine beschichtete Pfanne, geben maximal 1 Esslöffel hoch erhitzbares Öl und dazu ein ½ Teelöffel Wasser. Wenn Sie die Pfanne nun erhitzen, fängt das Wasser bei 100 °C an zu spritzen und Sie wissen genau, dass es nun Zeit ist, die Piccata vorsichtig in die Pfanne zu geben und von beiden Seiten goldgelb zu braten. Wenn nicht alle in eine Pfanne passen, heizen Sie den Ofen auf 160 °C und geben die kurz angebratenen Piccata hinein.

Die richtige Temperatur ist wichtig: Ist die Pfanne zu kalt, klebt die Eimasse an der Pfanne fest, ist sie zu heiß, brennt die Eimasse an.

Fenchel-Kartoffel-Ofen-Gemüse

Zutaten: *2 Kartoffeln (250 g), 1 großer Fenchel (250 g), Salz, Pfeffer, 2 Tomaten (250 g), 1 TL Olivenöl (5 g), ½ Zitrone, Schalenabrieb und Saft*

- Kartoffeln schälen und zusammen mit dem Fenchel in 1 cm große Würfel schneiden, mit den Gewürzen, dem Zitronenschalenabrieb sowie dem -saft und dem Öl vermengen und bei 175° C für 20 Min. in den Backofen schieben.
- Mittlerweile die Tomaten ebenfalls in 1 cm große Würfel schneiden, das Fenchelkraut hacken, mit den Tomaten zusammen unter das Kartoffel-Fenchel-Gemisch heben und für weitere 10 Min. backen.

Gemüse-Quinoa-Pfanne

Zutaten: *1 kleine Zwiebel (50 g), 1 mittlere Zucchini (200 g), 3 mittlere Tomaten (300 g), Salz, Pfeffer, 100 g Quinoa, gekocht, 2 EL geschnittener Basilikum, Zitronenschale, gerieben, 1 EL Olivenöl (10 g), 1 EL Parmesan (10 g)*

- Die Zwiebel in kleine Würfel schneiden und bei mittlerer Hitze ohne Fett andünsten.
- Die Zucchini und die Tomaten mittlerweile in 1 cm große Würfel schneiden, zur Zwiebel geben und ca. 2 Min. braten lassen.
- Das gekochte Quinoa, den Basilikum und die geriebene Zitronenschale dazugeben, weitere 5 Min. braten lassen.
- Zum Schluss das Olivenöl darübergeben, auf einem Teller anrichten und mit dem Parmesan bestreuen.

Karotten-Lauch-Hirse-Pfanne

Zutaten: *3 Karotten (450 g), 1 Lauch (100 g), 1 Knoblauchzehe, 2 Zweige Thymian, 1 Tasse Hirse (125 g), 400 ml Wasser, Salz, Pfeffer, 10 g Olivenöl, 2 EL Basilikum geschnitten*

- Das Gemüse kleinschneiden und mit der gepressten Knoblauchzehe anschwitzen, den Thymian und die Hirse dazugeben, 2 Min. dünsten lassen und mit dem Wasser ablöschen.
- Das Ganze ungefähr 10 Min. leicht köcheln lassen.
- Danach 5 Min. auf der ausgeschalteten Herdplatte nachquellen lassen.
- Mit Salz und Pfeffer würzen, das Olivenöl dazugeben und mit dem Basilikum verfeinern.

Gemüse-Hirse-Pfanne

Zutaten: *1 kleine Zwiebel (50 g), 1 mittlere Zucchini (200 g), 3 mittlere Tomate (300 g), Salz, Pfeffer, 100 g gekochte Hirse, 2 EL geschnittener Basilikum, geriebene Zitronenschalen, 1 EL Olivenöl (10 g), 1 EL Parmesan (10 g)*

- Die Zwiebel in kleine Würfel schneiden und bei mittlerer Hitze ohne Fett andünsten.
- Die Zucchini und die Tomaten mittlerweile in 1 cm große Würfel schneiden, zur Zwiebel geben und ca. 2 Min. braten lassen.
- Die gekochte Hirse, den Basilikum und die geriebene Zitronenschale dazugeben, weitere 5 Min. braten lassen.
- Zum Schluss das Olivenöl darübergeben, auf einem Teller anrichten und mit dem Parmesan bestreuen.

▶ Für die Gemüse-Quinoa-Pfanne und die Gemüse-Hirse-Pfanne benötigen Sie die gleichen Gemüsezutaten.

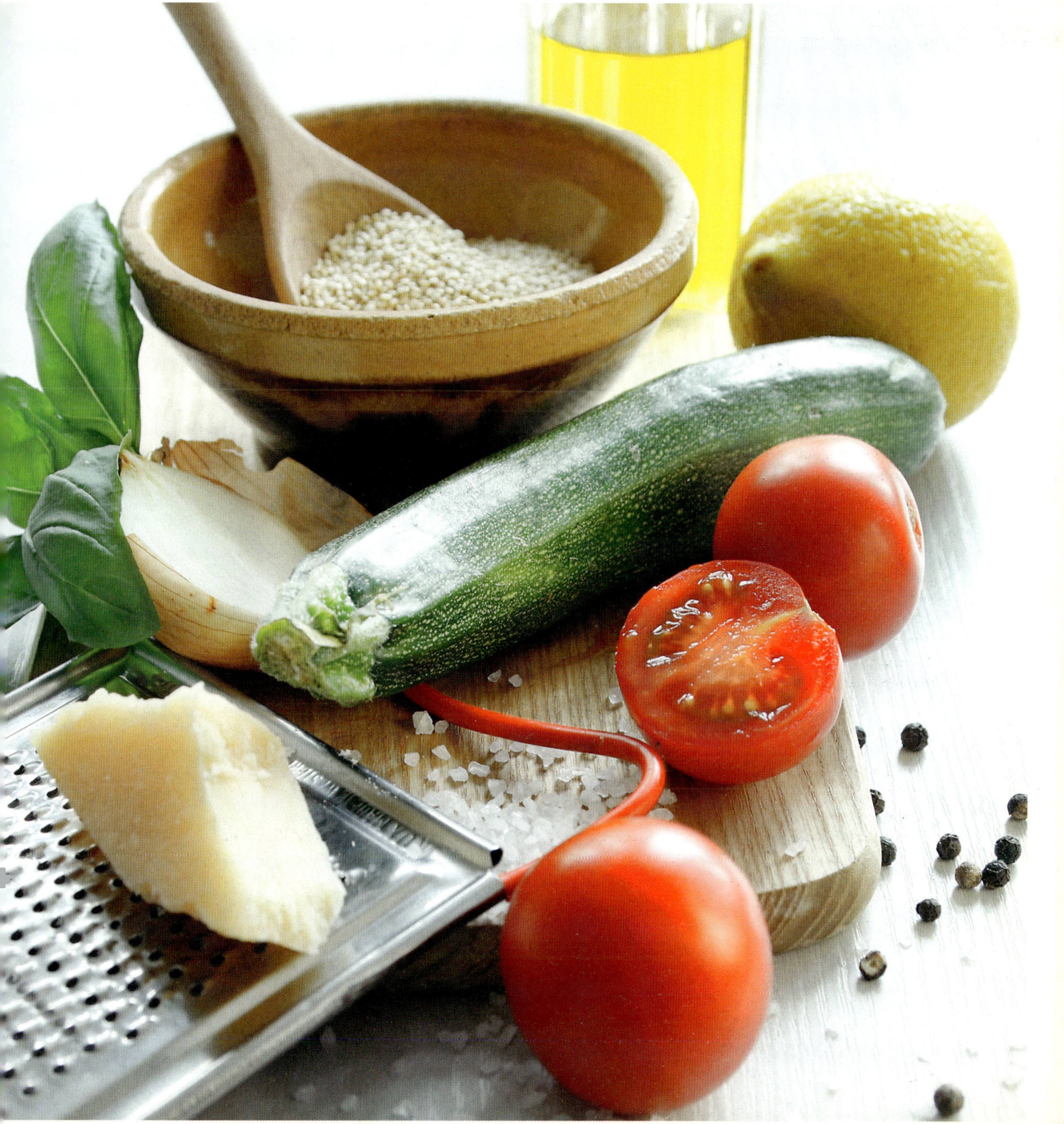

Zucchini-Tomaten-Curry

Zutaten: *1 Zwiebel, 1 TL Olivenöl, 1 Zucchini, 2 Tomaten, Gemüsebrühe oder Wasser, Zitronenzeste, 1 EL Minze, geschnitten, Salz, Pfeffer, Curry*

- Olivenöl erhitzen, die fein geschnittenen Zwiebeln darin glasig dünsten.
- Die Zucchini längs halbieren, in Scheiben schneiden, zusammen mit dem Curry zu den Zwiebeln geben, etwa 3 Min. dünsten, mit etwas Gemüsebrühe oder Wasser ablöschen, würzen und zugedeckt fast fertig dünsten.
- Die Tomaten achteln, zu den Zucchini geben und weitere 4 Min. dünsten lassen. Mit gehackter Minze und Zitronenzeste bestreuen.

Polenta

Zutaten: *200 ml Gemüsebrühe oder Wasser, Salz, Pfeffer, Kurkuma, 50 g Polenta (Maisgrieß), 1 EL Parmesan, gerieben (10 g), 1 EL Estragon*

- Die Flüssigkeit in einem Topf aufkochen und die Gewürze dazugeben. Den Maisgrieß in die kochende Flüssigkeit geben und kräftig rühren.
- Bei mittlerer Hitze 5 Min. ausquellen lassen.
- Zum Schluss den geriebenen Parmesan und die Kräuter unter die Polenta mischen und nochmals abschmecken.
- Von der Polenta mit dem Löffel Nocken formen und zum Beispiel zu einem Gemüsegericht servieren.

Tipp:

Polenta passt zum Beispiel als Beilage zum Zucchini-Tomaten-Curry.

Kohlrabi-Saltimbocca

Zutaten: *2 Kohlrabi (250 g), 2 Tomaten (200 g), Salz, Pfeffer, 60 g Mozzarella, 10 Salbeiblätter*

- Den Kohlrabi schälen, in Scheiben schneiden und weichdämpfen.
- Die Tomaten in die gleiche Anzahl Scheiben schneiden.
- In einer feuerfesten Auflaufform abwechselnd Kohlrabischeiben, Salbeiblätter und Tomatenscheiben schichten, mit Salz und Pfeffer würzen, zum Schluss den klein geschnittenen Mozzarella darübergeben.
- Bei 175 °C für 15 Min. im Ofen backen.

Beilage:

Dazu passt als Beilage gut: Reis, Quinoa oder Polenta.

Kürbisrisotto

Zutaten: *1 kleine Zwiebel, 100 g Vollkornreis, ¼ TL Curry, 1 Lemongras, 400 ml Wasser, 150 g Kürbis (Hokkaido), 200 ml Milch, 1,5%, Salz, Pfeffer, 10 g Parmesan fein gerieben*

- Die Zwiebel in kleine Würfel schneiden, in einem Topf leicht anbraten, Reis, Curry und das Lemongras dazugeben, kurz mitschwitzen lassen und mit dem Wasser aufgießen.
- Den Kürbis nun in 1 cm große Würfel schneiden.
- Den Reis 20 Min. garen lassen, dann den geschnittenen Kürbis sowie die Milch zugeben.
- Das Ganze weitere 10 Min. köcheln lassen, den Garpunkt überprüfen. Wenn alles weich ist, mit Salz und Pfeffer abschmecken und mit Parmesan bestreuen.

▶ So sieht die Kohlrabi-Saltimbocca aus, bevor sie in den Ofen kommt.

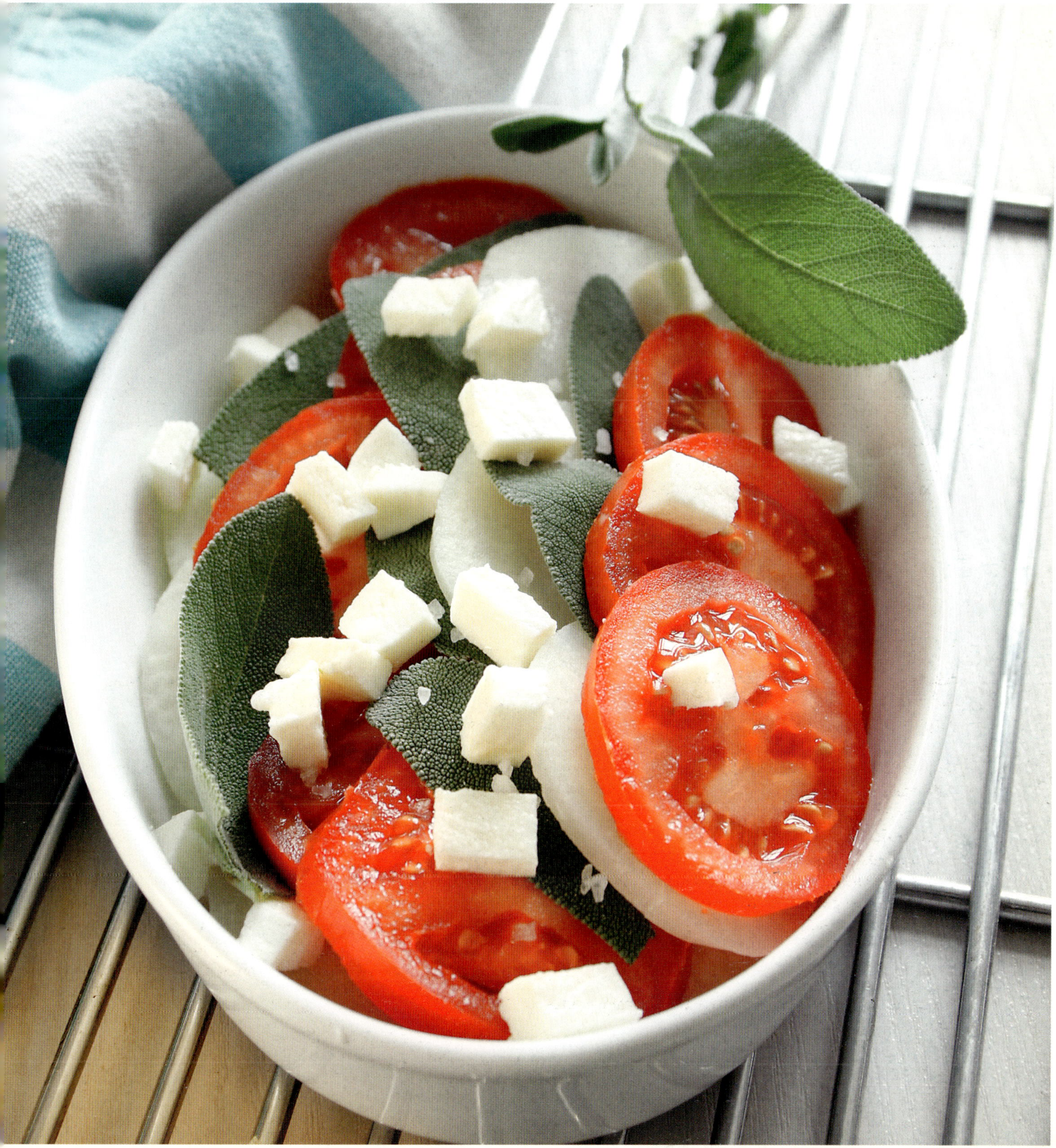

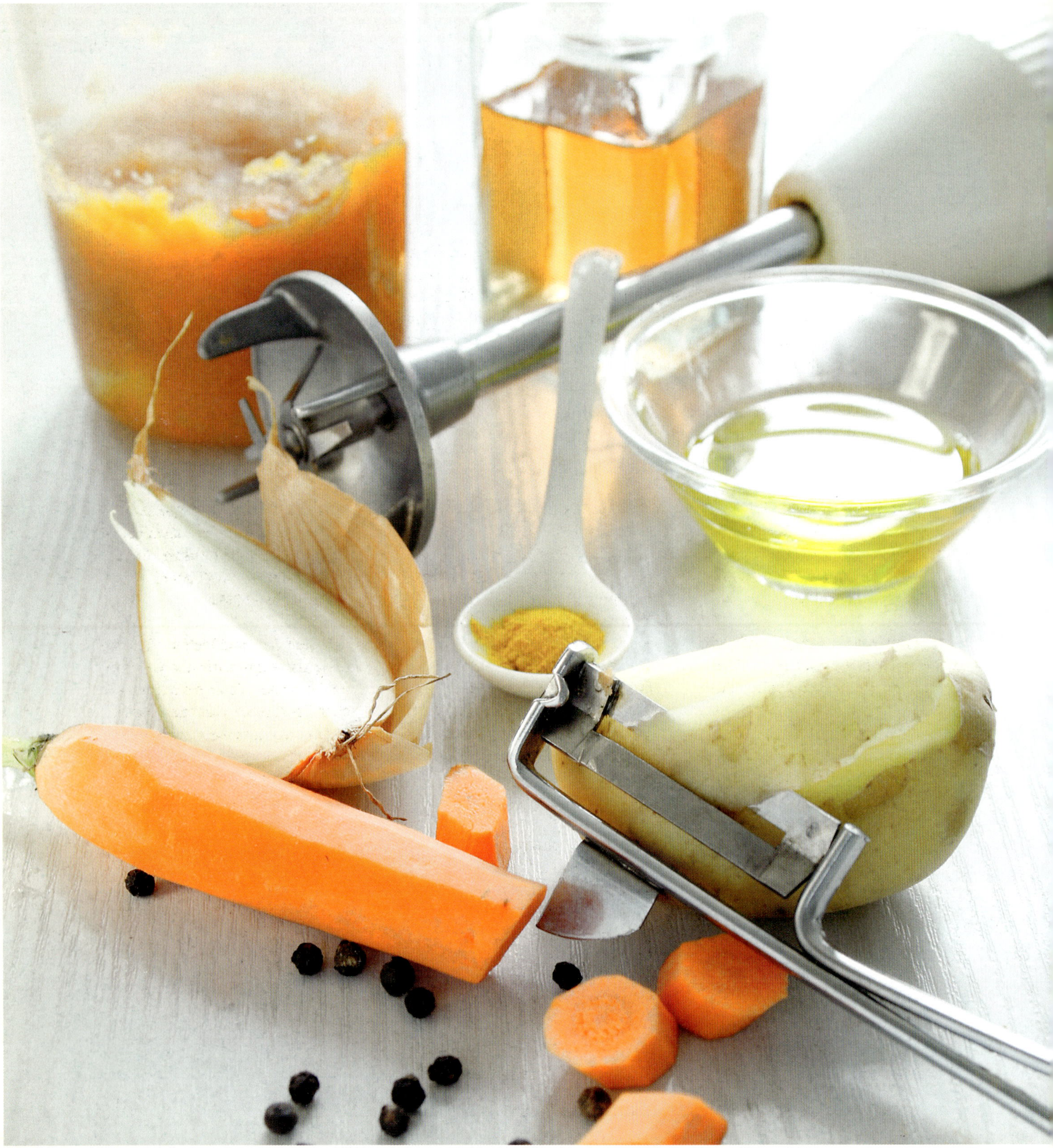

Saucen

Saucen und Suppen sind identisch herzustellen; was heute eine Kürbissuppe ist, kann morgen eine Kürbissauce sein. Der Unterschied: Eine Suppe ist ein Gericht für sich und sollte nicht zu scharf gewürzt sein. Eine Sauce muss manchmal den Geschmack für das ganze Essen liefern – denken Sie an die vielen Nudelgerichte. Wenn Sie die Saucen nach diesen Rezepten herstellen, können Sie gern eine große Portion nehmen, denn es sind keine Dickmacher. Die nachfolgende Grundsauce ist ein wahrer Verwandlungskünstler, ob mit Kräutern, Senf, Safran, Meerrettich oder Käse kombiniert – diese Sauce rundet Ihr Essen ab.

Karottensauce

Zutaten: *1 TL* ***Olivenöl*** *(5 g),* ***½ Zwiebel,*** *1* ***Karotte*** *(120 g), 1* ***kleine Kartoffel, geschält*** *(50 g), 400 ml* ***Gemüsebrühe oder Wasser,*** *1 EL* ***Mandelöl*** *(10 g),* ***etwas Himbeeressig, Salz, Pfeffer, Kurkuma***

- Das Gemüse in walnussgroße Stücke schneiden, in dem Olivenöl andünsten, mit der Flüssigkeit ablöschen, würzen und das Gemüse weichkochen lassen.
- Das Ganze im Mixbecher pürieren, bis eine sämige, glatte Sauce entstanden ist.
- Abschmecken, das Mandelöl und den Himbeeressig dazugeben und nochmals aufmixen.
- Falls die Sauce zu sämig sein sollte, lässt sich mit Gemüsebrühe die Konsistenz einstellen.

◀ Die gekochten Zutaten für die Karottensauce werden im Mixbecher püriert, bis eine glatte Sauce entstanden ist.

Grundsauce

Zutaten: *1 EL* ***Olivenöl*** *(10 g), 60 g* ***Lauch (nur weißen Teil),*** *50 g* ***Fenchel,*** *40 g* ***Sellerie geschält,*** *40 g* ***Petersilienwurzeln geschält (oder anderes weißes Gemüse),*** *2* ***mittelgroße Kartoffeln*** *(220 g), 1 l* ***Wasser oder helle Gemüsebrühe, Salz, Pfeffer, Lorbeerblatt***

- Das geputzte und gewaschene Gemüse in walnussgroße Würfel schneiden und ohne Farbe nehmen zu lassen mit dem Olivenöl anschwitzen.
- Mit der Flüssigkeit auffüllen, das Lorbeerblatt dazugeben und das Gemüse weichkochen.
- Das Ganze mit Salz, Pfeffer und wenn notwendig mit Gemüsewürze abschmecken. Im Mixbecher so lange pürieren, bis eine ganz glatte, sämige Konsistenz entstanden ist.

Diese Sauce dient als Grundlage und kann mit den jeweiligen geschmackgebenden Komponenten und Milchprodukten oder Ölen verfeinert werden.

Klassische Vinaigrette

Zutaten: *1 TL* ***Senf, Salz, Pfeffer,*** *50 ml* ***Essig, z. B. Rotweinessig,*** *1* ***Knoblauchzehe, gepresst,*** *150 ml* ***Wasser,*** *80 ml* ***kaltgepresstes Öl, z. B. Olivenöl,*** *1 EL* ***frisch gehackte Kräuter***

- Den Senf, Salz und Pfeffer mit etwas Essig glattrühren, die Knoblauchzehe dazugeben, danach den restlichen Essig, das Wasser und das Öl zusammen mit einem Schneebesen verrühren.
- Zum Schluss die frisch gehackten Kräuter dazugeben.

Tipp:

Die Wahl des Pflanzenöls und der Essigsorte entscheiden über den Geschmack der Sauce.

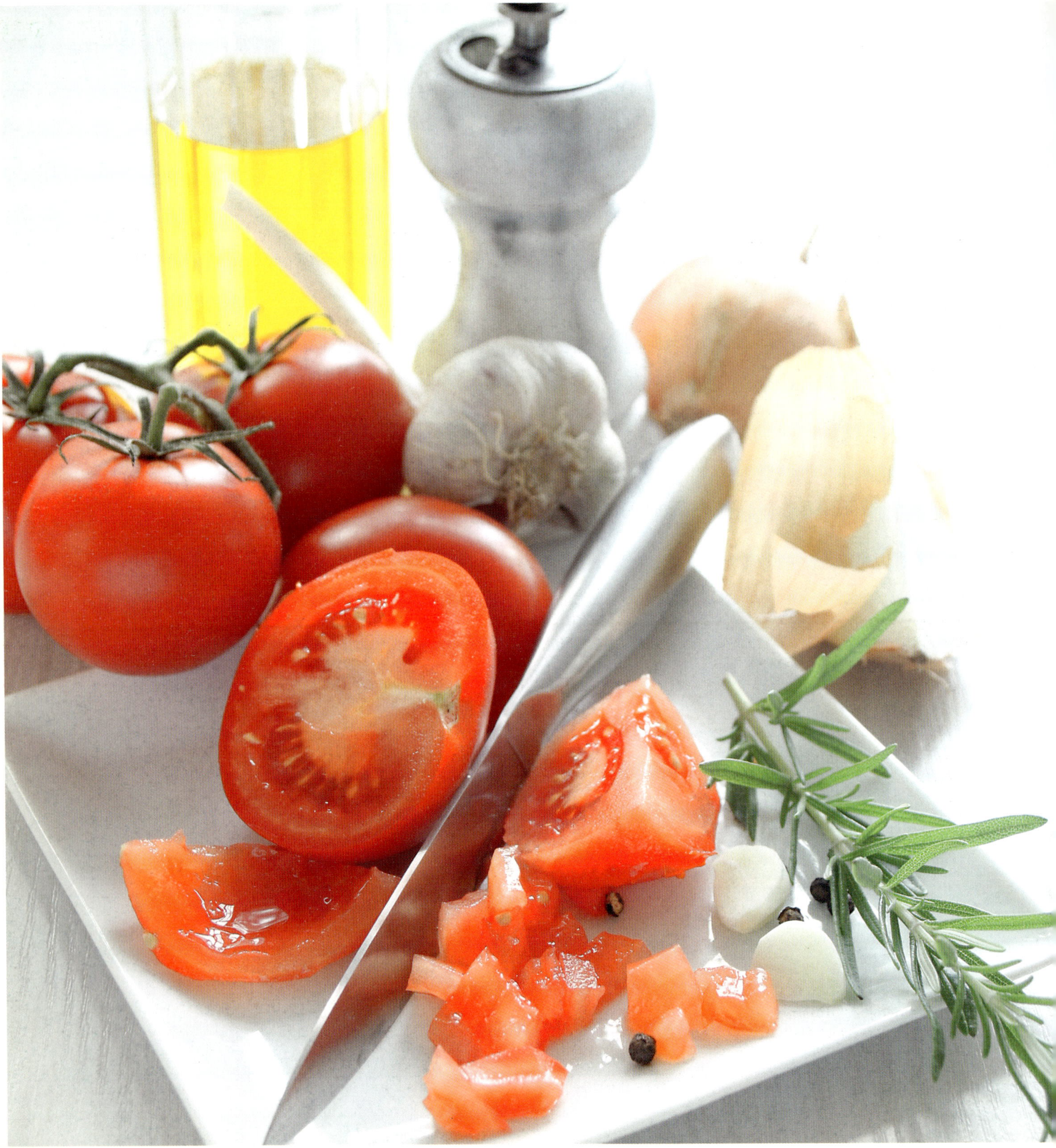

Tomatenvinaigrette

***Zutaten:** 5 reife Tomaten, 20 ml Balsamico Essig, 1 Knoblauchzehe, klein, 100 ml Gemüsebrühe, 50 ml Olivenöl, 10 Basilikumblätter, Salz, Pfeffer*

- Sämtliche Zutaten bis auf das Basilikum in einen Mixerbecher geben und zu einer sämigen Sauce pürieren. Zum Schluss das fein gehackte Basilikum zugeben.

Karottenvinaigrette

***Zutaten:** 100 ml Karottensaft, 50 ml Nussöl, ¼ Avocado (50 g), 20 ml Apfelessig, Salz, Pfeffer, 1 EL frisch gehackte Kräuter, z. B. Rucola, Petersilie, Dill*

- Sämtliche Zutaten bis auf die Kräuter in einem Mixbecher zu einer orangefarbenen, sämigen Sauce pürieren. Zum Schluss die fein gehackten Kräuter zugeben.

◀ Tomatencoulis: Die Zubereitung ist ganz einfach, aber das Ganze sollte 1 Stunde ziehen.

Rote-Bete-Sauce

***Zutaten:** 1 Rote Bete (120 g), 1 kleine Kartoffel, geschält (50 g), 20 g Lauch, 1 TL Olivenöl (5 g), 400 ml Gemüsebrühe, 1 Lorbeerblatt, 1 EL Walnussöl (10 g), 1 TL Apfelessig, 1 TL Meerrettich, frisch gerieben, Salz, Pfeffer*

- Die Rote Bete und die Kartoffel in walnussgroße Würfel schneiden, den Lauch in feine Streifen schneiden und alles im Olivenöl anschwitzen.
- Mit der Gemüsebrühe auffüllen, das Lorbeerblatt dazugeben und bei milder Hitze weichkochen.
- Wenn alles weichgekocht ist, das Lorbeerblatt herausnehmen und die Sauce im Mixer pürieren. Während des Pürierens den Apfelessig, den Meerrettich, das Öl und die Gewürze zugeben, dann abschmecken.
- Falls die Sauce zu sämig sein sollte, lässt sich mit Gemüsebrühe die Konsistenz einstellen.

Tomatencoulis

***Zutaten:** 500 g Tomaten, schön rot und reif, 2 kleine Zwiebeln, 3 EL Olivenöl, 2 Knoblauchzehen, gepresst, Salz, Pfeffer, 1 Rosmarinzweig*

- Zuerst die Tomaten schälen, entkernen und in 1 cm große Würfel schneiden.
- Die Zwiebeln würfeln und in Olivenöl anschwitzen, ohne dass sie Farbe annehmen.
- Den Knoblauch, die gewürfelten Tomaten, Salz und Pfeffer dazugeben. Einige Min. köcheln lassen, den Rosmarinzweig daraufgeben und zugedeckt mindestens 1 Stunde ziehen lassen.

Tipp:

Dieses Rezept ist sehr einfach, aber die Zutaten, gerade die Tomaten, müssen von bester Qualität sein.

Raffinierte Salate

Salate sollten in der Speisefolge an erster Stelle stehen. Neben dem Obst, was zwischendurch oder als Nachtisch gegessen wird, versorgt er uns mit frischen, unerhitzten Lebensmitteln und ist deshalb wichtig für unsere Vitaminversorgung.

Brokkoli-Birne-Cashew-Salat

Zutaten: *1 EL* ***Nussöl*** *(10 g),* *1 EL* ***Himbeeressig*** *(10 g),* ***Saft einer*** *½* ***Orange, Salz, Pfeffer,*** *30 g* ***Cashewnüsse, geröstet, fein gehackt oder gerieben,*** *50 g* ***Joghurt, 1,5 %,*** *1* ***Brokkoli*** *(350 g),* *1* ***Birne*** *(150 g)*

- Die Zutaten für die Marinade zusammenrühren. Die Cashewnüsse dazugeben und den Joghurt unterrühren.
- Von dem Stiel des Brokkolis die Schale abziehen und den Brokkoli entweder mit einer Reibe oder dem Messer fein zerkleinern. Die Birne reiben und alles in die Marinade geben.

Gurken-Apfel-Frischkost

Zutaten: *1 EL* ***Walnussöl*** *(10 g),* *1 EL* ***Himbeeressig*** *(10 g),* ***Salz, Pfeffer,*** *1* ***Gurke*** *(350 g),* *1* ***Apfel*** *(150 g),* *1 EL* ***Minze***

- Aus dem Öl, dem Essig und den Gewürzen die Marinade zusammenrühren.
- Die Gurke und den Apfel in 0,5 cm große Würfel schneiden, in die Marinade geben, die Minze mit vermengen und ca. 10 Min. ziehen lassen.

Lauch in Sauce Vinaigrette

Zutaten: *400 g* ***Lauch (nur den weißen Teil verwenden),*** *1 TL* ***Senf, Salz, Pfeffer,*** *20 ml* ***Weißweinessig,*** *1* ***Knoblauchzehe, gepresst,*** *50 ml* ***Wasser,*** *30 ml* ***Olivenöl,*** *1 EL* ***frisch gehackte Kräuter***

- Das Rezept ist für 4 Personen.
- Den Lauch längs halbieren, sorgfältig waschen und in 10 cm lange Stücke schneiden. Die Lauchstücke dämpfen, bis sie weich sind.
- Für die Vinaigrette den Senf, Salz und Pfeffer mit etwas Essig glattrühren, die Knoblauchzehe dazugeben, danach den restlichen Essig, das Wasser und das Öl mit einem Schneebesen verrühren.
- Zum Schluss die frisch gehackten Kräuter dazugeben.
- Die Garzeit sollte so sein, dass die Lauchfasern zart werden. Die Lauchstücke gut abtropfen lassen, die Vinaigrette darübergeben und ca. 30 Min. durchziehen lassen.

▶ Brokkoli-Birne-Cashew-Salat.

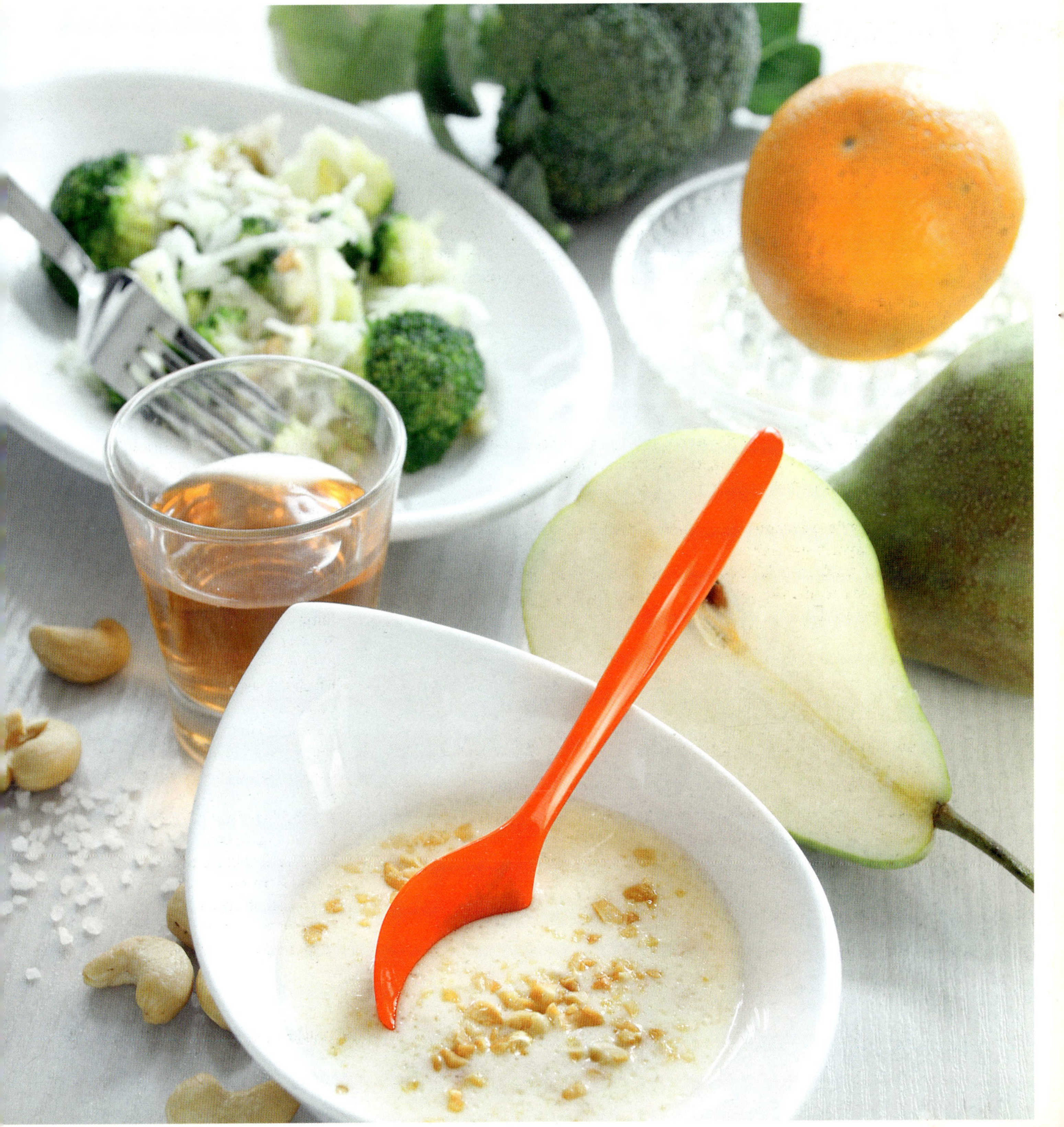

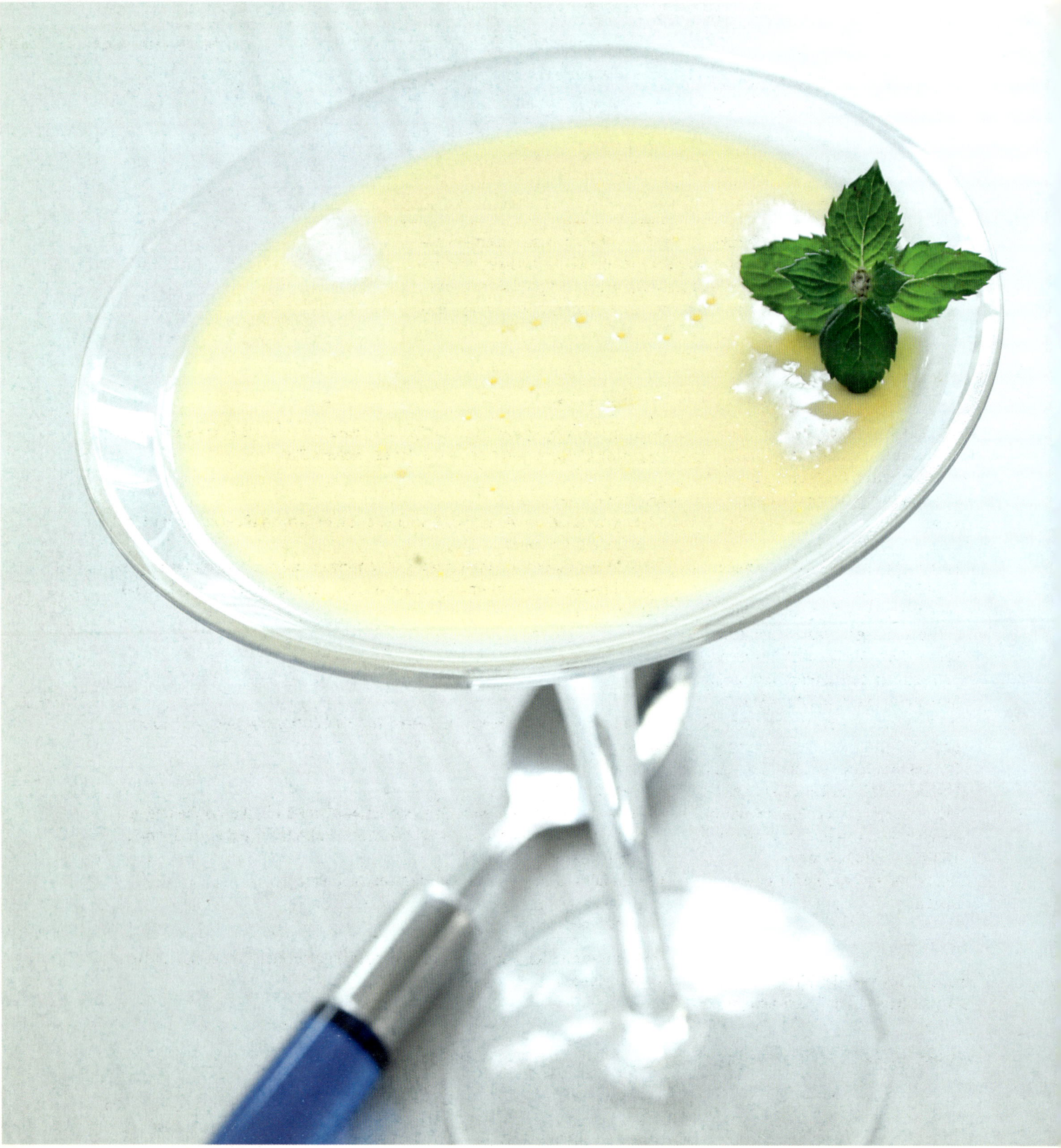

Süße Leckereien

Ein leckeres Dessert wird gern als süßer Abschluss genossen – der i-Punkt, der das Menü abrundet. Idealerweise sollte das Dessert einen hohen Fruchanteil haben und aus fettarmen Milchprodukten hergestellt werden. Auf Sahne und üppige Zuckermengen sollte man besser verzichten.

Frucht-Crumble

Zutaten:** 250 g **Weizen, gemahlen,** 200 g **Vollrohrzucker,** 100 g **Mandeln, gerieben,** 100 ml **Mandelöl,** 2 **Äpfel geviertelt und in Scheiben geschnitten, Zimt, Vanille

- Rezept für eine Auflaufform (reicht für 4 Personen).
- Den Weizen mit dem Vollrohrzucker und den geriebenen Mandeln vermischen. Das Mandelöl dazugeben und mit den Händen abbröseln (also unter leichtem Druck durch die Finger rieseln lassen, bis Streusel entstehen).
- Das geschnittene Obst mit Zimt und Vanille würzen, in eine leicht gefettete Auflaufform geben, die Streusel darüber verteilen und im Ofen bei 160 °C ca. 30 Min. backen.
- Am besten mit Vanillesauce servieren.

Tipp:

Ananas, Bananen oder Birnen eignen sich anstelle der Äpfel auch sehr gut.

◀ Vanillecreme.

Mangocreme

Zutaten:** 250 ml **Mangosaft,** 1 EL **Honig,** 1/3 TL **Agar Agar,** 150 g **Magerquark (Zimmertemperatur), Vanille oder** 1 **Sternanis, Ingwer, Nelken, Zimt

- Rezept für 4 Personen.
- Den Mangosaft mit dem Agar Agar und den Gewürzen aufkochen, danach auf 35 °C abkühlen lassen.
- Den Magerquark auf Zimmertemperatur bringen und mit dem Handrührgerät aufschlagen, alles zusammenmischen, in die gewünschte Form abfüllen und kühlstellen.

Vanillecreme

Zutaten:** 250 ml **Milch,** 1 EL **Vollrohrzucker,** 20 g **Kürbis, fein gerieben,** 1/2 TL **Naturvanille,** 25 g **Vollkornreis gemahlen

- Rezept für 2 Personen.
- Die Milch erwärmen, den Zucker, den geriebenen Kürbis, die Vanille und den gemahlenen Reis einrühren, unter ständigem Rühren aufkochen und 2 Min. kochen lassen.
- Nochmals abschmecken und in Förmchen abfüllen.

Tipp:

Die Vanillecreme kann mit Himbeer- oder Erdbeersauce und frischen Früchten serviert werden.

Cocktails

Aus Fruchtsaft, Tee und Kräutern lassen sich interessante Cocktails mischen, die erfrischend, fruchtig oder exotisch schmecken und auch noch schön aussehen. Es versteht sich von selbst, dass sie ohne Alkohol und Zucker auskommen.

Malvenauszug

***Zutaten:** 1 l Wasser, 1 EL Malventee, 5 Minzeblätter, ½ Orange, ½ Zitrone (unbehandelte Früchte, da man die Schale mitverwendet)*

- Das Wasser mit allen anderen Zutaten in ein verschließbares Gefäß geben und 2 Tage an einem kühlen Ort ziehen lassen, danach einfach absieben. Dieser Auszug kann mehrere Tage im Kühlschrank aufbewahrt werden.
- Je nach Geschmack mit bis zu 2 Teilen Mineralwasser verdünnen.

Tipp:

Wenn die Zeit fehlt, kann das Ganze auch mit einem ¼ der Wassermenge 20 Min. bei milder Hitze leicht gekocht und dann mit kaltem Wasser auf 1 Liter aufgefüllt werden.

Farbiger Cocktail

***Zutaten:** 80 ml Apfel-Mango-Saft (aus dem Bioladen), 40 ml Malvenauszug, 140 ml Mineralwasser*

- Die Menge reicht für 2 Sektgläser.
- Den Apfel-Mango-Saft auf 2 Sektgläser verteilen.
- Den Malvenauszug mit dem Mineralwasser mischen.
- Einen gebogenen Löffel knapp über den Apfel-Mango-Saft im Glas halten und vorsichtig das Malven-Wasser-Gemisch darauf gießen. Ziel ist, einen zweifarbigen Cocktail herzustellen.

Avocado-Cocktail

***Zutaten:** ½ Avocado, 5 Blätter Zitronenbasilikum, 100 ml Ananassaft, 200 ml Orangensaft, 600 ml Wasser*

- Alle Zutaten zusammen in einen Mixer geben und gut aufmixen. Dann durch ein Sieb geben und kühl servieren.

Tipp:

Anstelle von Zitronenbasilikum können Sie auch Basilikum und Zitronenmelisse verwenden.

Apfel-Mango-Drink

***Zutaten:** 1 Apfel, ½ Mango, 1 TL Zimt, 3 Nelken, 1 l Wasser*

- Den Apfel mit der Schale in kleine Würfel schneiden oder grob reiben. Die halbe Mango ebenfalls kleinwürfelig schneiden. Den Zimt und die Nelken dazugeben, vermischen und mit dem Wasser aufgießen. Das Ganze zuerst 15 Min. köcheln und danach 10 Min. ziehen lassen.

Tipp:

Das Getränk kann heiß, aber auch kalt serviert werden. Je nach Geschmack mit etwas Honig süßen.

▶ Kühle Cocktails auf Teebasis sind erfrischend und kalorienarm.

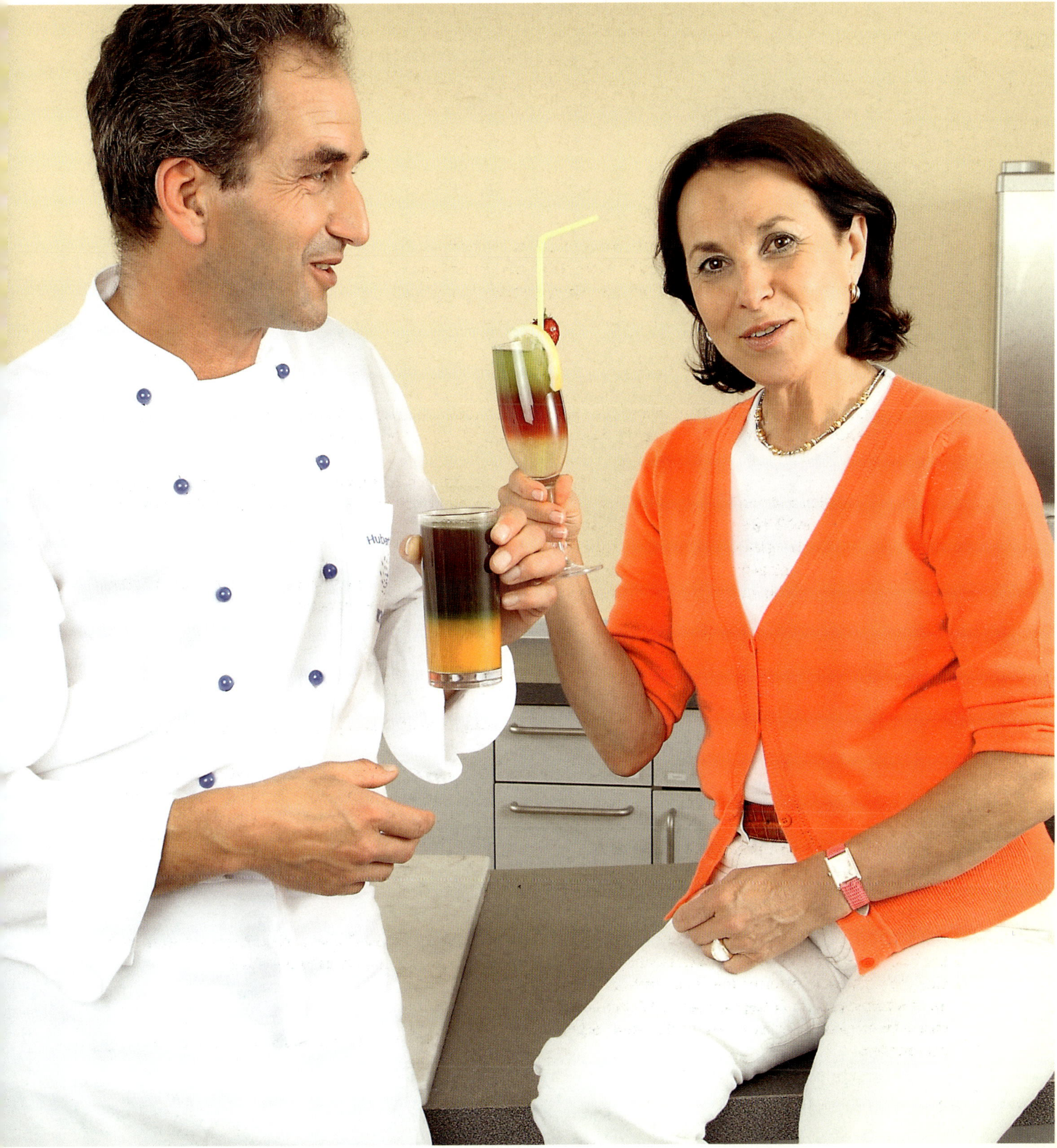

Service

Adressen

Buchinger am Bodensee
Klinik für Heilfasten und Integrative Medizin
Wilhelm-Beck-Straße 27
88662 Überlingen
Tel.: 07551-807-0
info@buchinger.com
www.buchinger.com

Clinica Buchinger Marbella
Avda. Buchinger s/n
E-29602 Marbella
Spanien
Tel.: 0034-952-76 43 00
clinica@buchinger.es
www.buchinger.es

Ärztegesellschaft Heilfasten
und Ernährung e. V.
Wilhelm-Beck-Straße 27
88662 Überlingen
Tel.: 07551-807-825
info@aerztegesellschaft-heilfasten.de
www.aerztegesellschaftheilfasten.de

Auf den Internetseiten der AGHE finden Sie u.a. Veranstaltungshinweise und eine Liste von Fastenkliniken.

Deutsche Fastenakademie e.V.
dfa Geschäftsstelle
Brändströmstr. 86
07749 Jena
Tel: 03641-3842608
buero@fastenakademie.de
www.fastenakademie.org
Auf der Homepage der dfa findet man u.a. Links zu Fastenhäusern, diverse Fastenkursangebote von ärztlich geprüften Fastenleitern der dfa und Links zu den von der dfa ausgebildeten Fastenleitern.

Verband für Unabhängige Gesundheitsberatung e. V.
Sandusweg 3
35435 Wettenberg/Gießen
Tel.: 0641-80896-0
info@ugb.de
www.ugb.de
Auf der Homepage finden Sie eine lange Liste – nach Ländern (Deutschland, Österreich, Schweiz, Italien, Niederlande) und nach Postleitzahlen geordnet – aller UGB-Fastenleiter und Fachberater Fasten UGB (Diplom-Oecotrophologen).

Bücher

Brantschen N. Fasten neu erleben. Freiburg: Herder; 2006

Buchinger O. Das Heilfasten.
24. Aufl. Stuttgart: Hippokrates; 2005

Grün A. Fasten, Beten mit Leib und Seele. 11. Aufl. Münsterschwarzach: Vier-Türme; 1984

Klepzig H. Otto Buchinger – Ein Leben für das Heilfasten. 1. Aufl. Friedrichshafen: Gessler; 2000

Kousmine, C. Gesundheit auf dem Teller. Neuchatel, Paris: Delachaux & Niestlé; 1984

Kuhn C. Heilfasten. Freiburg: Herder; 2003

Lischka E, Lischka N. Fasten. 1. Aufl. Niedernhausen: Falken; 2000

Leitlinien der Fastentherapie:
Wilhelmi de Toledo F, Buchinger A, Burggrabe H et al. Leitlinien zur Fastentherapie der Ärztegesellschaft Heilfasten und Ernährung e. V. Forsch Komplementärmed Klass Naturheilkd. 9: 189 – 198; 2002
zum downloaden unter www.buchinger.com

Bibliografische Information der Deutschen Nationalbibliothek
Die Deutsche Nationalbibliothek verzeichnet diese Publikation in der Deutschen Nationalbibliografie; detaillierte bibliografische Daten sind im Internet über http://dnb.d-nb.de abrufbar.

Programmplanung: Uta Spieldiener
Redaktion: Anne Bleick
Bildredaktion: Christoph Frick

Umschlaggestaltung und Innen-Layout:
Cyclus · Visuelle Kommunikation,
70186 Stuttgart

Umschlagfoto: Jens van Zoest, Wuppertal
Abbildungen im Innenteil:
Corel Stock: S. 15 rechts; Chris Meier, Stuttgart: S. 121, 123, 125, 127, 129, 131, 133, 135, 142, 145, 146, 148, 151, 153, 154, 156, 159, 160; Medioimages: S. 4, 5 oben, 6, 8, 10, 60, 114; Jens van Zoest, Wuppertal: S. 3, 5 unten, 7, 13, 15 links, 16, 18, 19, 22, 23, 25, 26, 29, 31, 34, 37, 39, 41, 51, 52, 54, 55, 57, 59, 65–67, 70, 72, 74–80, 84, 85, 87, 89, 91, 94, 97–101, 103–107, 112, 113, 116–119, 137, 139, 140, 163
Zeichnung S. 42: Sabine Seifert

Printed in Germany

Satz: Cyclus · Media Produktion,
70186 Stuttgart
gesetzt in: InDesign CS4
Druck: Offizin Andersen Nexö Leipzig GmbH,
04442 Zwenkau

Gedruckt auf chlorfrei gebleichtem Papier

ISBN 978-3-8304-3539-6 1 2 3 4 5 6

Wichtiger Hinweis: Die Ratschläge und Empfehlungen dieses Buches wurden vom Autor und Verlag nach bestem Wissen und Gewissen erarbeitet und sorgfältig geprüft. Dennoch kann eine Garantie nicht übernommen werden. Eine Haftung des Autors, des Verlages oder seiner Beauftragten für Personen-, Sach- oder Vermögensschäden ist ausgeschlossen.

SERVICE

Liebe Leserin, lieber Leser,

hat Ihnen dieses Buch weitergeholfen? Für Anregungen, Kritik, aber auch für Lob sind wir offen. So können wir in Zukunft noch besser auf Ihre Wünsche eingehen. Schreiben Sie uns, denn Ihre Meinung zählt!

Ihr TRIAS Verlag
E-Mail Leserservice: heike.schmid@medizinverlage.de
Lektorat TRIAS Verlag, Postfach 30 05 04, 70445 Stuttgart,
Fax: 0711 89 31-748